全国中医药行业高等教育"十四五"规划教材

全国高等中医药院校规划教材（第十一版）

中医药统计学

（新世纪第五版）

（供中医学、中药学、中药制药、药学等专业用）

主　编　何　雁

中国中医药出版社
·北　京·

图书在版编目（CIP）数据

中医药统计学 / 何雁主编 . —5 版 . —北京：中国中医药出版社，2021.6（2024.5 重印）

全国中医药行业高等教育"十四五"规划教材

ISBN 978-7-5132-6886-8

Ⅰ . ①中… Ⅱ . ①何… Ⅲ . ①中国医药学—医学统计—

中医学院—教材 Ⅳ . ① R2-32

中国版本图书馆 CIP 数据核字（2021）第 053475 号

融合出版数字化资源服务说明

全国中医药行业高等教育"十四五"规划教材为融合教材，各教材相关数字化资源（电子教材、PPT 课件、视频、复习思考题等）在全国中医药行业教育云平台"医开讲"发布。

资源访问说明

扫描右方二维码下载"医开讲 APP"或到"医开讲网站"（网址：www.e-lesson.cn）注册登录，输入封底"序列号"进行账号绑定后即可访问相关数字化资源（注意：序列号只可绑定一个账号，为避免不必要的损失，请您刮开序列号立即进行账号绑定激活）。

资源下载说明

本书有配套 PPT 课件，供教师下载使用，请到"医开讲网站"（网址：www.e-lesson.cn）认证教师身份后，搜索书名进入具体图书页面实现下载。

中国中医药出版社出版

北京经济技术开发区科创十三街 31 号院二区 8 号楼

邮政编码　100176

传真　010-64405721

河北品睿印刷有限公司印刷

各地新华书店经销

开本 889×1194　1/16　印张 14　字数 373 千字

2021 年 6 月第 5 版　2024 年 5 月第 4 次印刷

书号　ISBN 978-7-5132-6886-8

定价　55.00 元

网址　www.cptcm.com

服 务 热 线　010-64405510　　微信服务号　zgzyycbs

购 书 热 线　010-89535836　　微商城网址　https://kdt.im/LIdUGr

维 权 打 假　010-64405753　　天猫旗舰店网址　https://zgzyycbs.tmall.com

如有印装质量问题请与本社出版部联系（010-64405510）

全国中医药行业高等教育"十四五"规划教材
全国高等中医药院校规划教材（第十一版）

《中医药统计学》
编委会

主　编
何　雁（江西中医药大学）

副主编
谢国梁（黑龙江中医药大学）　　　崔红新（河南中医药大学）
魏高文（湖南中医药大学）　　　　魏兴民（甘肃中医药大学）
赵铁牛（天津中医药大学）　　　　韩曦英（长春中医药大学）
黄　浩（福建中医药大学）

编　委
李　伟（辽宁中医药大学）　　　　要玉坤（河北中医学院）
周　丽（江西中医药大学）　　　　赵　莹（上海中医药大学）
张凤英（承德医学院）　　　　　　于　芳（北京中医药大学）
杨东清（南京中医药大学）　　　　崔　宁（山东中医药大学）
季顺欣（黑龙江中医药大学佳木斯学院）　白丽霞（山西中医药大学）

学术秘书
雷银香（江西中医药大学）

《中医药统计学》
融合出版数字化资源编创委员会

全国中医药行业高等教育"十四五"规划教材
全国高等中医药院校规划教材（第十一版）

主　编

何　雁（江西中医药大学）

副主编

谢国梁（黑龙江中医药大学）　　　　崔红新（河南中医药大学）

魏高文（湖南中医药大学）　　　　　魏兴民（甘肃中医药大学）

赵铁牛（天津中医药大学）　　　　　韩曦英（长春中医药大学）

黄　浩（福建中医药大学）

编　委

李　伟（辽宁中医药大学）　　　　　要玉坤（河北中医学院）

周　丽（江西中医药大学）　　　　　赵　莹（上海中医药大学）

张凤英（承德医学院）　　　　　　　于　芳（北京中医药大学）

杨东清（南京中医药大学）　　　　　崔　宁（山东中医药大学）

季顺欣（黑龙江中医药大学佳木斯学院）　白丽霞（山西中医药大学）

匡海学（黑龙江中医药大学教授、教育部高等学校中药学类专业教学指导委员会主任委员）

吕志平（南方医科大学教授、全国名中医）

吕晓东（辽宁中医药大学党委书记）

朱卫丰（江西中医药大学校长）

朱兆云（云南中医药大学教授、中国工程院院士）

刘　良（广州中医药大学教授、中国工程院院士）

刘松林（湖北中医药大学校长）

刘叔文（南方医科大学副校长）

刘清泉（首都医科大学附属北京中医医院院长）

李可建（山东中医药大学校长）

李灿东（福建中医药大学校长）

杨　柱（贵州中医药大学党委书记）

杨晓航（陕西中医药大学校长）

肖　伟（南京中医药大学教授、中国工程院院士）

吴以岭（河北中医药大学名誉校长、中国工程院院士）

余曙光（成都中医药大学校长）

谷晓红（北京中医药大学教授、教育部高等学校中医学类专业教学指导委员会主任委员）

冷向阳（长春中医药大学校长）

张忠德（广东省中医院院长）

陆付耳（华中科技大学同济医学院教授）

阿吉艾克拜尔·艾萨（新疆医科大学校长）

陈　忠（浙江中医药大学校长）

陈凯先（中国科学院上海药物研究所研究员、中国科学院院士）

陈香美（解放军总医院教授、中国工程院院士）

易刚强（湖南中医药大学校长）

季　光（上海中医药大学校长）

周建军（重庆中医药学院院长）

赵继荣（甘肃中医药大学校长）

郝慧琴（山西中医药大学党委书记）

胡　刚（江苏省政协副主席、南京中医药大学教授）

侯卫伟（中国中医药出版社有限公司董事长）

姚　春（广西中医药大学校长）

徐安龙（北京中医药大学校长、教育部高等学校中西医结合类专业教学指导委员会主任委员）

高秀梅（天津中医药大学校长）

高维娟（河北中医药大学校长）

郭宏伟（黑龙江中医药大学校长）

唐志书（中国中医科学院副院长、研究生院院长）

彭代银（安徽中医药大学校长）

董竞成（复旦大学中西医结合研究院院长）

韩晶岩（北京大学医学部基础医学院中西医结合教研室主任）

程海波（南京中医药大学校长）

鲁海文（内蒙古医科大学副校长）

翟理祥（广东药科大学校长）

秘书长（兼）

陆建伟（国家中医药管理局人事教育司司长）

侯卫伟（中国中医药出版社有限公司董事长）

办公室主任

周景玉（国家中医药管理局人事教育司副司长）

李秀明（中国中医药出版社有限公司总编辑）

办公室成员

陈令轩（国家中医药管理局人事教育司综合协调处处长）

李占永（中国中医药出版社有限公司副总编辑）

张峘宇（中国中医药出版社有限公司副总经理）

芮立新（中国中医药出版社有限公司副总编辑）

沈承玲（中国中医药出版社有限公司教材中心主任）

编审专家组

全国中医药行业高等教育"十四五"规划教材
全国高等中医药院校规划教材（第十一版）

前　言

　　为全面贯彻《中共中央 国务院关于促进中医药传承创新发展的意见》和全国中医药大会精神，落实《国务院办公厅关于加快医学教育创新发展的指导意见》《教育部 国家卫生健康委 国家中医药管理局关于深化医教协同进一步推动中医药教育改革与高质量发展的实施意见》，紧密对接新医科建设对中医药教育改革的新要求和中医药传承创新发展对人才培养的新需求，国家中医药管理局教材办公室（以下简称"教材办"）、中国中医药出版社在国家中医药管理局领导下，在教育部高等学校中医学类、中药学类、中西医结合类专业教学指导委员会及全国中医药行业高等教育规划教材专家指导委员会指导下，对全国中医药行业高等教育"十三五"规划教材进行综合评价，研究制定《全国中医药行业高等教育"十四五"规划教材建设方案》，并全面组织实施。鉴于全国中医药行业主管部门主持编写的全国高等中医药院校规划教材目前已出版十版，为体现其系统性和传承性，本套教材称为第十一版。

　　本套教材建设，坚持问题导向、目标导向、需求导向，结合"十三五"规划教材综合评价中发现的问题和收集的意见建议，对教材建设知识体系、结构安排等进行系统整体优化，进一步加强顶层设计和组织管理，坚持立德树人根本任务，力求构建适应中医药教育教学改革需求的教材体系，更好地服务院校人才培养和学科专业建设，促进中医药教育创新发展。

　　本套教材建设过程中，教材办聘请中医学、中药学、针灸推拿学三个专业的权威专家组成编审专家组，参与主编确定，提出指导意见，审查编写质量。特别是对核心示范教材建设加强了组织管理，成立了专门评价专家组，全程指导教材建设，确保教材质量。

　　本套教材具有以下特点：

　　1.坚持立德树人，融入课程思政内容

　　将党的二十大精神进教材，把立德树人贯穿教材建设全过程、各方面，体现课程思政建设新要求，发挥中医药文化育人优势，促进中医药人文教育与专业教育有机融合，指导学生树立正确世界观、人生观、价值观，帮助学生立大志、明大德、成大才、担大任，坚定信念信心，努力成为堪当民族复兴重任的时代新人。

　　2.优化知识结构，强化中医思维培养

　　在"十三五"规划教材知识架构基础上，进一步整合优化学科知识结构体系，减少不同学科教材间相同知识内容交叉重复，增强教材知识结构的系统性、完整性。强化中医思维培养，突出中医思维在教材编写中的主导作用，注重中医经典内容编写，在《内经》《伤寒论》等经典课程中更加突出重点，同时更加强化经典与临床的融合，增强中医经典的临床运用，帮助学生筑牢中医经典基础，逐步形成中医思维。

3.突出"三基五性"，注重内容严谨准确

坚持"以本为本"，更加突出教材的"三基五性"，即基本知识、基本理论、基本技能，思想性、科学性、先进性、启发性、适用性。注重名词术语统一，概念准确，表述科学严谨，知识点结合完备，内容精炼完整。教材编写综合考虑学科的分化、交叉，既充分体现不同学科自身特点，又注意各学科之间的有机衔接；注重理论与临床实践结合，与医师规范化培训、医师资格考试接轨。

4.强化精品意识，建设行业示范教材

遴选行业权威专家，吸纳一线优秀教师，组建经验丰富、专业精湛、治学严谨、作风扎实的高水平编写团队，将精品意识和质量意识贯穿教材建设始终，严格编审把关，确保教材编写质量。特别是对32门核心示范教材建设，更加强调知识体系架构建设，紧密结合国家精品课程、一流学科、一流专业建设，提高编写标准和要求，着力推出一批高质量的核心示范教材。

5.加强数字化建设，丰富拓展教材内容

为适应新型出版业态，充分借助现代信息技术，在纸质教材基础上，强化数字化教材开发建设，对全国中医药行业教育云平台"医开讲"进行了升级改造，融入了更多更实用的数字化教学素材，如精品视频、复习思考题、AR/VR等，对纸质教材内容进行拓展和延伸，更好地服务教师线上教学和学生线下自主学习，满足中医药教育教学需要。

本套教材的建设，凝聚了全国中医药行业高等教育工作者的集体智慧，体现了中医药行业齐心协力、求真务实、精益求精的工作作风，谨此向有关单位和个人致以衷心的感谢！

尽管所有组织者与编写者竭尽心智，精益求精，本套教材仍有进一步提升空间，敬请广大师生提出宝贵意见和建议，以便不断修订完善。

国家中医药管理局教材办公室

中国中医药出版社有限公司

2023 年 6 月

编写说明

　　本教材是为致力于学习基本统计方法的中医药类专业的学生而编写的。教材中所讲授的统计学方法已成为正确理解中医药数据必不可少的工具。但是，对于多数学生而言，学习统计学恰如服食苦口良药：非常艰涩，但又必要而且难以回避。

　　为什么许多人学了多遍统计学，仍不得要领，几乎一用就错？这是个很普遍但又令人十分遗憾的问题。面对中医药数据分析中大量误用和滥用统计学的案例，面对因科研设计和统计分析错误导致结论令人难以置信的事实，需要我们寻找出有效的方法解决上述问题。

　　产生上述问题的原因很多，但最主要的是现行教材中所写内容全是经过统计学工作者加工过的，而实际问题的"原型"已不见踪迹，再加之实际问题的训练量不充分，因此，很难正确运用统计学处理各种复杂的实际问题。

　　统计学本身的理论和方法很多，但其指导思想和精髓是概率论与数理统计。它在不同学科中的具体应用就产生了工业统计学、农业统计学、经济统计学、生物统计学、医学统计学、卫生统计学等学科。可以这样说，某一特定研究领域中的统计学总是以解决这一领域具体问题为目的，而绝不是统计学复杂公式的计算原理和推导过程的"翻版"。因此，在教育理念上，必须强调理论密切联系实际，理论是为实践服务的，要在打牢基础的前提下，注重实践技能的培养。

　　基于以上认识，我们对有关内容进行细致而又清晰的阐释。在可能的条件下，强调统计学对中医药的价值，以专业需要驱动对相关统计方法的学习，然后以适当的实际案例说明这种统计方法。一系列统计学工具的介绍也是建立在循序渐进基础之上的。

一、本教材的内容及知识体系

　　本教材力求贴近中医药专业的实际应用，兼顾统计学的内容体系，所有例题均选自医药研究实际问题，尽量将统计学体系与中医药数据评价相联系，以提供实用工具。

　　统计学的难点是公式和计算，在信息化普及时代，引入统计软件完成数据处理已势在必行，结合本科阶段学生计算机水平，选择 Office 办公软件的 Excel 作为辅助工具处理计算问题。基于以上思路，本教材的具体内容如下：

　　1. **实验数据的基本统计处理**　介绍中医药统计学的基本概念，重点整理与后续教学密切相关的准备知识，回望统计产生的历史，树立实事求是、严谨求真、求索创新的科学精神。

　　2. **随机抽样与抽样分布**　建立统计学的思维模式，了解统计量概念在实际统计中的重要作用。掌握用统计软件（Excel）处理统计学的计算问题。

　　3. **参数估计与检验**　这是本课程的重点内容，要求熟练掌握参数估计与检验的原理和方法，熟练掌握用统计软件（Excel）处理计算问题。

4. 相关与回归　掌握建立相关量回归表达式及可靠性估计的方法，重点掌握统计软件进行回归的分析方法。

5. 试验设计方法　建立试验设计的基本思想，了解试验前进行合理设计的必要性，掌握单因素、双因素试验设计的前提条件和试验模式，了解多因素正交设计和均匀设计。

6. 非参数检验　重点介绍在数据分布未知或知之甚少的前提下，如何检验数据的分布情况，重点介绍单组比较与两组比较的秩检验。

二、本教材的特色

1. 改变教学角度，突出中医药的实际应用　本教材尝试改变学习的角度。把以往从数学角度阐述统计问题改为从中医药实际问题出发，引入统计的前提条件和相应的统计方法。以中医药科研实际为例，介绍统计学的思路和分析方法。使抽象的统计推断紧紧围绕具体的科研实例，开阔思路，加深学生对统计学在科学研究中重要性上的认识。让学生能正确地运用统计学，可以发现数据中隐含的客观规律，避免数据分析和处理的盲目性。

2. 使用最基本、最易获取的统计软件 Excel，以提高学习效率和兴趣　在当今计算机发展的时代，统计软件已使统计过程变得更容易。本课程给出科研实例，鼓励学生用计算机软件重现结果，加深理解统计学在中医药科研中的作用。第十章软件使用的介绍可根据各章数据统计需要，穿插在各章中讲解，增强学生学习本课程的兴趣。

本教材还融入了课程思政内容，既可以满足教学需要，还可以供教师、学生进行教学、科研参考。通过对本教材的学习，使同学们认识到在中医药科研过程中，充分利用统计学这一工具，可以极大提高科研效率；有计算机统计软件作为辅助工具，学好统计学课程并不困难。

三、本教材的适用对象

本教材的内容和实例满足中医、中药、生物、医疗卫生保健等多学科的需要，可供高等院校中医学、中药学、中药制药、药学等专业本科生以及从事统计分析的研究者参考使用，也可作为中医药统计学培训和自学的教材。带＊号内容为选学内容。

四、本教材的作者队伍

本教材凝结着全国 17 所院校 18 位编写者的智慧和心血，第一章和第九章由何雁、赵莹、周丽完成，第二章由黄浩和要玉坤完成，第三章由崔红新和于芳完成，第四章由魏兴民和白丽霞完成，第五章由谢国梁和季顺欣完成，第六章由韩曦英和杨东清完成，第七章由魏高文和崔宁完成，第八章由赵铁牛和张凤英完成，第十章由李伟完成。没有他们的辛勤劳动和无私奉献就没有这本教材。本教材在编写过程中，刘建国、罗晓健、宋伟才老师对稿件提出了许多修改意见，并且得到了江西中医药大学各级领导及教务处等有关部门的大力支持，在此一并表示衷心感谢。

为了配合读者自学，本教材也配套了数字化内容，包括每章的教学 PPT、教学大纲、复习思考题，以及部分章节的教学视频、知识点的讲解等。

对于教材中不足之处，敬请广大师生提出宝贵意见，以便再版时修订提高。

《中医药统计学》编委会

2021 年 5 月

目　录

扫一扫，查阅本
书数字资源

扫一扫，查阅本章数字资源，含PPT、音视频、图片等

实验和观察是中医药诊疗的常用方法，由此产生了大量的数据信息，科学合理地对数据信息进行统计分析，可以发现其中的规律，从而更好地理解所关注的问题，解释所观察到的现象。统计学已经成为中医药研究的重要组成部分。

第一节　数据分析的重要性

我们每天都要面对各种各样的数据，各种数据图表左右着我们日常的判断和决策，其中有政府部门公布的公共管理数据，也有专业机构公布的行业数据，更有心机满满的传销数据，数据结论可靠吗？我们需要分析吗？我们可以从下面三个案例得出结论。

例1-1　南丁格尔玫瑰图

弗洛伦斯·南丁格尔是护理事业创始人和奠基人，是护士精神的代名词，良好的教育让她掌握了扎实的统计学知识。在1853～1856年克里米亚战争期间，南丁格尔随军参与了伤病士兵护理工作，并建立了护理日志。南丁格尔将12个月里士兵死亡数据以图表方式展示出来，3种颜色代表了3种原因死亡的人数。其中，红色表示因受伤过重而死亡的士兵数。蓝色表示死于可预防和可缓解的疾病和治疗不及时的士兵数。黑色表示死于其他原因的士兵数。南丁格尔根据统计结果发现：战斗中阵亡的士兵少于因受伤或缺乏治疗而死亡的士兵数量。枯燥的统计数据常常不受人重视，为了让数据印象深刻，南丁格尔使用色彩缤纷的极坐标饼图，向不擅长阅读统计报告的英国女王展示统计结果。报告最后结论是，克里米亚战争的医疗条件急需改善。简洁明了的统计图让英国女王很快读懂了数据反馈的信息，让她下定决心改善军事医院的卫生条件。事实证明，这一举措，拯救了更多士兵的生命，也奠定了护理工作在医疗中的重要地位，为了纪念她的贡献，我们将这张统计图称为南丁格尔玫瑰图，又名鸡冠花图。这个案例表明：数据分析可以帮助领导者正确决策。

例1-2　美国的征兵海报

1917年，由詹姆斯·弗拉格创作的"山姆大叔"的美军征兵海报提到"权威统计数据表明，纽约市民每年的死亡率为1.6%，而美国海军每年的死亡率仅有0.9%！所以，美国海军驻地是比纽约市更安全的地方！我们需要你，加入我们海军吧！"

政府发布的海报，数据统计是真实的，你相信"权威"的结论吗？纽约市民包括老人、病人和体弱之人的自然死亡率是1.6%，已经很低。美国海军应该都是身体强壮的青壮年，自然死亡率

极低，海军中存在0.9%死亡率，可见海军并不安全！把不同背景的数据放在一起比较，就是偷换概念！若数据分析误导人，掉进去的是陷阱。以上的事例告诉我们：数据不分析，结论不可信！

例1-3　圆周率计算错误的统计发现

圆周率 π 是圆周长与直径的比值。公元前3世纪，古希腊著名学者阿基米德计算出 π≈3.14。公元263年前后，我国魏晋时期的数学家刘徽，利用割圆术计算了圆内接正3072边形的面积，求得 π≈3927/1250＝3.1416。又过了约两百年，我国南北朝时期杰出的数学家祖冲之确定了 π 的真值在3.1415926与3.1415927之间。其后，记录一个接一个地被刷新，1706年，π 的计算越过了百位大关。1872年，英国学者威廉·向克斯（1812—1882）花费了整整20年把 π 的值算到了小数点后707位。向克斯死后，在他的墓碑上刻下了他一生心血的结晶：π 的707位小数。此后一段时间，人们对威廉·向克斯的计算结果深信不疑。［张远南. 概率和方程的故事. 北京：中国少年儿童出版社，2005.］

又过了若干年，英国数学家法格逊参观威廉·向克斯的墓碑，对其计算结果好奇心，他统计了向克斯 π 的头608位小数中各数码出现的情况，见表1-1：

表1-1　向克斯计算 π 的前608位小数中各数字出现的频率

数字	1	2	3	4	5	6	7	8	9	0
出现次数	62	67	68	64	56	62	44	58	67	60
频率	0.102	0.11	0.112	0.105	0.092	0.102	0.072	0.095	0.11	0.099

法格逊对向克斯的计算结果产生怀疑。他认为在 π 的数值式中，各数码出现的概率是等可能的，都应当等于1/10。于是，他用当时最先进的计算工具，从1944年5月到1945年5月，整整算了1年，终于发现：向克斯 π 的707位小数中，只有前527位是正确的，法格逊基于无理数中各数字出现是等概率的猜想，发现并纠正了向克斯的错误。这个事例告诉我们：数据分析能指引我们新发现的方向。

第二节　统计学与数学的关系

统计学是关于研究对象的数据资料搜集、整理、分析和解释，以显示其总体特征和统计规律的学科。统计学的英语为 statistics，一般认为其产生于西方国家。统计学起源于国情调查。若仅仅是与数据调查有关，统计学的开始可以追溯到古希腊的亚里士多德时代；若以数学方式记述统计数据的统计学，其开始可以追溯到17世纪；若以概率论为基础的统计学，则其开始可以追溯到19世纪晚期。

1900年以后，统计学突飞猛进的发展让世界发生了改变。虽然统计学理论和方法很多，但其指导思想和精髓是概率论与数理统计，它们在不同学科的具体应用就产生了工业统计学、农业统计学、生物统计学、医药统计学、卫生统计学等学科，见图1-1。

在近代，统计学的应用领域不断扩展，并出现了一些相应的边缘学科，图1-1仅列出了它们的主要应用，而其影响范围比这要广泛得多。哲学家耶安·哈金指出，统计学是人类的伟大发明。

在高中阶段，统计学通过"数学"教育着每一代人。由于统计学发展历史中充满了数学背景，因此基本定型的数理统计学教科书中充满了数学味极强的定义、引理、定理、推论，以及贯穿其中的纯粹数学推导和证明。很多人认为统计学是"数学的一个分支"。

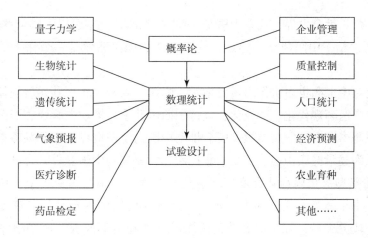

图1-1　统计学核心内容和应用

数学和统计学都是我们用来模拟和理解世界的工具，但它们以非常不同的方式实现。事实上，统计学不是数学，但学习统计学需要较好的数学基础，统计学的思想与数学完全不同，甚至没有联系。主要的体现在以下几个方面：

1. 数学和统计学是根本不同的思维方式　数学总是遵循固定的定义－定理－证明的结构。数学创造了理想化的现实模型，一切都是清晰的和确定的；统计学是对不确定性的研究，统计学认为所有的知识都是不确定的，但只要有足够多的数据，正确的模型就可以从噪声中分离出信号。统计学在处理有许多未知的混杂因素时成为一个强有力的工具。

数学是一个美丽的学科，它能从复杂的系统中提炼出本质，用简洁的公式和定理表达这种本质。一旦我们发现了系统遵循的数学规律，它们便是可以无限泛化的，牛顿定律和万有引力定律完美地预测了天体的运动规律。但是，数学在处理错误和不确定性方面就会显得笨拙。

当游戏规则不确定时，从数据中学习是一个很好的选择，统计学就会闪耀出它的光芒。但是，统计学只适用于现有数据的样本空间；当超出了过去训练数据的范围进行预测时，大多数模型都表现得不好。

2. 统计学与数学的本质不同　统计中的数学本身不能形成一个完整的逻辑体系，其中有大量的人为因素或主观因素在起作用，这是不符合纯粹数学本质的。

数学是一个"是非明确"的理想世界，它自我形成严格的封闭逻辑体系；只要逻辑正确，数学研究最多得不出结果，但不会犯错误。这也是以演绎为主的数学魅力之所在。

统计模型的假定都是对现实世界不同程度的简化，统计的结论不可能是确定的，根据这些结论所做出决策是存在风险的，统计学家不能替代现实中各领域专家做出决策。

统计学是一门综合性很强的边缘学科，它不是数学，更不是经济学。教育部将统计学归为理学门类，是独立于数学的一级学科。

第三节　中医药与数据分析

中医药为中华民族的繁衍生息做出了巨大贡献。中医药理论体系是经过长期的临床实践和对现象的分析总结逐步形成的，具有两个基本的特点，即整体观念和辨证论治。

19世纪末至20世纪初，曾有部分受到西医影响的医生或学者视中医为糟粕、巫术，是迷信、玄学，对中医药横加歧视和排斥。

新中国成立后，党和国家高度重视中医药的发展。1953年，毛泽东给予中医高度评价："我们中国如果说有东西贡献全世界,我看中医是一项。"毛泽东把中医提到对全世界有贡献的高度。1958 年,毛泽东再次给予中医药充分肯定,他指出 "中国医药学是一个伟大的宝库,应当努力发掘,加以提高"。

习近平总书记对中医药也多次作出重要指示,强调 "要遵循中医药发展规律,传承精华,守正创新,加快推进中医药现代化、产业化,坚持中西医并重,推动中医药和西医药相互补充、协调发展,推动中医药事业和产业高质量发展,推动中医药走向世界,充分发挥中医药防病治病的独特优势和作用,为建设健康中国、实现中华民族伟大复兴的中国梦贡献力量"。

2020 年,面对新型冠状病毒肺炎疫情肆虐全球的大考,中医药交出了一份出色的答卷。以张伯礼、黄璐琦、仝小林等为代表的中医药人,从古典医籍中挖掘精华,在传统方剂中寻找灵感,在现代科技中攻关突破,筛选出金花清感颗粒、连花清瘟胶囊、血必净注射液和清肺排毒汤、化湿败毒方、宣肺败毒方等 "三药三方",为抗击疫情做出了重要贡献。2020 年 6 月,《抗击新冠肺炎疫情的中国行动》白皮书指出:全国新冠肺炎确诊病例中,有 74187 人使用了中医药,占 91.5%,其中湖北省有 61449 人使用了中医药,占 90.6%。临床疗效观察显示,中医药总有效率达到了 90% 以上。中医药能有效缓解症状,减少轻型、普通型向重型发展,提高治愈率、降低病亡率,促进恢复期人群机体康复。

下面通过两个实例阐述中医经典方剂的整理和研究,领会用现代统计学手段研究中医药的方法。

例 1-4　四物汤的处方研究

四物汤是中医补血调血的代表方剂,由当归、熟地黄、川芎、白芍 4 味中药组成。临床上用于治疗各种血虚证。有关四物汤补血作用配伍机理的研究报道较少。山东中医药大学袁久荣通过观察四物汤中 4 味药按不同排列组合构成的 15 种样本药物对动物模型血红蛋白、红细胞计数、红细胞压积、白细胞及血小板等 5 项主要指标补血作用的影响,结合统计学分析,初步探明四物汤补血作用的配伍机理。[袁久荣,卢充伟,容蓉等. 计算机辅助分析四物汤补血作用配伍机理的研究. 中国实验方剂学杂志,2000,6 (1):36-39.]

一、思考的关键问题

1. 四物汤中的 4 味药,是否可以减配。减配后的效果如何?
2. 中医补血调血强调的是整体指标的改变,血液中 5 项主要指标与整体的关系有何意义?

二、探索的途径

小鼠 200 只,按照均衡随机原则分为 17 组:正常对照组 (N-C),模型对照组 (M-C) 及 15 个药物组。一次性采血做血常规数据记录,进行统计分析和聚类分析,探明四物汤补血作用。

1. 数据搜集　由当归、熟地黄、川芎、白芍各等份进行排列组合得到 15 种配伍,按传统水煎法制得。分别是四物汤全方 (S-1);熟地黄、当归、川芎 (S-2);熟地黄、当归、白芍 (S-3);熟地黄、川芎、白芍 (S-4);当归、川芎、白芍 (S-5);熟地黄、当归 (S-6);熟地黄、川芎(S-7);熟地黄、白芍 (S-8);当归、川芎 (S-9);当归、白芍 (S-10);川芎、白芍 (S-11);熟地黄 (S-12);当归 (S-13);川芎 (S-14);白芍 (S-15);每种样本药物的单味生药含量均为 0.625g/mL。给药后于第 14 天一次性采血做血常规数据,记录如下,见表 1-2:

表1-2 各组血常规检验结果（$\bar{x} \pm s, n = 11$）

	HGB(g/L)	RBC(10^{12}/L)	HCT	WBC(10^9/L)	PLT(10^{12}/L)
N-C	110.9 ± 23.5	10.8 ± 3.3	0.43 ± 0.07	12.8 ± 3.1	779.4 ± 237.7
M-C	41.9 ± 11.3*	6.3 ± 1.5*	0.21 ± 0.06*	6.5 ± 1.6*	690.1 ± 173.5
S-1	72.7 ± 6.7***	8.8 ± 1.6**	0.31 ± 0.04***	7.4 ± 1.2	743.0 ± 179.7
S-2	61.9 ± 11.0***	7.4 ± 1.8*	0.27 ± 0.06*	7.9 ± 1.8	733.5 ± 177.5
S-3	65.6 ± 8.3***	8.2 ± 2.0*	0.28 ± 0.05**	7.4 ± 1.6	715.5 ± 133.2
S-4	56.9 ± 13.8*	8.1 ± 2.2*	0.27 ± 0.05*	7.9 ± 1.8	754.6 ± 172.7
S-5	67.9 ± 8.7***	8.5 ± 1.7*	0.29 ± 0.03***	8.8 ± 2.1*	797.3 ± 169.4
S-6	56.6 ± 12.4*	8.3 ± 2.4*	0.27 ± 0.05*	8.0 ± 1.8	762.7 ± 130.8
S-7	58.2 ± 9.5**	8.4 ± 1.9*	0.27 ± 0.05*	7.4 ± 2.0	722.9 ± 208.1
S-8	59.3 ± 12.0**	8.1 ± 1.8*	0.27 ± 0.04*	7.2 ± 2.7	734.5 ± 128.3
S-9	49.9 ± 9.2	7.2 ± 1.8	0.27 ± 0.06*	7.2 ± 2.0	737.9 ± 152.2
S-10	64.8 ± 11.3***	8.3 ± 2.2*	0.28 ± 0.07**	7.6 ± 1.6	772.8 ± 130.0
S-11	55.2 ± 11.3*	8.4 ± 2.4*	0.28 ± 0.03**	7.7 ± 2.1	736.4 ± 169.5
S-12	54.8 ± 9.4**	7.0 ± 2.0	0.27 ± 0.07	7.7 ± 1.6	728.6 ± 210.7
S-13	53.3 ± 13.2	8.0 ± 2.2*	0.27 ± 0.05*	8.0 ± 2.3	830.2 ± 116.6
S-14	63.8 ± 12.2***	8.1 ± 1.8*	0.29 ± 0.06**	8.5 ± 2.0*	777.1 ± 184.4
S-15	63.2 ± 9.8***	8.2 ± 1.8*	0.28 ± 0.03**	9.4 ± 2.0**	659.8 ± 127.0

注：与N-C组相比*$P < 0.01$；与M-C组相比*$P < 0.05$，**$P < 0.01$，***$P < 0.001$。

2. 统计分析 用Excel统计软件进行数据整理和统计分析。各组间差异用t检验，并用SPSS统计分析软件进行聚类分析。

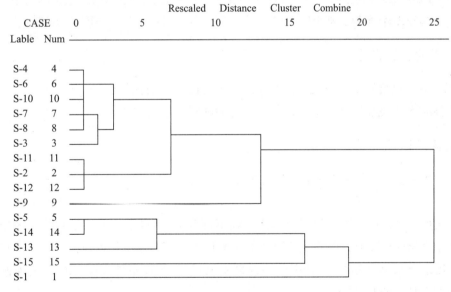

图1-2 样本聚类分类

3. 统计结论 与正常组相比，模型组的多数指标有明显的下降，各用药组与模型组相比多数指标有不同程度的提高。①模型组血红蛋白下降最显著，各用药组多数有明显的提高，以S-1组最好。②模型组红细胞下降也很明显，各用药组的红细胞普遍有所升高，也以S-1组最好。③模型组红细胞压积下降非常明显，与血红蛋白和红细胞的情况相似。④模型组的白细胞计数有非常明显的下降，各用药组的白细胞有增高趋势，其中以 S－15 组和 S－5 组最为明显。⑤与正常组相比，模型组血小板变化不大，差异不显著。与模型组相比，唯有 S－13 组血小板明显增高，差异显著，有统计学意义。

按照对此血虚动物模型补血作用的强弱分类，依次：从分类图 1－2 可得到四物汤全方为一类；单味药当归、川芎与 3 味药当归、白芍、川芎为二类；单味药白芍为三类，其余各组为四类。由此可对四物汤不同拆方配伍的补血作用进行综合简明评价：各样本药物补血作用，四物汤全方作用最强；当归在方中起主要作用；两味药配伍中，当归与白芍配伍、当归与熟地黄配伍作用较好；三味药配伍中，当归、白芍、川芎配伍作用最好。

例 1－5　中药注射剂再评价

中药注射剂是指中药饮片经提取、纯化后制成的供注入人体的溶液、乳液及供配置成溶液的粉末或浓溶液的无菌制剂。种类包括注射液、注射用无菌粉末和注射用浓溶液，可用于肌内注射、静脉注射或静脉滴注等。

1939 年，抗日战争时期，太行山的很多八路军将士患上了流感、疟疾等，且药品异常缺乏。时任一二九师卫生部部长的钱信忠上山采集柴胡熬成汤药给患者服用，效果很好。（柴胡注射液，八路军发明的药 www.sohu.com）

1940 年，钱信忠把柴胡蒸馏提取制成针剂，柴胡注射液在简陋的制药厂诞生了。1954 年，武汉制药厂对柴胡注射液重新鉴定并批量生产，成为国内工业化生产的第一个中药注射剂品种。中药注射剂为中国独有的药物剂型，它突破了中药传统给药方式，是中药制剂研究的创举，已成为临床治疗的独特手段，是目前中药临床用药的主要剂型之一。目前，全国有 400 多家中药注射剂生产企业，已有批准文号的中药注射剂共 109 种。

随着中药注射剂的广泛使用，其不良反应/不良事件时有发生，使中药注射剂的安全性受到社会各界广泛关注，并陷入信任危机，甚至出现"停用中药注射剂"的声音。中药注射剂的前景令人担忧。

一、思考的关键问题

1. 西药注射剂也会发生不良反应，为什么就不会遭遇"信任危机"？
2. 中药注射剂不良反应事件频发是药物本身的缺陷，还是用法欠妥？

二、探索的途径

有必要对中药注射剂使用以来的临床数据做一个总结和回顾。

2010 年，四川大学华西医院中国循证医学中心李幼平主任带领她的循证医学研究团队以文献研究为切入点，描述性分析了我国中药注射剂不良反应/不良事件统计学趋势，为中药注射剂研发、合理使用与安全警戒，以及风险管理工作提供了参考依据。［袁强，王莉，成岚，等．国家基本药物目录（2004 年版）33 种中药注射剂不良反应/不良事件文献分析．中国循证医学杂志，2010，10（2）：132－139.］

1. 数据来源　李幼平主任搜集 5 个数据库：中国生物医学文献数据库（1978 年 1 月～2009 年 4 月）、中国期刊全文数据库（1979 年 1 月～2009 年 4 月）、中文科技期刊数据库（1989 年 1 月～2009 年 4 月）、中国中医药数据库（1984 年 1 月～2009 年 4 月）、卫健委及国家食品药品监督管理局网站《药品不良反应信息通报》第 1～22 期国家基本药物目录（2004 年版）33 种中药注射剂不良反应/不良事件（ADR/AE）相关数据。上述共检出 5405 篇文献，剔除重复文献 2160 篇后，再按纳入与排除标准最终纳入 1010 篇。

2. 统计图表

表1-3　中药注射剂不良反应（ADR）相关文献统计

序号	文献类型	文献数（篇）	构成比（%）
1	个案报告	348	34.46
2	系列病例观察	254	25.15
3	ADR 综述	119	11.78
4	随机对照试验	116	11.49
5	横断面研究	78	7.72
6	ADR 文献分析	61	6.04
7	非随机对照研究	28	2.77
8	系统评价	6	0.60
	合计	1010	100.0

表1-3 的数据提示：

（1）文献总体研究质量不高。ADR 的文献类型以描述性研究和普通综述及文献分析为主，占 66.83%。高质量文献屈指可数。仅有 6 篇系统评价，问题突出。

（2）缺乏从国家层面对中药注射剂的全面系统评价，包括来自临床、企业和国家药品不良反应中心的报告和监测数据。中药注射剂临床研究质量和报告不够规范。

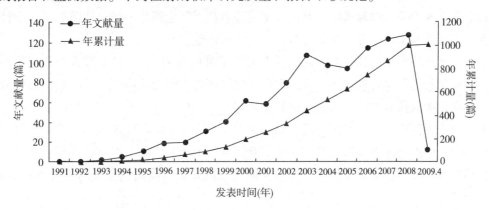

图1-3　文献发表时间分布

图1-3 提示：中药注射剂 ADR 文献报告从 1984～1990 年不足 1 篇/年，到 2009 年 4 月平均 120 篇/年，说明人们对中药注射剂 ADR 的认识逐渐走出了误区：从认为中药注射剂"疗效好，无毒、无副作用"，到通过主动监测（如通过临床试验和监测点报告）、自发报告和事故追查等多种途径报告中药注射剂 ADR；政府建立药品 ADR/AE 信息通报制度，对药物 ADR/AE 调查处理过程及时公开，并通过权威媒体公之于众，增加药品安全信息的透明度，让人们逐渐全面认识中药注射剂。

表1-4　《药品不良反应信息通报》中药注射剂 ADR 的管制措施

序号	中药注射剂	上市时间	管制时间/撤市时间	管制原因	管制措施	文献数（篇）	构成比（%）
1	双黄连	2002 年 6 月 21 日	2009 年 9 月 16 日	严重不良反应报道频繁	暂停销售和使用标示	309	16.97
2	清开灵	2002 年 6 月 21 日	2009 年 4 月 20 日	严重不良反应报道频繁	公众警示	254	13.95

续表

序号	中药注射剂	上市时间	管制时间/撤市时间	管制原因	管制措施	文献数（篇）	构成比（%）
3	鱼腥草	2002 年 6 月 21 日	2009 年 9 月 25 日	272 例严重不良反应报告	公众警示	201	11.04
4	刺五加	2002 年 10 月 16 日	2008 年 10 月 8 日	严重不良反应事件，3 例死亡	暂停销售	152	8.35
5	茵栀黄	2002 年 6 月 21 日	2008 年 10 月 19 日	4 例不良反应事件，1 名新生儿死亡	停止使用	118	6.48
6	参麦	2002 年 8 月 18 日	2003 年 1 月 1 日	17 例严重不良反应报告	掌握适应证	74	4.06
7	莲必治	2002 年 7 月 10 日	2006 年 11 月 12 日	引起急性肾功能损害的风险	加强监测	14	0.77
	合计					1443 *	79.25

注：＊上市时间以 SFDA 官方网站中该中药注射剂的注册批准时间为准。

表 1 - 4 统计提示：中药注射剂 ADR 研究呈增长态势。由于中药注射剂引发的 ADR 临床表现多样，涉及人体各系统，特点是多发性和普遍性、临床表现多样性、种类不确定性、批次间差异性、不可预知性等。现有评价标准仅涉及 ADR 严重程度和因果关系，未考虑发生率等量化指标，缺乏中药注射剂风险评价标准，不利于定量分析中药注射剂 ADR。仅靠惩戒无法解决根本问题。

3. 统计结论　中药注射剂再评价是一个系统工程，不仅限于安全性监测和评价，还应借鉴国际西药（尤其是生物制剂等）再评价和政策制定及管理运行经验，结合中药注射剂特点，利用多学科方法、跨部门合作，综合评价其风险 - 成本 - 效果，循证制定各种评价指标、标准和技术方法，建立和完善中药注射剂再评价制度。中药注射剂同其他药品一样迫切需要从安全性、有效性、处方的合理性和工艺等方面对其进行上市后的再评价。

李幼平团队在评价中药注射剂不良反应方面"用数据说话"，开启了数据时代评价不良反应的新途径，虽然只是简单的描述性分析，无法深层次探讨，但为我们打开了一扇门，希望后辈继续前行，为我们中医药现代化贡献自己的聪明才智。

以上实例告诉我们：要让数据说话；只有始终强调遵循中医药发展规律，立足根基，挖掘精华，保持特色，中医药才能根深叶茂、生生不息。党的十八大以来，以习近平同志为核心的党中央把中医药摆在国家战略的重要位置，要切实把这一祖先留给我们的宝贵财富继承好、发展好、利用好。

第四节　中医药统计学的学习目的和要求

一、学习的目的

学习中医药统计学并非要使我们成为统计学的专业人员，其目的在于使大家具备新的推理思维，学会从不确定的概率角度去考虑问题；学会结合专业问题合理进行课题设计，通过精细的研究获得可靠、准确的资料；学会正确运用统计学方法充分挖掘资料中隐含的信息，并能恰如其分地做出理性概括；正确书写具有一定学术水平的研究报告或科学论文，提高自身的科学素养。

本书以 Excel 统计功能作为辅助工具，使统计学原理和计算机数据处理技术结合起来，并将其更好地应用到中医药研究的实践中去。这里要特别指出的是：

1. 计算机统计软件是处理数据的有力工具，但在专业上和统计学意义上做出正确判断的任务计算机是不能替代研究人员的。因此，只有在将统计方法的适用条件和统计原理理解透彻，才能做出正确的决策。

2. 学习中医药统计学应着重于理解统计学的基本原理和基本概念；掌握收集、整理与分析资料的基本知识与基本技能；重视原始资料的完整性、可靠性及处理数据时实事求是的科学态度。

3. 本教材的重点在于理解各种统计学方法的基本概念，掌握其适用的范围和注意事项，学习过程必须注意理论联系实际。结合专业，联系中医药科研实际，评价其试验设计和数据分析的优缺点等。对于教材中引用的统计学公式，只要求了解其意义及使用方法，不必深究其数学推导过程。

通过本教材的学习，期望读者得到如下体会：在中医药科研过程中，充分利用统计分析方法，可以极大提高科学研究的效率；有计算机统计软件作为辅助工具，学好统计课程不是困难的事。

二、学习的要求

1. 思考问题的角度　统计学是用随机与不确定的观点去考虑问题，在齐同的基础上去比较、分析，依据概率的逻辑推理去做结论，属于从个别到一般的归纳推理思维。与我们以前从一般到个别的演绎推理思维有所不同，初学统计学应注意这一点。

2. 统计离不开计算和公式　统计学中的公式都是由实际问题引申出来的，都是有一定条件的，虽不要求掌握其数学推导方法，但要牢记其直观意义、用途和应用的条件。学习时要留心有关解释，并多加思考，这将有助于对公式的理解和正确应用。

学习本课程还应该多做习题，本书的每一章均配有一定数量的习题，帮助大家学会思考，熟悉概念；学会正确运用统计学方法解决问题。借助统计软件省去烦琐的计算过程，更好地掌握统计软件输出结果的正确解释。只有这样才能加深对本课程的知识理解，体会统计软件的作用。

3. 统计不是万能的　正确应用统计学方法，能帮助我们正确认识客观事物，阐明事物的固有规律，从而把感性认识提升到理性认识。有些人仅凭收集到的少量数据，就希望用统计学方法推断结论，把规律"创造"出来，但统计不是万能的，它绝不能改变事物的本来面目，统计学只能帮助我们认识规律而不能"创造"规律。另外，统计分析手段需要有正确的中医药理论作为指导，不能将数据处理归结为纯粹的数学问题，否则会归纳出错误，甚至是荒谬的结论。

4. 统计分析的结论是以一定概率为基础的　统计学分析的结论都是有一定概率条件的，因此得出的结论或推断的可靠性都是相对的。当推断两种药物疗效有无差别，而统计推断犯错误的概率等于 0.05 时，表示根据该实验结果推断有 95% 的把握认为两种药物疗效有显著差别，但同时也还存在 5% 估计错误的可能性，因此在下结论时应该根据具体情况，结合专业知识，慎重斟酌。统计推断的正确性有赖于方法的有效性。"有效的方法"评价基点往往是从正确的概率出发的，"大量重复使用该方法总体效果最好"。

思考与练习一

一、讨论题

中药注射剂为中国所独有，它突破了中药传统给药方式，是中药制剂研究的创举。1939年，在抗日战争时期，太行山地区药品异常缺乏，行军打仗，非常需要疗效快、用药便捷的注射剂。钱信忠把中药柴胡蒸馏提取制成针剂，取得了很好的治疗效果。柴胡注射液作为世界上首个中药注射剂品种，主要用于治疗感冒及疟疾等引起的发热。2018 年 5 月 29 日，国家药品监督管理局发布"关于修订柴胡注射液说明书的公告",该消息发出不到 1 小时,"儿童禁用柴胡注射液"就登上热搜话题。该药在临床已应用 80 多年,为什么现在突然被禁?其他剂型,比如柴胡颗粒、柴胡口服液,儿童还能用吗?请查找资料,用数据说话,撰写一篇有自己观点的讨论报告。

二、网上搜索视频观看

1.《统计的乐趣》(英国纪录片,丹·希尔曼导演)

2.《决胜 21 点》(美国电影,罗伯特·路克蒂克导演)

3.《什么是科学》(演讲专栏,张双南演讲)

扫一扫，查阅本章数字资源，含PPT、音视频、图片等

统计学突飞猛进的发展让世界发生了改变。统计学的理论和方法很多，但其指导思想和基础是概率论与数理统计。本章简要复习和整理我们在高中阶段学习的概率论，为后续学习温故知新。

第一节　随机事件及其运算

自然界和社会生活中存在确定现象和随机现象。在一定条件下必然发生或不发生的现象，称为**确定性现象**；在一定条件下可能发生也可能不发生的现象，称为**随机现象**。例如，用某种新药来治疗患者的疾病，其结果可能有效也可能无效。随机现象在个别观察或试验中，其结果具有不确定性，但在多次重复观察中却会表现出某种规律性。例如，多次重复抛掷同一枚质地均匀的硬币，就会发现，正面朝上和反面朝上的次数大致各占一半，这种随机现象的规律性称为统计规律性。

一、随机试验和随机事件

我们对某种现象的"观察结果"称为**事件**。对某种现象的一次观察，称为**试验**。对于随机现象的研究，总是伴随随机试验进行的。我们将具有以下三个特征的试验称为**随机试验**：

（1）试验在相同条件下可重复进行。

（2）试验的所有可能结果事先是明确可知的，且不止一个。

（3）每次试验恰好出现其中之一，但试验前无法预知出现哪一个结果。

为简便起见，以后我们将随机试验简称为试验。观察的每个可能结果称为**基本事件**（或样本点），记为 ω。基本事件的全体，即试验中所有的可能结果组成的集合称为试验的**样本空间**，记为 Ω。事件是由基本事件的集合构成的。我们将由单个或多个基本事件组成的集合称为**随机事件**，简称事件，通常用大写字母 A、B、C 等表示。

显然，一个随机事件对应于样本空间的一个子集。在随机试验中，如果发生的结果是事件 A 所含的基本事件 ω，就称事件 A 发生，记为 $\omega \in A$。

在一定条件下，试验结果中必然出现的事件，称为**必然事件**，记为 Ω。例如，{纯净的水，在一个大气压下，加热到 $100\,℃$ 沸腾} $= \Omega$，{物体会热胀冷缩} $= \Omega$。反之，在一定条件下，试验结果中必然不出现的事件，称为**不可能事件**，记为 Φ。例如，{$x^2 + 1 = 0$ 有实数解} $= \Phi$，{人的寿命可达 200 岁} $= \Phi$ 等。显然，必然事件与不可能事件发生与否已失去"不确定性"，但为方便起见，仍视为特殊的随机事件。实际上，它们是随机事件的两种极端情形。

二、随机事件的关系和运算

在各种现象中，往往要求我们同时考察几个随机事件及它们之间的联系，下面我们来讨论事件的关系及运算。

1. 事件的包含与相等

设有事件 A 及 B，如果事件 A 发生必然导致事件 B 发生，则称事件 A 包含于事件 B。并记为 $A \subset B$ 或 $B \supset A$。例如，$A = \{乙肝患者\}$，$B = \{乙肝病毒携带者\}$，则有 $A \subset B$。

对任意事件 A，有 $\Phi \subset A \subset \Omega$，在概率论中我们常用长方形表示样本空间 Ω，用其中的圆（或其他几何图形）表示事件 A，这类图形称为韦恩图（Venn 图）。如图 2-1 有 $A \supset B$ 及其他事件的 Venn 图。

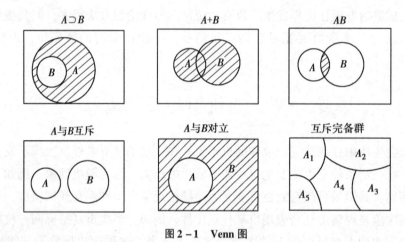

图 2-1 Venn 图

2. 事件的和（或并）

若事件 $C = \{A$ 或 B 中至少有一个发生$\}$，则称 C 为 A、B 两事件的和（或并）事件，记为 $C = A + B$。n 个事件的并事件记为 $A = \bigcup\limits_{i=1}^{n} A_i$。如图 2-1 有 $A + B$ 的 Venn 图。n 个事件的记为 $A = \sum\limits_{i=1}^{n} A_i$。

例如，$A_1 = \{甲份血清含乙肝病毒\}$，$A_2 = \{乙份血清含乙肝病毒\}$，

$\qquad A = \{甲、乙两份混合血清含乙肝病毒\}$，则有

$$A = A_1 + A_2$$

3. 事件的积（或交）

若事件 $C = \{A$ 与 B 同时发生$\}$，则称 C 为 A、B 两事件的积（或交）事件，记为 $C = AB$。如图 2-1 有 AB 的 Venn 图。n 个事件的交事件记为 $A = \prod\limits_{i=1}^{n} A_i$。

例如，$A_1 = \{甲份血清不含乙肝病毒\}$，$A_2 = \{乙份血清不含乙肝病毒\}$，

$\qquad A = \{甲、乙两份混合血清不含乙肝病毒\}$，则有

$$A = A_1 A_2$$

4. 互不相容事件

若事件 A 与事件 B 不能同时发生，则称 A 与 B 为**互不相容事件**，可知 $AB = \Phi$。互不相容事件也称为**互斥事件**。n 个事件互斥，是指它们两两互斥。

例如，对三人做体检，$A = \{三人正常\}$，$B = \{只一人不正常\}$，A 与 B 是互斥事件。

若 n 个互斥事件的和事件是必然事件，即 $A_iA_j = \Phi$ $(1 \leq i < j \leq n)$，且 $\sum_{i=1}^{n} A_i = \Omega$，则称这 n 个事件构成互斥完备群。

例如，治疗某种疾病，其疗效标准分为 4 个等级：痊愈、显效、微效和无效。那么，就一次试验（治疗一个患者的结果）而言，事件 ｛痊愈｝ ｛显效｝ ｛微效｝ ｛无效｝ 是互斥事件，而且这四个事件构成互斥完备群。如图 2 - 1 有 $A_1, A_2, \cdots, A_5$ 互斥完备群的 Venn 图。

5. 事件的对立

若互斥完备群仅由两事件 A 与 B 构成，则称**事件 A 与事件 B 对立**。例如，治疗某种疾病，只考虑有效和无效两个等级，那么事件 $A = $｛有效｝ 与 $B = $｛无效｝ 就是对立事件，**事件 B 是事件 A 的对立事件**，当然**事件 A 也是事件 B 的对立事件**。A 的对立事件记作 $\overline{A}$，那么就有 $B = \overline{A}$，或 $\overline{A} = B$。如图 2 - 1 有事件 A 与事件 B 对立的 Venn 图。

不难理解，对立事件必为互斥事件，而互斥事件不一定是对立事件。

例如，观察动物的药效试验，事件 ｛痊愈｝ 与 ｛显效｝ 互斥，但不对立。而事件 ｛存活｝ 与 ｛死亡｝ 对立且互斥。

6. 事件的运算规则

由事件的定义可知，事件之间的关系与运算同集合的关系与运算是一致的，因此在进行事件运算时，经常遇到下述定律，设 A、B、C 三事件，则有

交换律：$A + B = B + A$；$AB = BA$。

结合律：$(A + B) + C = A + (B + C)$；$(AB)C = A(BC)$。

等幂律：$A + A = A$；$AA = A$。

分配律：$A(B + C) = AB + AC$；$(A + B)(A + C) = A + AB + AC$。

补余律：$A + \overline{A} = \Omega$；$A\overline{A} = \Phi$。

同一律：$A + \Phi = A$；$A + \Omega = \Omega$

零律：$A\Omega = A$；$A\Phi = \Phi$。

德摩根律：$\overline{A + B} = \overline{A}\,\overline{B}$，$\overline{AB} = \overline{A} + \overline{B}$。

对于上述运算规则，我们可以利用 Venn 图和事件间的关系来验证其正确性。一个比较复杂的事件常常包含若干个简单事件，把一个复杂事件划成几个简单事件的和、积或混合形式以及找出构成互斥完备群的全部事件是必要的，因为这是讨论事件间关系进而施行运算的重要途径。

例 2 - 1 依次检查黄芩、黄连、人参三种中药材质量作为一次试验。令 $A = $｛黄芩质量合格｝，$B = $｛黄连质量合格｝，$C = $｛人参质量合格｝。试用 A、B、C 三个事件表示下列事件：

(1) 只有黄芩质量合格；

(2) 只有一种中药质量合格；

(3) 三种中药质量都不合格；

(4) 至少有一种中药质量合格；

(5) 构成互斥完备群的全部事件。

解 令，$\overline{A} = $｛黄芩质量不合格｝，$\overline{B} = $｛黄连质量不合格｝，$\overline{C} = $｛人参质量不合格｝。

(1) ｛只有黄芩质量合格｝ = ｛黄芩合格且黄连、人参不合格｝ = $A\overline{B}\,\overline{C}$

(2) ｛只有一种中药质量合格｝ = ｛只有黄芩质量合格｝ + ｛只有黄连质量合格｝ + ｛只有

人参质量合格}

$$= A\bar{B}\bar{C} + \bar{A}B\bar{C} + \bar{A}\bar{B}C$$

(3) {三种中药质量都不合格} $= \bar{A}\bar{B}\bar{C}$

(4) {至少有一种中药质量合格} $= A + B + C$ 或者 {至少有一种中药质量合格} $= A\bar{B}\bar{C} + \bar{A}B\bar{C} + \bar{A}\bar{B}C + \bar{A}BC + A\bar{B}C + AB\bar{C} + ABC$

(5) 构成互斥完备群的全部事件有八个，即

$$\Omega = \bar{A}\bar{B}\bar{C} + A\bar{B}\bar{C} + \bar{A}\bar{B}C + \bar{A}B\bar{C} + \bar{A}BC + A\bar{B}C + AB\bar{C} + ABC$$

第二节　事件的概率

随机事件发生的结果我们常常可以一一例举出来，但在一次试验中究竟出现哪个结果是无法确定的，但每个结果出现的可能性可以预测吗？我们自然希望知道事件在一次试验中发生的可能性有多大，而这种可能性的大小就由概率来刻画。

定义 2－1　事件 A 在试验中出现的可能性大小，称为事件 A 发生的概率，常用 $P(A)$ 表示。

因为，$P(\Omega) = 100\% = 1, P(\Phi) = 0\% = 0$

所以，$0 \le P(A) \le 1$

例 2－2　使用某两种药物甲与乙治疗某种疾病，在其他因素相同的条件下，设 $A = \{$甲种药物治疗痊愈$\}$，$B = \{$乙种药物治疗痊愈$\}$，已知 $P(A) = 0.8, P(B) = 0.95$，请问病人会倾向选择哪种药物治疗？

解　很显然，在其他因素相同的条件下，病人会倾向选择乙种药物治疗，因为用乙药物治愈的可能性更高。

基于对概率的不同情形的应用和不同解释，概率的定义有所不同，主要有古典概率、几何概率和统计概率等定义。

一、古典概率

若随机试验具有下列两个特点：

(1) 随机试验的可能结果是有限的。即基本事件的总数是有限的。

(2) 每一个可能结果出现的机会是相等的。即每个基本事件发生的可能性是相同的。

这类随机试验的概率模型称为古典概型，这是因为它是概率论发展初期研究的主要对象。

我们把等概率基本事件组记为 $\Omega = \{A_1, A_2, \cdots, A_n\}$，有下列古典概率定义：

定义 2－2　如果一组等概率基本事件 $A_1, A_2, \cdots, A_n$ 中，事件 A 包含 $m (m \le n)$ 个等概率基本事件，则事件 A 的概率

$$P(A) = \frac{A \text{ 所包含的基本事件个数}}{\text{等概率基本事件的总个数}} = \frac{m}{n} \tag{2-1}$$

古典概率的大部分问题都能形象化地归结为抽球问题。

例 2－3　50 个药丸中有 3 丸已失效，现任取 5 丸，求：

(1) 一次取 1 丸，取得失效药丸的概率；

(2) 一次取 5 丸，5 丸中有 2 丸是失效药丸的概率。

解 (1) 50 个药丸中取 1 丸，其可能结果有 50 个基本事件（每个药丸被取到的可能性相等），即 $n = 50$。

设 $A = \{$取到失效药丸$\}$，则 A 包含 3 个基本事件，即 $m = 3$，由古典定义得

$$P(A) = \frac{m}{n} = \frac{3}{50} = 0.06$$

(2) 50 个药丸中取 5 丸，其可能结果有 C_{50}^5 个基本事件（C_{50}^5 种机会均等的取法），即 $n = C_{50}^5$。

设 $B = \{5$ 个药丸有 2 丸是失效药丸$\}$，则事件 B 包含的基本事件数 $m = C_3^2 C_{47}^3$，故所求概率

$$P(B) = \frac{C_3^2 C_{47}^3}{C_{50}^5} = \frac{9}{932} = 0.023$$

二、几何概率

在古典概率中，我们要求随机现象的所有可能结果的总数只能是有限多个，这给许多实际问题的解决带来了很大的限制。例如：向平面上有限区域 S 任意投点，我们希望求出点落在 S 内小区域 G 中的概率（图 2-2）。此时，由于投点的任意性，点落在 G 中任一点的可能性相同，但落点的所有可能结果，即 S 内所有点的个数却是无限多个，这显然已不属于古典概率的问题。

一般地，我们考虑这样的随机试验，它具有以下两个特点：

(1) 试验的样本空间对应于一个测度有限的几何区域 S，随机事件 A 是 S 区域内的子集区域 G；

(2) 每个试验结果出现的可能性是相同的，即事件 A 的概率只与其对应区域 G 的测度成正比，而与 G 的形状或所在位置等无关。一般而言，试验结果是无穷多且是不可列的。

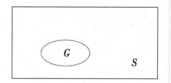

图 2-2 几何概率 Venn 图

这类随机试验的概率模型称为几何概型。这里所说的几何区域可以是一维、二维、三维等情形，而其测度相应地为长度、面积、体积等。

定义 2-3 在几何概型中，我们定义任意事件 A 的几何概率为

$$P(A) = \frac{\mu(G)}{\mu(S)} = \frac{G \text{ 的测度}}{S \text{ 的测度}} \tag{2-2}$$

式中的 $\mu(G)$、$\mu(S)$ 分别表示事件 A 的对应区域 G、样本空间 Ω 的对应区域 S 的几何测度。在此定义下有

$$0 \leqslant P(A) \leqslant 1, P(\Omega) = 1, P(\Phi) = 0$$

例 2-4 某码头只能停泊一艘船，现甲、乙两船都将在一昼夜内任意时刻到达该码头，如果甲、乙两船的停泊时间分别为 4 小时和 3 小时，试求甲、乙两船至少有一船需等待码头空出的概率。

解 以 x、y 分别表示甲、乙两船到达该码头的时刻，由于它们在一昼夜 24 小时的任意时刻都可能达到，则 (x, y) 在其样本空间 $\Omega = \{(x, y) \mid 0 \leqslant x, y \leqslant 24\}$ 中任意时刻都等可能出现。现建立直角坐标系 xoy 如图 2-3 所示，则 Ω 对应于图中边长为 24 的正方形区域 S，我们所关心的事件 $A = \{$其中有一艘船需等待码头空出$\} = \{x - y < 3, y - x < 4\}$ 这对应于图 2-3 两平行线所夹的部分区域

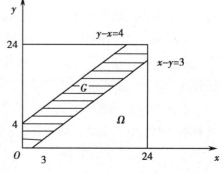

图 2-3 几何概率示意图

G。由几何概率公式，所求概率为

$$P(A) = \frac{\mu(G)}{\mu(S)} = \frac{G\text{ 的面积}}{S\text{ 的面积}} = \frac{24^2 - \frac{1}{2} \times 20^2 - \frac{1}{2} \times 21^2}{24^2} = 0.270$$

三、统计概率

随机事件是一种可能发生，也可能不发生的事件，看起来似乎没什么规律可循，当我们在同一条件下进行大量重复试验时，就会显现某种规律性。若进行条件相同的 n 次试验，事件 A 出现 m 次，则称 m 为事件 A 的**频数**，称比值 m/n 为事件 A 的**频率**，记为

$$f_n(A) = \frac{m}{n} \qquad\qquad (2-3)$$

显然，事件 A 的频率是通过特定的试验获得的，每做 n 次试验，所得到的频率可能各不相同，但经验证明，在同一条件下，进行多次重复试验时，事件出现的频率会在某一常数附近左右摆动，这种性质叫作**频率的稳定性**。

表 2-1 列出世界著名的投币试验记录，容易看出，投掷次数逐渐增多时，｛出现正面｝这个事件的频率 $\frac{m}{n}$ 总是在 0.5 这个数附近摆动而逐渐稳定于 0.5。

表 2-1　世界著名的投币试验记录

试验者	投掷次数 n	正面次数 m	频率 m/n
德摩根	2048	1061	0.5181
蒲丰	4040	2048	0.5069
皮尔逊	12000	6019	0.5016
皮尔逊	24000	12012	0.5005

由此可见，频率的稳定性充分说明随机事件发生的可能性大小是事件本身固有的一种客观属性，并为我们衡量一个随机试验中随机事件发生的可能性提供了客观的基础。

定义 2-4　在条件相同的 n 次试验中，事件 A 发生 m 次，如果加大 n 时，A 的频率 m/n 逐渐稳定在一个常数 P 附近，就把这个常数 P 称为事件 A 的**统计概率**。记为

$$P(A) = \lim_{n \to \infty} f_n(A) = p \qquad\qquad (2-4)$$

在此定义下有

$$0 \leq P(A) \leq 1, P(\Omega) = 1, P(\Phi) = 0$$

概率的统计定义实际上给出了一个近似计算随机事件概率的方法，即当试验次数 n 足够大时，一个事件的频率与概率应充分接近，所以用事件的频率作为概率的近似值。在医药学研究中，这种估计经常用到，在概率不易求出的情况下，常常用频率代替概率的近似值。

需要注意的是：不要把频率和概率相混淆。频率是我们已经进行的试验的结果，其数值随着试验次数的不同而变化，具有偶然性；而概率是一种客观存在，是个确定的数值，具有必然性。

例如，国家《新药审批办法》规定，新药临床试验一般不得少于 300 例，并设对照组。如果某种新药在 350 例临床试验中有 278 例是有效的，其有效率为

$$f_n(A) = \frac{m}{n} = \frac{278}{350} \approx 0.794$$

则该新药有效的概率就可近似地认为是 0.794。

第三节　概率的性质与运算法则

一、概率的公理化定义

上述三种概率的定义，是概率在不同应用下的具体计算，有其各自的应用范围，同时也都有局限性。下面给出概率的三条公理则概括了概率各种定义的共性，是概率最基本性质，也是概率公理化定义的基础。

公理 2 - 1（非负性）对任一事件 A，有
$$0 \leqslant P(A) \leqslant 1;$$

公理 2 - 2（规范性）必然事件 Ω 的概率为 1，不可能事件 Φ 的概率为 0，即
$$P(\Omega) = 1, P(\Phi) = 0;$$

公理 2 - 3（可列可加性）对于两两互不相容的事件 $A_1, A_2, \cdots, A_n, \cdots, (A_i A_j = \Phi, i \neq j)$，有
$$P(A_1 + A_2 + \cdots + A_n + \cdots) = P(A_1) + P(A_2) + \cdots + P(A_n) + \cdots$$

定义 2 - 5　设 Ω 是随机试验的样本空间，如果对 Ω 中任意事件 A，都对应一个实数 $P(A)$，而且 $P(A)$ 满足上述公理 2 - 1、公理 2 - 2、公理 2 - 3，则称 $P(A)$ 为**随机事件 A 的概率**。

该定义称为概率的公理化定义，是苏联数学家 Kolmogorov 于 1933 年提出的概率论公理化结构。Kolmogorov 提出的概率论公理化定义，对所有的随机试验都适用，古典概率、几何概率和统计概率等概率定义都是公理化定义的特殊情形。

在公理化结构中，最基本的概念不是"事件"，而是样本点。在古典概率中，样本点是全体的可能结果，一般事件 A 由样本点的集合构成；在几何概率中，它们相应于区域 Ω 中的点，一般事件 A 由子区域构成。此后，我们将样本点 ω 视为抽象的点，其全体构成样本空间 Ω。这种严谨且高度抽象的公理化定义使概率论成为严谨的数学分支。

二、概率的重要性质

由上述概率的公理和公理化定义，结合 Venn 图，我们就可以推出下列概率的重要性质，即概率的运算法则。

性质 2 - 1（互不相容事件加法公式）若事件 A 与 B 互不相容，即 $AB = \Phi$，则
$$P(A + B) = P(A) + P(B) \tag{2-5}$$

性质 2 - 2（对立事件公式）对任一事件 A 及其对立事件 $\bar{A}$，有
$$P(A) = 1 - P(\bar{A}) \tag{2-6}$$

性质 2 - 3（一般加法公式）对于任意两个事件 A、B，有
$$P(A + B) = P(A) + P(B) - P(AB) \tag{2-7}$$

例 2 - 5　某大学学生中近视眼学生占 22%，色盲学生占 2%，其中既是近视眼又是色盲的学生占 1%。现从该校学生中随机抽查一人，试求：

（1）被抽查的学生是近视眼或色盲的概率；

（2）被抽查的学生既非近视眼又非色盲的概率。

解　令 $A = \{$被抽查者是近视眼$\}$，$B = \{$被抽查者是色盲$\}$

由题意知，$P(A) = 0.22$，$P(B) = 0.02$，$P(AB) = 0.01$，则

（1）利用一般加法公式，所求概率为

$$P(A + B) = P(A) + P(B) - P(AB) = 0.22 + 0.02 - 0.01 = 0.23$$

（2）利用德摩根定律、对立事件公式和（1）的结果，所求概率为

$$P(\bar{A}\,\bar{B}) = P(\overline{A + B}) = 1 - P(A + B) = 1 - 0.23 = 0.77$$

第四节　条件概率和事件的独立性

一、条件概率

定义 2 - 6　在事件 B 已发生的条件下，事件 A 发生的概率称为 A 的**条件概率**，记为 $P(A \mid B)$，读作在条件 B 下事件 A 的概率。

条件概率满足

$$0 \leqslant P(A \mid B) \leqslant 1, P(\Omega \mid B) = 1, P(\Phi \mid B) = 0$$

相对而言，$P(A)$ 可以称为无条件概率。在一般情况下，无条件概率 $P(A)$ 与条件概率 $P(A \mid B)$ 是不相等的。

例 2 - 6　某区 1329 名老人体检，其结果如表 2 - 2 所示：

表 2 - 2　某区 1329 名老人体检记录

健康状况	高脂血症（人）	血脂正常（人）	合计
高血压	58	216	274
正常压	107	948	1055
合计	165	1164	1329

现随机抽取一人，试求下列事件的概率

（1）此人是高血脂患者的概率；

（2）已知某人是高血压患者，求此人是高脂血症患者的概率。

解　设 $A = \{$高血脂患者$\}$，$B = \{$高血压患者$\}$。

（1）所求概率可根据统计概率定义，由表可得

$$P(A) = \frac{58 + 107}{1329} = 0.1242$$

（2）所求概率是事件 A 在"事件 B 已发生"条件下的概率，可将其表示为 $P(A \mid B)$。此时，由于事件 B 已发生，样本空间缩减到仅含高血压患者 274 人中，相应地事件 A 所含的基本事件数只是高血压患者中高脂血症患者人数 58 人，则由表可直接求得

$$P(A \mid B) = \frac{17}{58 + 216} = 0.2117$$

显然，$P(A \mid B) = 0.2117 \neq P(A)$。

二、乘法公式

定理 2 - 1　（一般乘法公式）对任意两事件 A 与 B，有

$$P(AB) = P(A)P(B \mid A) = P(B)P(A \mid B) \tag{2 - 8}$$

证明　设试验的全部结果包含有 n 个基本事件，而事件 A、B、AB 分别包含其中的 m_1 个、m_2 个、m 个基本事件，显然这 m 个基本事件就是 A 所包含的 m_1 个和 B 所包含的 m_2 个基本事件中共

有的基本事件。按古典定义有 $P(A)=\dfrac{m_1}{n}$，$P(B)=\dfrac{m_2}{n}$，$P(AB)=\dfrac{m}{n}$。

在事件 A 已经发生的前提下，事件 B 所包含的基本事件就是事件 AB 所包含的那些基本事件，有且仅有 m 个，所以

$$P(B\mid A)=\frac{m}{m_1}=\frac{m/n}{m_1/n}=\frac{P(AB)}{P(A)}$$

由此得

$$P(AB)=P(A)P(B\mid A)\qquad\qquad(2-9)$$

同理可得

$$P(AB)=P(B)P(A\mid B)\qquad\qquad(2-10)$$

对于式（2-9）要求 $P(A)\neq0$，对于式（2-10）要求 $P(B)\neq0$。

例 2-7　某药厂自动生产线上有两料仓，在一天内甲料仓装满需清理的概率为 0.15，乙料仓装满需清理的概率为 0.25，甲料仓装满需清理的情况下，乙料仓也装满需清理的概率为 0.08，求：

（1）当乙料仓装满需清理时，甲料仓装满需清理的概率；

（2）问一天至少有一个料仓装满需清理的概率。

解　令 $A=\{$甲料仓装满需清理$\}$，$B=\{$乙料仓装满需清理$\}$

由题意知 $P(A)=0.15$，$P(B)=0.25$，$P(B\mid A)=0.08$

再由乘法公式　　　　$P(AB)=P(A)P(B\mid A)=0.012$

则（1）所求概率为　　$P(A\mid B)=\dfrac{P(AB)}{P(B)}=\dfrac{0.012}{0.3}=0.04$

（2）所求概率为

$$P(A+B)=P(A)+P(B)-P(AB)=0.15+0.25-0.012=0.388$$

三、事件的独立性

在某些情况下，若无条件概率和条件概率相等，即 $P(A)=P(A\mid B)$。这说明事件 A 的概率与事件 B 出现与否无关，也就是说 A 与 B 是相互独立的。

定义 2-7　若 $P(A)=P(A\mid B)$，就称事件 **A 与 B 相互独立**。由对称性可知，此时必有 $P(B)=P(B\mid A)$。

如 A 与 B 独立，易知 A 与 $\overline{B}$、$\overline{A}$ 与 B、$\overline{A}$ 与 $\overline{B}$ 也独立，四对事件中有一对独立，则其余三对也独立。

例 2-8　为研究某种方剂对风热外感证的疗效，随机选取 400 名患者，有的服药，有的不服药，经过一段时间后，有的患者痊愈，有的患者未痊愈。结果见表 2-3。试判断用此方剂治疗风热外感证是否有效。

表 2-3　某种方剂对风热外感证的疗效数据

	B（服药）	$\overline{B}$（未服药）	合计
A（有效）	127	190	317
$\overline{A}$（无效）	33	50	83
合计	160	240	400

解　如果事件 A（有效）与事件 B（服药）独立，就说明有效与服药无关，方剂未起作用。

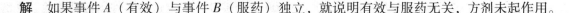

$P(A) = \dfrac{317}{400} = 0.793$; $P(A|B) = \dfrac{127}{160} = 0.794$ ；可见 $P(A) \approx P(A|B)$ 。两者几乎相等。由定义认为，事件 A 与 B 相互独立，即该方剂对风热外感证没有疗效。

需要注意的是，如果单看条件概率，该方剂对风热外感证的有效率高达 0.794，效果似乎不错。但一经比较，发现无条件概率也高达 0.793，当然不能认为方剂确实有效。这说明判断一种医学方案的客观效果，往往不能只凭单方面的数据下结论，而应当进行必要的对照。

定理 2-2（独立事件乘法公式）若事件 A 与 B 独立，则

$$P(AB) = P(A)P(B) \tag{2-11}$$

证明

因为 $\qquad\qquad P(B|A) = P(B), P(A|B) = P(A)$

将其代入乘法公式 $P(AB) = P(A)P(B|A)$，即得

$$P(AB) = P(A)P(B) = P(B)P(A)$$

这个定理其逆亦真，即若有 $P(AB) = P(A)P(B)$，则事件 A 与 B 独立。

对于 n 个独立事件，容易推出

$$P(A_1, A_2, \cdots, A_n) = P(A_1)P(A_2)\cdots P(A_n) \tag{2-12}$$

还应指出，实际应用中，事件的独立性常常不是根据定义而是根据实际意义来做出判断的。若事件 A 的发生与事件 B 无关，实际应用中，即认为事件 A 与事件 B 是相互独立的。

例 2-9 若每人血清中有肝炎病毒的概率为 0.4%，今混合 100 人的血清，求混合血清无肝炎病毒的概率。

解 设 $A_i = \{$第 i 人血清中有病毒$\}$，则 $\bar{A}_i = \{$第 i 人血清中无病毒$\}$。

$$P(A_i) = 0.004, P(\bar{A}_i) = 1 - P(A_i) = 0.996$$

因为 100 个事件 $\bar{A}_1, \bar{A}_2, \cdots, \bar{A}_{100}$ 独立，所以混合血清无病毒的概率为

$$P（混合血清无病毒）$$

$$= P(\bar{A}_1, \bar{A}_2, \cdots, \bar{A}_{100})$$

$$= P(\bar{A}_1)P(\bar{A}_2)\cdots P(\bar{A}_{100}) = 0.996^{100} = 0.67$$

应用概率的加法和乘法公式时，必须注意到事件的互斥性和独立性。并且要注意到如下命题成立：具有非零概率的两事件，互斥就不独立，独立就不互斥。

例 2-10 由例 2-9 可知，当混合的份数减少时，混合血清无病毒的概率就会加大。如果要求混合血清无病毒的概率在 95% 以上，那么混合的份数 n 应当不超过多少？

解 因为 $0.996^n = 0.95$，所以

$$n = \frac{\lg 0.95}{\lg 0.996} = 12.8$$

故应不超过 12 份。

上述两例的计算，体现了可靠性思想。在当代，建立在概率论基础上的可靠性理论已经迅速发展起来。

对生产制造企业而言，若产品的不合格率为百万分之一，企业会感到十分满意。如果用可靠性考察一个系统的可靠性，产品百万分之一的不合格率还是堪忧的。

例 2-11 一架大型客机上一般有 300 万~500 万个零件，假定这些零件运行是彼此独立的，

每个零件生产时的不合格率为百万分之一，请问这架客机安全飞行的可靠性是多少？

解　设 $A = \{$客机安全飞行$\}$，$A_i = \{$第 i 个零件为合格品$\}$，$n = 3000000$，$r = 0.000001$

$$P(A) = P(A_1 A_2 A_3 \cdots A_n) = \prod_{i=1}^{n} P(A_i)$$
$$= (1 - r)^n = 0.999999^{3000000} = 0.0498$$

即这架飞机能安全飞行的可能性（概率）5% 都不到！也就是说，对于飞机这个大系统而言，每个零件的合格率达到 99.9999% 保障系统的可靠性还是远远不够的。

第五节　全概率公式和贝叶斯公式

一、全概率公式

为了计算一个复杂事件的概率，我们经常把该事件分解为若干事件组成的互斥完备群，然后分别计算这些简单事件的概率，再利用加法和乘法公式来计算该复杂事件的概率。把这种思想转化为计算过程，便得到下述公式。

全概率公式　若事件组 A_1、$A_2 \cdots A_n$ 构成互斥完备群，则对任意事件 B 有

$$P(B) = \sum_{i=1}^{n} P(A_i) P(B \mid A_i) \qquad (2-13)$$

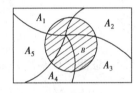

证　因为 A_1、$A_2 \cdots A_n$ 构成互斥完备群，且 $\sum_{i=1}^{n} A_i = \Omega$，所以

$$B = B\Omega = B\left(\sum_{i=1}^{n} A_i\right) = \sum_{i=1}^{n} A_i B$$

图 2-4　全概率公式示意图

由于事件 A_1、$A_2 \cdots A_n$ 互斥，所以，事件 $A_1 B$、$A_2 B \cdots A_n B$ 也互斥（图 2-4），于是

$$P(B) = P\left(\sum_{i=1}^{n} A_i B\right) = P(A_1 B) + P(A_2 B) + \cdots + P(A_n B)$$
$$= P(A_1) P(B \mid A_1) + P(A_2) P(B \mid A_2) + \cdots + P(A_n) P(B \mid A_n)$$

即

$$P(B) = \sum_{i=1}^{n} P(A_i) P(B \mid A_i)$$

全概率公式提供了一种思想方法：当计算复杂事件 B 的概率比较困难时，可以把事件 B 分割成诸互斥事件 $A_i B$（$i = 1, 2 \cdots, n$）的和事件，而事件 A_i 和 $A_i B$ 的概率计算又比较容易，我们就可以先计算每个 $P(A_i)$ 和 $P(B \mid A_i)$，对应乘积之和便是所求概率 $P(B)$。

把事件 A_i 看成是导致事件 B 发生的原因，一般地，能在 B 发生之前由经验得出其概率 $P(A_i)$，故也称 $P(A_i)$ 为**先验概率**。而事件 B 是由各互斥事件 $A_i B$ 的全体之和构成，故称 $P(B)$ 为**全概率**。

例 2-12　设药房的某种药品由三个不同的厂家提供。其中第一家药厂的药品占 1/2，第二和第三家药厂的药品分别占 1/4，已知第一家、第二家药厂的药品有 2% 是不合格品，第三家药厂有 4% 是不合格品，现从中任取一份药品，问拿到不合格品的概率是多少？

解　设 $B = \{$取得的是不合格品$\}$，$A_i = \{$取得的药品是属于第 i 家药厂的$\}$（$i = 1, 2, 3$），由于事件 A_1、A_2、A_3 构成互斥完备群，又

$$P(A_1) = \frac{1}{2}, P(A_2) = \frac{1}{4}, P(A_3) = \frac{1}{4}$$

$$P(B \mid A_1) = 2\%, P(B \mid A_2) = 2\%, P(B \mid A_3) = 4\%$$

如果事件 B 发生，则该不合格品必属于某一个（第 i 个）药厂生产的，即 B 与 A_i 且仅与 A_i（$i = 1$，2，3）中某一个同时发生，故 B 的概率用全概率公式求之：

$$P(B) = \sum_{i=1}^{n} P(A_i)P(B \mid A_i)$$

$$= \frac{1}{2} \times \frac{2}{100} + \frac{1}{4} \times \frac{2}{100} + \frac{1}{4} \times \frac{4}{100} = 2.5\%$$

二、贝叶斯公式（逆概率公式）

在实际工作中经常会遇到与全概率问题相逆的问题：已知诸先验概率 $P(A_i)$ 和对应的条件概率 $P(B \mid A_i)$，如果事件 B 已经发生，那么，在此条件下，事件 A_i 发生的条件概率 $P(A_i \mid B)$ 是多少？利用逆概率公式计算可以解答这类问题。

逆概率公式（Bayes 公式） 若事件组 A_1、$A_2 \cdots A_n$ 构成互斥完备群，则在事件 B 已发生的条件下

$$P(A_i \mid B) = \frac{P(A_i)P(B \mid A_i)}{\displaystyle\sum_{i=1}^{n} P(A_i)P(B \mid A_i)} \quad (i = 1, 2 \cdots n) \tag{2-14}$$

证明 由乘法公式得

$$P(B)P(A_i \mid B) = P(A_i)P(B \mid A_i)$$

所以

$$P(A_i \mid B) = \frac{P(A_i)P(B \mid A_i)}{P(B)}$$

右边的分母 $P(B)$ 用全概率公式代换就得到

$$P(A_i \mid B) = \frac{P(A_i)P(B \mid A_i)}{\displaystyle\sum_{i=1}^{n} P(A_i)P(B \mid A_i)}$$

注意到全概率公式和贝叶斯公式应用的条件是相同的，只是所需解决的问题不一样。若我们把事件 A_1，$A_2 \cdots A_n$ 看作导致试验结果事件 B 发生的"原因"，而事件 B 只能伴随着"原因"A_1、$A_2 \cdots A_n$ 其中之一发生，又已知各"原因"A_i 的概率和在每个"原因"下事件 B 发生的概率，当我们要求得出该事件 B 发生的概率时，通常用全概率公式；如果在进行该试验中，事件 B 已经发生，要求得出由某个"原因"A_i 导致该结果发生的概率，往往用贝叶斯公式。

为了区别于条件概率 $P(B \mid A_i)$，我们称 $P(A_i \mid B)$ 为**后验概率**，它表示在事件 B 发生的情况下事件 A_i 发生的概率，如果计算得到某个 $P(A_i \mid B)$ 相对较大，则意味着事件 A_i 对事件 B 的影响也较大，便可推断出 B 来自这个 A_i 的可能性也较大。

例 2-13 用甲胎球蛋白法（AFP）诊断肝癌，设 $A = \{$患有肝癌$\}$，$B = \{$被诊断患有肝癌$\}$。若人群中 $P(A) = 4/10000$，检验阳性的正确率（实际有肝癌被诊断有肝癌的概率）为 $P(B \mid A) = 0.95$，检验阴性的正确率（实际无肝癌被诊断无肝癌的概率）为 $P(\bar{B} \mid \bar{A}) = 0.90$，若某人用 AFP 法被诊断患有肝癌，求这个人有肝癌的概率。

解 互斥完备群由对立事件 A 与 $\bar{A}$ 构成。由 Bayes 公式，被判为有肝癌的人确实有肝癌的概

率为

$$P(A \mid B) = \frac{P(A)P(B \mid A)}{P(A)P(B \mid A) + P(\bar{A})P(B \mid \bar{A})}$$

$$= \frac{0.0004 \times 0.95}{0.004 \times 0.95 + 0.9996 \times 0.1} = 0.0038$$

可见，尽管这种检验方法可靠度较高 $P(B \mid A) = 0.95$，但是被诊断有肝癌的人确实有肝癌的可能性 $P(A \mid B) = 0.0038$ 并不太大，所以不能偏信单项医学检查的结果。根据贝叶斯理论，当我们遇到新的信息时，个人的认知要被修改。

例 2 - 14　某地区妇女患乳腺癌的概率是 1%，经验丰富的放射科医生通过 X 线片诊断的正确率是 80%，患者的肿瘤是乳腺良性肿瘤，而被放射科医生诊断为乳腺癌的概率是 10%，调查人员向经验丰富的放射科医生提供了乳房 X 线筛查呈阳性的影像图片，让医生确认患乳腺癌的可能性有多少，医生根据自己的执业经验判定为 75%。事实是怎样的呢？

解　$A = \{确实患有乳腺癌\}$，$B = \{放射科医生诊断为乳腺癌\}$

已知 $P(A) = 0.01, P(B \mid A) = 0.8, P(B \mid \bar{A}) = 0.1$

$$P(A \mid B) = \frac{P(A)P(B \mid A)}{P(A)P(B \mid A) + P(\bar{A})P(B \mid \bar{A})}$$

$$= \frac{0.01 \times 0.8}{0.01 \times 0.8 + 0.99 \times 0.1} = 0.075 = 7.5\%$$

由贝叶斯公式给出的概率是 7.5%。因此，即使经验丰富的放射科医生也极大地高估了由检查结果呈阳性所提供的信息。

应用贝叶斯公式求逆概率，回顾性地判别事件发生原因的影响大小，我们将这种方法称为贝叶斯判别法。它属于一门新兴学科——模式识别的范畴，它是人工智能的核心部分。

思考与练习二

一、填空题

1. 设事件 A、B 相互独立，且 $P(A) = 0.2, P(B) = 0.4$，则 $P(A + B) = $ _____。

2. 从 0、1、2、3、4 五个数中任意取三个数，则这三个数中不含 0 的概率为_____。

3. 设 $P(A) = \frac{1}{3}, P(A + B) = \frac{1}{2}$，且 A 与 B 互不相容，则 $P(\bar{B}) = $ _____。

4. 一批产品，由甲厂生产的占 $\frac{1}{3}$，其不合格产品率为 5%，由乙厂生产的占 $\frac{2}{3}$，其不合格产品率为 10%，从这批产品中随机取一件，恰好取到不合格产品的概率为_____。

5. 对任一事件 A，都有 $A\bar{A} = $ _____，$A + \bar{A} = $ _____，$\bar{\bar{A}} = $ _____。

二、计算题

1. 设 A、B、C 为三事件，用 A、B、C 的运算关系表示下列事件：

（1）A 发生，B 与 C 不发生；

（2）A 与 B 都发生，而 C 不发生；

（3）A、B、C 都发生；

（4）A、B、C 中至少有一个发生；

（5）A、B、C 都不发生；

（6）A、B、C 中不多于一个发生；

（7）A、B、C 中不多于两个发生；

（8）A、B、C 中至少有两个发生。

2. 某市在某年的第一季度出生婴儿的情况为一月份男孩 145 个、女孩 135 个；二月份男孩 125 个、女孩 136 个；三月份男孩 152 个、女孩 140 个，问该季度生男孩的频率是多少？

3. 40 个药丸中 3 丸已失效，现任取 5 丸，求其中有 2 丸失效的概率。

4. 一批针剂共 100 支，其中有 10 支失效针剂，求：①这批针剂的失效率；②从中任取 5 支，全部是失效针剂的概率；③从中任取 5 支，恰有 2 支是失效针剂的概率。

5. 某地居民血型分布为：P（O 型）= 50%，P（A 型）= 14.5%，P（B 型）= 31.2%，P（AB 型）= 4.3%，若有一个 A 型血型患者需要输血，问当地居民任一人可为他输血的概率是多少？

6. 药房有包装相同的六味地黄丸 100 盒，其中 5 盒为去年产品，95 盒为今年产品。现随机发出 4 盒，求：①有 1 盒或 2 盒去年产品的概率；②有去年产品的概率。

7. 从 1、2、3、4、5 号小白鼠中任取两只做新药试验，计算所取两只中一次是 4 号小白鼠的概率。

8. 某药检所从送检的 10 件药品中先后抽取了两件。如果 10 件中有三件不合格产品，求：①第一次抽到的是不合格产品的概率；②第一次抽到的是不合格产品后，第二次抽到的是不合格产品的概率；③两次都抽到的是不合格产品的概率。

9. 某厂生产的产品中，36% 为一等品，54% 为二等品，10% 为三等品，任取一件产品，已知它不是三等品，求它是一等品的概率。

10. 经调查，在 50 个聋耳人中有 4 人色盲，在 950 个非聋耳人中有 76 人色盲，试说明聋耳与色盲无关。

11. 假如某人群中患结核病的概率为 0.003，患沙眼的概率为 0.04，现从该人群中任意抽查一人，求下列事件的概率：①此人患结核病且患沙眼病；②此人既无结核病又无沙眼病；③此人至少有这两种病中的一种；④此人只有其中一种病。

12. 某药厂针剂车间灌装一批注射液需用四道工序。已知由割锯（安瓿割口）时掉入玻璃屑而造成废品的概率为 0.5%，由于安瓿洗涤不洁而造成废品的概率为 0.2%，由于灌装药时污染而造成废品的概率为 0.1%，由于封口不严而造成废品的概率为 0.8%，试求产品合格的概率？

13. 设某产品进行验收检查，发现次品率为 0.02。

（1）今独立地检验 100 件产品，问至少发现一件产品为次品的概率是多少？

（2）如保证至少发现一件次品的概率为 0.9，问应检验多少件产品？

14. 三家工厂生产同一种产品，每厂商量分别占总产量的 25%、35%、40%，又知每厂的次品率分别为 5%、4%、2%，求：从这种产品中取一件，取到次品的概率。

15. 仓库里有 10 箱规格相同的产品，已知其中有 5 箱、3 箱、2 箱依次是甲厂、乙厂、丙厂生产的，且甲厂、乙厂、丙厂的产品次品率分别为 1/10、1/15、1/20，从这 10 箱中取 1 箱，再从中任取 1 件产品，求取得正品的概率。

16. 把甲乙两种外观一样、数量相等的药片混在一起，若甲种药片的不合格率为 0.05，乙种药片的不合格率为 0.0025，现从中抽出 1 片发现是不合格药片，求该药片来自甲、乙种的概率。

17. 已知一批产品中 96% 是合格品，检查时，一个合格品误认为不合格的概率是 0.02，一个不合格品误认为合格的概率是 0.05，求在检查合格的产品中确是合格品的概率。

18. 用 X 线透视诊断肺结核，设 $A = \{$实有肺结核$\}$，$B = \{$被判有肺结核$\}$。若某市成人中 $P(A) = 0.001$，这种检查阳性的正确率 $P(B \mid A) = 0.95$，阴性的正确率 $P(\bar{B} \mid \bar{A}) = 0.998$。

（1）求该市一人经透视被判有肺结核的概率；

（2）若一个经透视被判有肺结核，求他实际患有肺结核的概率。

三、讨论题

艾滋病需要列入婚前普查吗？

艾滋病是现在全球较流行的一种致命的接触性传染病。科学家一直在寻求识别艾滋病病毒携带者的有效方法，目前常用的方法是血液试验 ELISA（酶联免疫吸附试验），尽管这种测定方法准确性很高，但仍存在检测时常遇到"假阴性"和"假阳性"的问题。

美国是艾滋病较为流行的国家之一，据保守估计大约每 1000 人中就有 1 人受这种疾病的折磨。为了能有效控制和减缓艾滋病的传播，几年前就有人提议应在申请结婚登记的新婚夫妇中进行艾滋病病毒的血液试验，该项计划一经提出，立刻遭到许多专家学者的反对，他们认为这是一项既费钱又费力，同时收效不大的计划。最终，此项计划未被通过。那么，到底专家的意见对不对？该普查的计划不被执行的科学道理是什么？

我们不妨从 Bayes 公式出发，探究一下其中的科学道理：记 $A = \{$被检人有艾滋病毒$\}$，$B = \{$血液试验测定呈阳性$\}$，假定 $P(B \mid A) = 0.95$，则出现"假阴性"$P(\bar{B} \mid A) = 0.05$。假定 $P(\bar{B} \mid \bar{A}) = 0.99$，则出现"假阳性"$P(B \mid \bar{A}) = 0.01$。

在美国的艾滋病病毒携带率为 $P(A) = 0.001$，此项计划是否实施，取决于真正病毒携带者被检出率的多少，即 $P(A \mid B) = ?$

我们假设有三个地区，其艾滋病的病毒携带率分别 38.8%、16.5%、0.037%，其检出率分别是多少呢？你从上述 3 个地区的感染率及血液试验检出率的数据中读出哪些有价值的信息呢？

第三章

随机变量的统计描述

扫一扫，查阅本章数字资源，含PPT、音视频、图片等

在第二章里，我们表述随机事件大多数用文字描述，繁杂而又不利于交流，本章结合统计学需要和基本统计特征描述，建立统计学的符号表达体系。本章将分别介绍计量资料和计数资料的统计描述。

第一节 数据的分类和随机变量

由于对事物计量的方式不同，得到数据的类型也有所不同，需要用到不同的统计学分析方法。

一、数据类型

医药统计学资料一般分为计量（定量）资料和计数（定性）资料。介于两者之间的还有等级（半计量）资料，研究者必须根据不同资料类型选用恰当的统计学方法。

1. 计量资料 测定每个观察单位某项指标量的大小，所得到的数据称为计量资料。例如18岁男性的身高值（cm）、体重值（kg）、某中药有效成分的含量（mg/kg）等。这类资料一般具有计量单位，各观察单位的测量值常有量的差异。

2. 计数资料 将观察单位按照某种属性或类别分组计数，得到各组观察单位的个数称为计数资料。例如用某药治疗若干痢疾患者后的治愈人数；某人群中O、A、B、AB各种血型的人数。分属于各组的观察单位有质的差别，不同质的观察单位不能归为同一个组内。

3. 等级资料 将观察单位按某种属性的不同程度分组计数，得到各组观察单位的个数称为等级资料或半计量资料。例如用某药治疗若干流感患者，其中治愈、好转、无效的人数；测定某种血清凝集反应的结果为 –、+、++ 的人数等，这类资料具有计数资料的特点，但所分各组又是按一定顺序由轻到重、由小到大排列的。

二、随机变量

在统计学中，随机试验有各种不同的结果，我们将不同的结果用变量来表示，对变量的观察值称为变量值或观察值。

定义 3–1 直接用数量来描述随机试验所有可能结果的变量，我们称为随机变量，简称变量，常用 X、Y 等表示。

随机变量是随机事件的数量化。随机变量常用的有离散型与连续型两种。

定义 3–2 如果随机变量 X 的取值仅为有限或者可列无穷多个数值，即所有可能结果可以一一列举，则称 X 是离散型随机变量。

例如，某药厂送检的 10 件产品中有 2 件产品已经失效，某药检所从送检的药品中先后抽检 3 件，则抽检到失效品的件数 X 是离散型随机变量。其取值为 0，1，2。

定义 3 - 3 如果随机变量 X 在 $(-\infty, +\infty)$ 上取值，若存在一个非负可积函数 $f(x)$，对任意实数 $a, b(a < b)$，随机变量 X 在 a, b 之间取值的概率可表示为

$$P(a < X < b) = \int_a^b f(x)\,\mathrm{d}x \tag{3-1}$$

则称 X 为连续型随机变量，$f(x)$ 称为 X 的概率密度函数，简称概率密度。

概率密度 $f(x)$ 是连续函数，其定义是

$$f(x_i) = \lim_{\Delta x_i \to 0} \frac{P(x_i \leq X \leq x_i + \Delta x_i)}{\Delta x_i}$$

则 $f(x)$ 表示了随机变量 X 在区间 $(x_i, x_i + \Delta x_i)$ 的平均概率。由极限存在的无穷小定理，可得

$$P(x_i \leq X \leq x_i + \Delta x_i) \approx f(x_i)\Delta x_i$$

于是当分割无限增多时，随机变量 X 在 a, b 之间取值的概率可表示为

$$P(a \leq X \leq b) = \lim_{n \to \infty} \sum_{i=1}^{n} f(x_i)\Delta x_i = \int_a^b f(x)\,\mathrm{d}x$$

显然有

$$P(-\infty < X < +\infty) = P(\Omega) = 1 \tag{3-2}$$

介于概率密度函数曲线 $y = f(x)$ 与 x 轴间平面图形的面积恒为 1，见图 3 - 1，而 X 落在区间 $(x, x + \Delta x)$ 里的概率等于曲线下阴影部分的面积，见图 3 - 2。

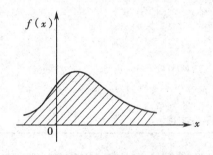

图 3 - 1　密度函数与概率面积

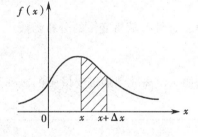

图 3 - 2　区间概率面积

第二节　概率函数及概率分布

一、概率函数

设 X 为离散型随机变量，其可能取值为 $x_1, x_2, \cdots, x_n, \cdots$，由此建立的函数关系

$$P(X = x_k) = p_k, k = 1, 2, \cdots, n, \cdots \tag{3-3}$$

为离散型随机变量 X 的概率函数。

离散型随机变量 X 的概率函数可用如表 3 - 1 形式表示：

表 3 - 1　概率分布律

X	x_1	x_2	$\cdots$	x_n	$\cdots$
P	p_1	p_2	$\cdots$	p_n	$\cdots$

离散型随机变量的概率函数具有如下性质

(1) $p_k \geq 0, k = 1, 2, \cdots, n, \cdots$；

(2) $\sum\limits_{k=1}^{\infty} p_k = 1$。

对于连续型随机变量而言，"取某个具体值的概率"的说法是无意义的，因此对连续型随机变量提及"概率函数"是不恰当的。因为连续型随机变量的取值是连续变化的，有无穷多，所以取到某个特定值的概率也为 $1/\infty$，就是 0。对于连续型变量来说"取值落在某个区间内的概率"更有实际意义。

设 X 为连续型随机变量，对于任意实数 x_1, x_2，随机变量在区间 $[x_1, x_2]$ 的概率为

$$P(x_1 \leq X \leq x_2) = P(x_1 < X \leq x_2) = P(x_1 \leq X < x_2) = \int_{x_1}^{x_2} f(x) \, \mathrm{d}x$$

定义 3-4　设 X 为一随机变量，对任意实数 x，称函数

$$F(x) = P(X \leq x) \qquad (-\infty < x < +\infty)$$

为随机变量 X 的分布函数。

对于任意实数 $x_1, x_2 (x_1 < x_2)$，有

$$P(x_1 < X \leq x_2) = P(X \leq x_2) - P(X \leq x_1) = F(x_2) - F(x_1)$$

分布函数 $F(x)$ 具有以下基本性质：

(1) $0 \leq F(x) \leq 1, F(x)$ 是非减函数；

(2) $F(+\infty) = 1, F(-\infty) = 0$；

(3) 离散型随机变量的分布函数：

$$F(x) = P(X \leq x) = \sum_{k=0}^{[x]} P(X = k)$$

(4) 连续型随机变量的分布函数：

$$F(x) = P(X \leq x) = \int_{-\infty}^{x} f(x) \, \mathrm{d}x$$

例如　设离散型随机变量 X 的概率函数为

表 3-2　随机变量 X 的概率分布律

X	-2	2	4
P	$\dfrac{1}{4}$	$\dfrac{1}{2}$	$\dfrac{1}{4}$

求 X 的分布函数，并求 $P(X \leq 0), P\left(\dfrac{3}{2} < X \leq \dfrac{7}{2}\right), P(2 \leq X \leq 4)$。

解　X 仅在 $-2, 2, 4$ 三点处取值，分布函数为

$$F(x) = \begin{cases} 0 & x < -2 \\ P(X = -2) & -2 \leq x < 2 \\ P(X = -2) + P(X = 2) & 2 \leq x < 4 \\ P(X = -2) + P(X = 2) + P(X = 4) & x \geq 4 \end{cases}$$

即

$$F(x) = \begin{cases} 0 & x < -2 \\ \dfrac{1}{4} & -2 \leq x < 2 \\ \dfrac{3}{4} & 2 \leq x < 4 \\ 1 & x \geq 4 \end{cases}$$

因此

$$P(X \leqslant 0) = F(0) = \frac{1}{4}$$

$$P\left(\frac{3}{2} < X \leqslant \frac{7}{2}\right) = F\left(\frac{7}{2}\right) - F\left(\frac{3}{2}\right) = \frac{1}{2}$$

$$P(2 \leqslant X \leqslant 4) = F(4) - F(2) + P(X = 2) = 1 - \frac{3}{4} + \frac{1}{2} = \frac{3}{4}$$

正如研究随机事件时，我们不仅要知道试验可能出现哪些结果，更要了解这些结果出现的概率有多大。同样对于随机变量，我们不仅要知道它取哪些值，还要知道它取这些值的概率，而且一旦了解了随机变量的取值范围和取这些值的概率，可以说，我们也就了解了该变量的统计规律性。

二、概率分布

定义 3 – 5　随机变量 X 的可能取值或在变量范围内的概率规律，称为 X 的概率分布。

例 3 – 1　某药物是治疗银屑病的常规用药，现用该药物先后治疗 4 名银屑病患者。假定这 4 名患者的病情基本相同，并且每个患者有效的概率均为 0.6，疗效指标为有效或无效。考察的随机变量 X 为治疗有效的患者数，试表达随机变量 X 的概率分布。

解　随机变量 X 表示治疗有效（A）的例数，它的可能取值为 0，1，2，3，4

$$P(X = 0) = P(4 \text{人均无效}) = P(\bar{A}\bar{A}\bar{A}\bar{A}) = (1 - 0.6)^4$$

$$P(X = 1) = P(1 \text{人有效},3 \text{人无效}) = P(A\bar{A}\bar{A}\bar{A}) + P(\bar{A}A\bar{A}\bar{A}) + P(\bar{A}\bar{A}A\bar{A}) + P(\bar{A}\bar{A}\bar{A}A)$$
$$= 4 \times 0.6 \times (1 - 0.6)^3$$

$$P(X = 2) = P(2 \text{人有效},2 \text{人无效}) = P(AA\bar{A}\bar{A}) + P(A\bar{A}A\bar{A}) + P(A\bar{A}\bar{A}A) +$$
$$P(\bar{A}AA\bar{A}) + P(\bar{A}A\bar{A}A) + P(\bar{A}\bar{A}AA) = 6 \times 0.6^2 \times (1 - 0.6)^2$$

$$P(X = 3) = P(3 \text{人有效},1 \text{人无效}) = P(AAA\bar{A}) + P(AA\bar{A}A) + P(A\bar{A}AA) + P(\bar{A}AAA)$$
$$= 4 \times 0.6^2 \times (1 - 0.6)^1$$

$$P(X = 4) = P(4 \text{人均有效}) = P(AAAA) = 0.6^4$$

我们也可以用函数的形式表达随机变量 X 的概率分布：

$$P(X = k) = C_4^k 0.6^k (1 - 0.6)^{4-k} \qquad k = 0,1,2,3,4$$

第三节　常用概率分布

概率分布主要用以表述随机变量取值的概率规律。根据随机变量所属类型的不同，概率分布有离散型和连续型两种形式。离散型概率分布包括：两点分布、二项分布、几何分布、泊松分布等；连续型概率分布包括：均匀分布、正态分布、指数分布、威布尔分布等。这里主要介绍医药领域常用的概率分布。

一、二项分布

在中医药研究中，许多观察或试验的可能结果可以归结为两个相互排斥的结果。如检查的结果为阳性或阴性；治疗的结果为有效或无效；毒性试验的结果为存活或死亡等。为了找到这些试验结果的规律性，往往需要在相同条件下做 n 次独立重复试验，我们把这种试验结果具有对立性的 n 次独立重复试验称为 n 重伯努利（Bernoulli）试验，简称伯努利试验。

1. 伯努利概率模型

在伯努利试验中，若事件 A 在一次试验中出现的概率为 p，随机变量 X 为 n 次试验中随机事件 A 出现的次数，且每次试验具有下列特点：

对立性： 每次试验的结果只能是对立事件中的一个，要么出现 A，要么出现 $\bar{A}$。

独立性： 每次重复试验时，其试验结果互不影响。即本次试验的结果与以前的试验发生的结果无关。

设 $P(A) = p$，试验重复的次数为 n，X 表示 n 次试验中随机事件 A 出现的次数，由例 3 - 1 的计算可知，

$$P(X = k) = C_n^k p^k (1 - p)^{n-k} \qquad k = 0, 1, 2, \cdots, n \qquad (3 - 4)$$

$$F(k) = P(x \leqslant k) = \sum_{i=0}^{[k]} p(x = i) \qquad -\infty < k < +\infty \qquad (3 - 5)$$

不难看出，伯努利试验的概率对应于二项展开式 $(a + b)^n$ 的通项 $T_k = C_n^k a^k b^{n-k}$，伯努利试验的概率分布由此得名，称为二项分布。记为 $X \sim B(k; n, p)$。

2. 二项分布的图形

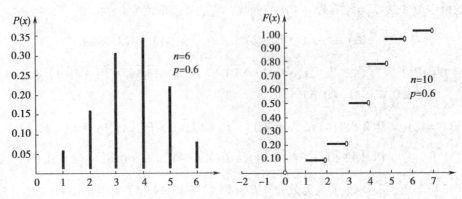

图 3 - 3　二项分布的概率函数与分布函数图

二项分布中，X 取不同值 $k(k = 0, 1, 2, \cdots, n)$ 的概率是不同的，使 $P(X = k)$ 取最大值的 k（记为 k_0）称为二项分布的最可能值，即 n 次独立重复试验中事件 A 最可能出现的次数。可以证明，当 k 在 $(n + 1)p$ 附近时，$P(X = k)$ 达最大值。

例 3 - 2　（药效试验）设某种老鼠正常情况下，受某种病毒感染的概率为 20%，试求正常情况下，25 只健康老鼠受感染的最可能只数是多少？

解　问题可归结为 $n = 25$ 的伯努利试验，令

$$X = \{25 \text{ 只健康老鼠受感染的只数}\}$$

则 25 只健康老鼠被感染的只数 $X \sim B(k; 25, 0.2)$

故 25 只健康老鼠取可能感染的只数 $k_0(n + 1)p = 5.2$，取其整数，故最可能感染的只数为 5 只左右。

二、泊松分布

在很多实际问题中，n 次独立重复试验中的 n 往往很大，p 往往很小。例如某人步枪射击飞机，每次射击的命中率为 0.02，射击 400 次。我们称这样的二项分布为稀有事件的概率

分布。

1. 稀有事件概率模型

若随机变量 $X \sim B(k;n,p)$，当 p 取值非常小时，为了观察该事件，必须增大观察次数 n，若按二项分布 $B(k;n,p)$ 来计算事件发生次数 X 的概率分布是很麻烦的，如果 $np \approx \lambda$ 接近常数时，即 $\lim\limits_{n \to \infty} np = \lambda$，法国数学家泊松（Possion）得出了下列近似公式。

$$P(X = k) = \lim_{n \to \infty} C_n^k p^k (1 - p)^{n-k} \approx \frac{\lambda^k}{k!} e^{-\lambda} \qquad \text{（证明从略）}$$

定义 3 − 6　如果随机变量 X 的概率函数为 $P(X = k) = \dfrac{\lambda^k e^{-\lambda}}{k!}(k = 0,1,2,\cdots)$，其中 $\lambda > 0$，则称 X 服从参数为 λ 的泊松分布。记为 $X \sim P(k;\lambda)$。$np \approx \lambda$ 可理解为一个试验单元中，事件 A 平均发生的次数。

2. 泊松分布的图形

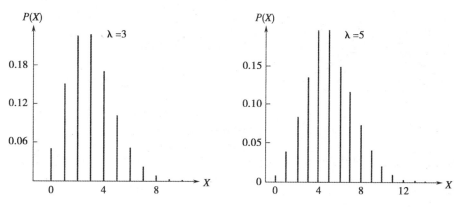

图 3 − 4　泊松分布概率函数图

例 3 − 3　某种彩票每周开奖 1 次，每次中大奖的概率为十万分之一（10^{-5}），若你每周买一张彩票，坚持买了 10 年（1 年 52 周），试求你从未中过大奖的概率？

解　每周买 1 张彩票，10 年共买了 $10 \times 52 = 520$ 张

设 $A_i = \{$第 i 次买彩票中大奖$\}$　　　$i = 1,2,3,\cdots,520$，则

$$P(A_i) = 10^{-5}$$

由于每周开奖都是相互独立的，因为，$n = 520$ 充分大，$P(A_i) = 10^{-5}$ 充分小，可以认为中大奖的次数 $X \sim P(k;\lambda)$，$\lambda \approx np = 520 \times 10^{-5} = 0.0052$

$$P(X \leqslant 0) = P(X = 0) = \frac{\lambda^k}{k!} e^{-\lambda} \approx 0.9948$$

结果表明，坚持买了 10 年彩票，从未中过大奖的概率是 99.5%，即十年每周买彩票，不中奖的可能性非常大。

三、正态分布

正态分布是一种最重要、最常用的连续型分布，它的应用极为广泛。

1. 随机误差概率模型

德国数学家高斯（Gauss）在研究误差理论时，为了刻画随机误差的概率分布，发现了描述随机误差概率密度函数。随机误差无处不在，是最为常见的概率分布，高斯将其命名为正态分布。实际上，如果影响某一数量指标有许多随机因素，而每个随机因素都不起主要的作用（作用

微小）时，则该数量指标服从正态分布（可由中心极限定理证明）。为了纪念高斯的贡献，常将正态分布称为高斯（Gauss）分布。

定义 3 - 7 若随机变量 X 的概率密度函数为：

$$f(x) = \frac{1}{\sigma\sqrt{2\pi}}e^{-\frac{(x-\mu)^2}{2\sigma^2}} \qquad -\infty < x < +\infty$$

其中 μ、σ 是常数，且 $\sigma > 0$，则称随机变量 X 服从参数为 μ 和 σ 的正态分布（或高斯分布），记为 $X \sim N(\mu, \sigma^2)$。

2. 正态分布的图形

正态分布的概率密度函数 $f(x)$ 和分布函数 $F(x)$ 的图形见图 3 - 5。

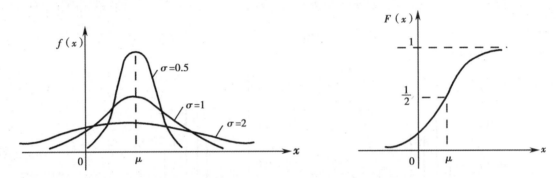

图 3 - 5　正态分布概率密度函数与分布函数图

当 σ 固定时，改变 μ 的值，$y = f(x)$ 的图形沿 x 轴平行移动而不改变形状，故 μ 又称为位置参数。若 μ 固定，改变 σ 的值，则 $y = f(x)$ 图形的形状随 σ 的增大而变得平坦，随 σ 的减小而变得陡峭，故 σ 称为形状参数。

3. 标准正态分布

定义 3 - 8 当正态分布的参数 $\mu = 0$，$\sigma^2 = 1$ 时，称正态分布为标准正态分布，记为 $X \sim N(0, 1)$。其概率密度函数记为

$$\varphi(x) = \frac{1}{\sqrt{2\pi}}e^{-\frac{x^2}{2}} \qquad -\infty < x < +\infty$$

其分布函数记为

$$\Phi(x) = \frac{1}{\sqrt{2\pi}}\int_{-\infty}^{x} e^{-\frac{t^2}{2}}dt$$

标准正态分布具有正态分布的一切性质，只是因为 $\mu = 0$，$\varphi(x)$ 的图形关于 y 轴对称，因而具有更特殊的性质：$\varphi(-x) = \varphi(x)$ 和 $\Phi(-x) = 1 - \Phi(x)$，如图 3 - 6 所示。

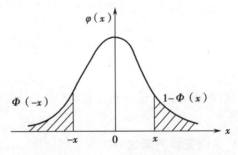

图 3 - 6　标准正态密度函数图

标准正态分布非常重要，它是我们解决一般正态分布和许多其他统计分布的工具和桥梁。为了使用方便，前人已编制了标准正态分布概率密度函数 $\varphi(x)$ 值表和标准正态分布函数 $\Phi(x)$ 值表，以供查用，见附表1和附表2。

例如

$$\varphi(0) = 0.3989, \varphi(-1.45) = \varphi(1.45) = 0.1394$$

$$\Phi(-2.42) = 1 - \Phi(2.42) = 1 - 0.992240 = 0.007760$$

对于一般正态分布，可先将其标准化。设 $X \sim N(\mu, \sigma^2)$，则

$$f(x) = \frac{1}{\sigma}\frac{1}{\sqrt{2\pi}}e^{-\frac{1}{2}\left(\frac{x-\mu}{\sigma}\right)^2} = \frac{1}{\sigma}\varphi\left(\frac{x-\mu}{\sigma}\right) \tag{3-6}$$

$$F(x) = \int_{-\infty}^{x}\frac{1}{\sigma}\frac{1}{\sqrt{2\pi}}e^{-\frac{(t-\mu)^2}{2\sigma^2}}\mathrm{d}t$$

$$= \int_{-\infty}^{x}\frac{1}{\sqrt{2\pi}}e^{-\frac{1}{2}\left(\frac{t-\mu}{\sigma}\right)^2}\mathrm{d}\frac{t-\mu}{\sigma} = \Phi\left(\frac{x-\mu}{\sigma}\right)$$

通过上式（3-6）和（3-7）可将一般正态分布转化成标准正态分布再利用 $\varphi(x)$ 和 $\Phi(x)$ 值表来计算。

例3-4　某高校高考采用标准化计分方法，并认为考生成绩近似服从正态分布 $X \sim N(500, 100^2)$，如果该省的本科生录取率为42.8%，问该省本科生录取分数线应该划定在多少分数线上？

解　设录取分数线应该划定在 K 分以上，则应有

$$P(X > k) = 0.428$$

$$P(X > k) = 1 - P(X \leqslant k) = 1 - F(k) = 1 - \Phi\left(\frac{k-\mu}{\sigma}\right) = 0.428$$

从而说明　　$\Phi\left(\frac{k-\mu}{\sigma}\right) = 1 - 0.428 = 0.572$

查附表2得，$\dfrac{k-\mu}{\sigma} = 0.18$

故 $k = \mu + 0.18\sigma = 500 + 0.18 \times 100 = 518$

即该省的本科录取线应该划定在518分以上。

例3-5　汽车设计手册中指出：人的身高服从正态分布 $N(\mu, \sigma^2)$，根据各国统计资料，可得各国、各民族男子身高的 μ 和 σ，对于中国人 $\mu = 175\text{cm}$，$\sigma = 0.05\text{cm}$，现在要求上下车时要低头的人不超过0.5%，车门需要多高？

解　设大巴士车门高度为 h，X 为乘客的身高。

则 $x \sim N(175, 0.05^2)$，根据题意

$$P(X > h) \leqslant 0.5\%, \text{ 即 } P(X \leqslant h) > 99.5\%$$

有 $P(X \leqslant h) = \Phi\left(\dfrac{h-175}{0.05}\right) > 99.5\%$，查表得 $\dfrac{h-175}{0.05} \geqslant 2.58$

故 $h \geqslant 187.9$，即车门高度设计为187.9cm，从材料截取经济和方便考虑，车门高度为1.9米即可。

四、频数表和频数图

数据的整理是统计研究的基础，整理数据的最常用任务是判定数据的概率分布状态，我们可以用频数分布表或频率分布表来描述数据的分布情况。

例3-6　在颗粒剂分装过程中，随机抽取100包颗粒剂称重，结果如下（单位：g）：

0.89	0.92	0.98	0.91	0.85	0.93	0.89
0.89	0.86	0.87	0.93	0.88	0.82	0.95
0.86	0.85	0.82	0.93	0.96	0.91	0.98
0.95	0.9	0.87	0.88	0.86	0.9	1
0.9	0.95	0.95	0.87	0.87	0.87	0.92
0.95	0.84	0.94	0.92	0.87	0.91	0.86
0.97	0.92	0.89	0.87	0.91	0.92	0.93
0.92	0.92	0.88	0.94	0.78	0.8	0.89
0.88	0.94	0.96	0.89	0.9	0.92	0.92
0.87	0.87	0.89	0.87	0.87	0.87	0.9
0.86	0.92	0.89	0.95	0.92	0.9	0.94
0.97	0.92	0.9	0.91	0.91	0.84	0.93
0.99	0.89	1.03	0.81	0.92	0.86	0.98
0.92	0.84	0.98	0.85	0.91	0.86	0.84
1.06	0.92					

试近似地确定颗粒剂重量的概率分布,并做出概率分布的近似图形。

解　我们按下列步骤做出样本频率(直方)图。

(1)找出样本数据的最小值和最大值。这里是 0.78 和 1.06。

(2)确定分组的组距和组数。一般按等距分组,当样本容量小于 50 时分为 5 ~ 7 组,当样本容量为 100 左右时,分为 7 ~ 10 组,当样本容量很大时可分为 10 ~ 15 组,本例分为 10 组,$R = 1.06 - 0.78 = 0.28$,由于分 10 组,组距为 0.028,自 0.78 至 1.06 止,共分为 10 个小区间。

(3)计算出频数,求出频率。把位于各小区间的数据个数用"正"字记下,最后数出与小区间相应的频数。再将各组的频数除以样本容量得到各组的样本频率。

表 3 - 3　频数频率分布表

组　号	区　间	频数划记	频　数	频　率
1	[0.78,0.808]	丁	2	0.02
2	[0.808,0.836]	下	3	0.03
3	[0.836,0.864]	正正正	14	0.14
4	[0.864,0.892]	正正正正正	24	0.24
5	[0.892,0.92]	正正正正正正	29	0.29
6	[0.92,0.948]	正正	10	0.10
7	[0.948,0.976]	正正	10	0.10
8	[0.976,1.004]	正一	6	0.06
9	[1.004,1.032]	一	1	0.01
10	[1.032,1.06]	一	1	0.01
合计			100	

(4)画出频率(直方)图。在直角坐标系中,以随机变量取值为横坐标,频率密度为纵坐标,在每个小区间上做出小矩形,底长为组距,高为频率,即得频率直方图 3 - 7。直方图左右近似对称,这与正态分布的概率密度函数很相似,故可猜测这种颗粒剂每袋重量服从正态分布。如需做出比较可靠的判断,可用第八章的回归方程来检验。

我们可以用 Excel 软件直接做出频率(直方图),具体方法可参阅第十章相关内容。

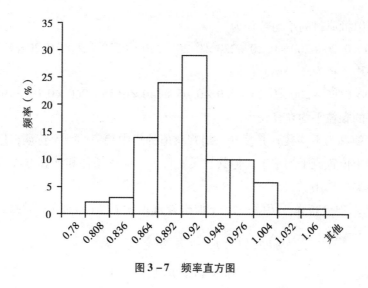

图 3-7　频率直方图

第四节　随机变量的趋势描述

一、随机变量的数字特征

我们前面讨论了随机变量及其概率分布，并用概率分布或概率密度去刻画随机变量的取值及概率。但是，对于一般的随机变量，要完全确定其概率分布往往并不容易。而在许多实际问题中，有时并不需要完全知道随机变量的概率分布，而只需了解随机变量的某些总体特征，如随机变量取值的平均水平和集中程度等就足够了。

定义 3-9　刻画随机变量取值的平均水平和离散程度的统计数值，称为随机变量的数字特征。

随机变量的数字特征有许多，常用数字特征有总体均数（数学期望）、总体方差、总体标准差和总体相对标准差等。下面逐一给予介绍。

1. 随机变量的总体均数（数学期望）

随机变量 X 的总体均数，来源于通常的平均概念，所以也称为随机变量的数学期望。

定义 3-10　设离散型随机变量 X 的概率分布：

$$P(X = x_i) = p_i \qquad i = 1,2,3,4,\cdots\cdots$$

若级数 $\sum\limits_{i=1}^{\infty} x_i p_i$ 绝对收敛，则称 $\sum\limits_{i=1}^{\infty} x_i p_i$ 为 X 的总体均数，记为 EX。

总体均数 EX 体现了随机变量的平均取值大小。

例 3-7　甲、乙两批原料在同样条件下过筛，过筛后颗粒的概率分布如表 3-4，平均说来，哪批颗粒较粗？

表 3-4　颗粒粗度的概率分布

粗度（目）	180	200	220	240	260
甲概率	0.20	0.20	0.20	0.20	0.20
乙概率	0.60	0.15	0.05	0.15	0.05

解 由定义得甲批原料的平均粒径为

$$EX = 180 \times 0.20 + 200 \times 0.20 + 220 \times 0.20 + 240 \times 0.20 + 260 \times 0.20 = 220 \text{（目）}$$

乙批原料的平均粒径为

$$EY = 180 \times 0.60 + 200 \times 0.15 + 220 \times 0.05 + 240 \times 0.15 + 260 \times 0.05 = 198 \text{（目）}$$

可见甲批原料的颗粒平均粒径较大。

总体平均数（简称为平均数）是反映一组观察值的集中趋势的数字特征，用以简明概括地反映一组观察值的集中位置或平均水平，但其意义、特点、应用条件和计算方法等各异，须根据随机变量的概率分布类型选用。

例 3 – 8 试求二项分布 $X \sim B(k;n,p)$，泊松分布 $X \sim P(k;\lambda)$ 的总体均数。

解
$$EX = \sum_{k=0}^{n} k C^k n p^k (1-p)^{n-k} = np \sum_{k=1}^{n} C_{n-1}^{k-1} p^{k-1} (1-p)^{n-k}$$
$$= np [p + (1-p)]^{n-1} = np$$

可见，二项分布 $X \sim B(k;n,p)$ 的总体均数 EX 近似为二项分布的最可能值。

$$EX = \sum_{k=0}^{\infty} k \frac{\lambda^k}{k!} e^{-\lambda} = \lambda e^{-\lambda} \sum_{k=1}^{\infty} \frac{\lambda^{k-1}}{(k-1)!} = \lambda e^{-\lambda} e^{\lambda} = \lambda$$

可见，泊松分布 $X \sim P(k;\lambda)$ 的数学期望 EX 为泊松分布的参数 λ。

定义 3 – 11 设连续型随机变量 X 的概率密度为 $f(x)$，若 $\int_{-\infty}^{+\infty} xf(x)\mathrm{d}x$ 绝对收敛，则称 $\int_{-\infty}^{+\infty} xf(x)\mathrm{d}x$ 为 X 的总体均数（或数学期望），记为 EX。

例 3 – 9 若 $X \sim N(\mu,\sigma^2)$，求 EX。

解
$$EX = \int_{-\infty}^{+\infty} xf(x)\mathrm{d}x = \int_{-\infty}^{+\infty} \frac{x}{\sigma\sqrt{2\pi}} e^{-\frac{(x-\mu)^2}{2\sigma^2}} \mathrm{d}x$$

令 $u = \dfrac{x - \mu}{\sigma}$，有 $x = \sigma u + \mu, \mathrm{d}x = \sigma \mathrm{d}u$，则

$$EX = \frac{1}{\sqrt{2\pi}} \int_{-\infty}^{+\infty} (\sigma u + \mu) e^{-\frac{u^2}{2}} \mathrm{d}u$$

$$= \frac{\sigma}{\sqrt{2\pi}} \int_{-\infty}^{+\infty} u e^{-\frac{u^2}{2}} \mathrm{d}u + \mu \int_{-\infty}^{+\infty} \frac{1}{\sqrt{2\pi}} e^{-\frac{u^2}{2}} \mathrm{d}u$$

$$= 0 + \mu \cdot 1 = \mu$$

正态分布 $X \sim N(\mu,\sigma^2)$ 参数 μ 反映的是总体均数，它也是密度函数曲线的对称轴 $x = \mu$。

例 3 – 10 对某厂生产的六味地黄丸（球状）的直径 X 作近似测量，其值的概率密度

$$f(x) = \begin{cases} \dfrac{1}{b - a} & a \leqslant x \leqslant b \\ 0 & \text{其他} \end{cases}$$

试求该厂六味地黄丸的平均直径。

解 六味地黄丸的平均直径即为直径 X 的总体均数，则有

$$EX = \int_{-\infty}^{+\infty} xf(x)\mathrm{d}x = \frac{1}{2}(a + b)$$

即六味地黄丸的平均直径 EX 恰为区间 $[a,b]$ 的中间值。

数学期望有如下一些基本性质：

（1）$E(C) = C(C$ 为常数）；

（2）$E(kX) = kEX(k$ 为常数）；

（3）$E(kX + b) = kEX + b(k,b$ 为常数）；

（4）$E(X \pm Y) = EX \pm EY$（可推广到有限个变量的情形）；

（5）$E(XY) = EX \cdot EY(X$ 与 Y 独立）。

2. 随机变量的方差

总体均数是随机变量的重要数字特征，它体现了随机变量取值的平均程度。但有时我们不仅需要了解随机变量取值的总体均数，还要知道随机变量取值的分散程度。

例 3 – 11 有甲、乙两台药品自动装瓶机，每瓶标准重量为 100（g）。若以 X、Y 表示这两台药品自动装瓶机所装的每瓶重量，由以往装瓶结果知，X、Y 的概率分布为

表 3 – 5   X 的概率分布表

X	99	100	101
P	0.2	0.6	0.2

表 3 – 6   Y 的概率分布表

Y	98	99	100	101	102
P	0.15	0.2	0.3	0.2	0.15

易知 $EX = EY = 100$，即它们所装药瓶平均重量均为 100（g）。显然，由此难以比较这两台装瓶机的优劣。但由概率分布可看出，X 的取值较 Y 的取值更集中于均值 100，这表明甲装瓶机的质量优于乙装瓶机，那么应如何表征这种随机变量取值偏离其均数的程度呢？

我们自然会想到利用随机变量的取值偏离均数的绝对值的平均大小来表示变量偏离其均数的程度 $E|X - EX|$。因绝对值不便于计算，故我们通常将绝对值改为平方来考虑，即用 $E[(X - EX)^2]$ 来衡量随机变量的取值与其均数 EX 的偏离程度。

定义 3 – 12 对随机变量 X，若 $E[(X - EX)^2]$ 存在，则称 $E[(X - EX)^2]$ 为随机变量 X 的方差，记为 DX 或 $Var(X)$。

显然，由方差的定义知，方差是一个非负常数，该常数的大小刻画了随机变量 X 的取值偏离其均数的分散程度。方差越大，X 的取值越分散；方差越小，则 X 的取值越集中。

但方差的量纲与 X 的量纲不同，如果希望量纲一致，则可用标准差来反映取值的分散程度。即标准差 $\sigma(X) = \sqrt{DX}$

方差有如下一些基本性质：

（1）$DX = EX^2 - (EX)^2$；

（2）$D(C) = 0(C$ 为常数）；

（3）$D(kX + b) = k^2 DX(k,b$ 为常数）；

（4）$D(X \pm Y) = DX + DY(X$ 与 Y 独立）。

例 3 – 12 计算例 3 – 11 的 DX,DY

解 易知 $EX = EY = 100$，所以

$$DX = (99 - 100)^2 \times 0.2 + (100 - 100)^2 \times 0.6 + (101 - 100)^2 \times 0.2 = 0.4$$
$$DY = (98 - 100)^2 \times 0.15 + (99 - 100)^2 \times 0.2 + (100 - 100)^2 \times 0.3$$
$$+ (101 - 100)^2 \times 0.2 + (102 - 100)^2 \times 0.15 = 1.6$$

因为, $DX < DY, EX = EY$, 说明两台药品自动装瓶机所装的平均重量相同, 但甲装瓶机的每瓶重量的稳定性优于乙装瓶机, 所以, 总体而言, 甲装瓶机的质量优于乙装瓶机。

例 3 – 13 若 $X \sim B(k;n,p)$, 求 DX 和 $\sqrt{DX}$。

解 由本节例 3 – 8 知 $EX = np$, 又 $q = 1 - p$

$$E(X^2) = \sum_{k=0}^{n} k^2 C_n^k p^k q^{n-k} = np \sum_{k=1}^{n} k C_{n-1}^{k-1} p^{k-1} q^{n-k}$$

$$= np \sum_{k=0}^{n-1} (k + 1) C_{n-1}^k p^k q^{n-1-k}$$

$$= np \Big[\sum_{k=0}^{n-1} k C_{n-1}^k p^k q^{(n-1)-k} + \sum_{k=0}^{n-1} C_{n-1}^k p^k q^{(n-1)-k} \Big]$$

$$= np[(n - 1)p + 1] = np(np + q)$$

$$= (np)^2 + npq$$

所以

$$DX = E(X^2) - (EX)^2 = (np)^2 + npq - (np)^2 = npq$$

$$\sqrt{DX} = \sqrt{npq}$$

例 3 – 14 若 $X \sim P(k;\lambda)$, 求 DX 和 $\sqrt{DX}$。

解 由本节例 3 – 8 知 $EX = \lambda$, 又

$$E(X^2) = \sum_{k=0}^{\infty} k^2 \cdot \frac{\lambda^k}{k!} e^{-\lambda} = \lambda \sum_{k=1}^{\infty} k \frac{\lambda^{k-1}}{(k - 1)!} e^{-\lambda}$$

$$= \lambda \sum_{k=0}^{\infty} (k + 1) \frac{\lambda^k}{k!} e^{-\lambda} = \lambda \Big[\sum_{k=0}^{\infty} k \cdot \frac{\lambda^k}{k!} e^{-\lambda} + \sum_{k=0}^{\infty} \frac{\lambda^k}{k!} e^{-\lambda} \Big]$$

$$= \lambda(\lambda + 1) = \lambda^2 + \lambda$$

所以

$$DX = E(X^2) - (EX)^2 = \lambda^2 + \lambda - \lambda^2 = \lambda$$

例 3 –15 若 $X \sim N(\mu, \sigma^2)$, 求 DX 和 $\sqrt{DX}$。

解 由本节例 3 – 9 知 $EX = \mu$, 又

$$DX = \int_{-\infty}^{+\infty} (x - \mu)^2 \frac{1}{\sigma \sqrt{2\pi}} e^{-\frac{(x-\mu)^2}{2\sigma^2}} dx$$

令 $u = \dfrac{x - \mu}{\sigma}$, 有 $x = \sigma u + \mu, dx = \sigma du$, 则

$$DX = \frac{\sigma^2}{\sqrt{2\pi}} \int_{-\infty}^{+\infty} u^2 e^{-\frac{u^2}{2}} du$$

$$= \frac{\sigma^2}{\sqrt{2\pi}} \Big[-u e^{-\frac{u^2}{2}} \Big|_{-\infty}^{+\infty} + \int_{-\infty}^{+\infty} e^{-\frac{u^2}{2}} du \Big]$$

$$= \sigma^2 \int_{-\infty}^{+\infty} \frac{1}{\sqrt{2\pi}} e^{-\frac{u^2}{2}} du = \sigma^2 \cdot 1 = \sigma^2$$

$$\sqrt{Dx} = \sigma$$

从以上例题可以看出，上述三种重要分布的总体均数和方差完全可由概率分布的参数所确定。

二、随机变量的相对标准差（变异系数）

用方差或标准差来描述一个随机变量取值的离散程度固然满意，但在比较两个变量取值的离散程度时，若两个变量的均数相差悬殊或者取值单位不同，这时用方差或标准差描述离散程度就不适宜了。而是要通过相对标准差（变异系数）才能进行比较，记为 RSD（或者 CV）即，

$$RSD（或 CV）= \frac{\sqrt{DX}}{EX} \times 100\%$$

相对标准差是标准差相对于平均数的变化率，它同样是描述随机变量离散程度的数字特征，因其无量纲，更便于对不同随机变量之间波动程度的比较。

例 3-16　对一个气相色谱仪的实验人员进行技术考核，已知测试合格的实验人员其测试数据的波动性要达到 $CV < 1\%$。现有一个实验人员测试数据：$\sqrt{DX} = 3mm$，$EX = 146.98mm$。试对其技术水平进行评价。

解　　　因为 $CV = \dfrac{\sqrt{DX}}{EX} \times 100\% = \dfrac{3}{146.98} \times 100\% = 2.04\% > 1\%$

可以认为该实验人员的测试技术波动性大于考核要求，技术水平不够稳定，测试不合格。

第五节　中心极限定理

定理 3-1〔林德贝格-勒维（Lindeberg-Levy）中心极限定理〕　设随机变量 $X_1, X_2, \cdots,$ $X_n \cdots$ 相互独立，且服从同一分布，如果它们具有有限的数学期望和方差，$EX_k = \mu, DX_k = \sigma^2, k = 1, 2, \cdots$，则对任意实数 x，一致地有

$$\lim_{n \to \infty} P\left\{ \frac{\sum\limits_{i=1}^{n} X_i - n\mu}{\sqrt{n}\,\sigma} \leqslant x \right\} = \frac{1}{\sqrt{2\pi}} \int_{-\infty}^{x} e^{-\frac{t^2}{2}} \mathrm{d}t = \Phi(x)$$

其中 $\Phi(x)$ 为标准正态分布的分布函数。

该定理又称为独立同分布中心极限定理，其证明可利用数学分析知识及特征函数的有关性质证得，此处从略。

由于 $EX_k = \mu, DX_k = \sigma^2, k = 1, 2, \cdots$，从而

$$E\left(\sum_{i=1}^{n} X_i\right) = n\mu, \quad D\left(\sum_{i=1}^{n} X_i\right) = n\sigma^2$$

故 $Y_n = \dfrac{\sum\limits_{i=1}^{n} X_i - n\mu}{\sqrt{n}\,\sigma}$ 是标准化的随机变量。该中心极限定理表明：相互独立且服从同一分布，但不

一定服从正态分布的随机变量 $X_1, X_2, \cdots, X_n \cdots$，其前 n 项之和 $\sum\limits_{i=1}^{n} X_i$ 近似服从正态分布 $N(n\mu, n\sigma^2)$。

在前面讨论正态分布时我们曾指出，如果随机变量是受许多独立的随机因素的影响而形成，而且每个因素的影响又是微小的，都起不到主导作用，则这样的随机变量一般都近似地服从正态分布 $X \sim N(\mu, \sigma^2)$。例如，测量的总误差这个随机变量就是在测量过程中，由温度、湿度、气压等对测量仪器的影响，以及测量者观察时的视差和心理、生理状态等许多因素综合影响而造成

的。显然，每个因素产生的误差都是微小的、随机的，它们的总和所形成测量总误差就服从正态分布。中心极限定理的理论就为上述事实提供了严格的理论依据。

例 3 – 17　用机器对某种新药口服液装瓶，由于机器会有误差，所以每瓶新药口服液净重为随机变量，其均数为 100g，标准差为 10g，现一箱内装 200 瓶，试求一箱新药口服液净重超过 20500g 的概率。

解　设一箱新药口服液净重为 X（g），箱中第 k 瓶新药口服液净重为

$X_k(k = 1, 2, \cdots, 200)$。显然，$X = \sum_{i=1}^{200} X_i$，且 $X_1, X_2, \cdots, X_{200}$ 相互独立，并有 $EX_k = 100$，

$DX_k = 10, k = 1, 2, \cdots, 200$。则所求概率为

$$
\begin{aligned}
P(X > 20500) &= 1 - P(X \leqslant 20500) \\
&= 1 - \Phi\left(\frac{20500 - n\mu}{\sqrt{n}\sigma}\right) \\
&= 1 - \Phi\left(\frac{20500 - 20000}{\sqrt{200} \cdot 10}\right) \\
&= 0.0002
\end{aligned}
$$

定理 3 – 2（德莫佛 – 拉普拉斯中心极限定理）　设 μ_n 为 n 次独立重复试验中事件 A 发生的次数，p 为每次试验中事件 A 发生的概率，$0 < p < 1$，则对任意实数 x，一致地有

$$
\lim_{n \to \infty} P\left\{\frac{\mu_n - np}{\sqrt{npq}} \leqslant x\right\} = \frac{1}{\sqrt{2\pi}} \int_{-\infty}^{x} e^{-\frac{t^2}{2}} \mathrm{d}t = \Phi(x)
$$

其中 $q = 1 - p, \Phi(x)$ 为标准正态分布的分布函数。

德莫佛 – 拉普拉斯中心极限定理告诉我们，服从二项分布 $B(k; n, p)$ 的随机变量 μ_n，将以正态分布 $N(np, npq)$ 为其极限分布。这样，当 n 足够大时

$$
\begin{aligned}
P(x_1 < \mu_n < x_2) &= P\left(\frac{x_1 - np}{\sqrt{npq}} < \frac{\mu_n - np}{\sqrt{npq}} < \frac{x_2 - np}{\sqrt{npq}}\right) \\
&= \Phi\left(\frac{x_2 - np}{\sqrt{npq}}\right) - \Phi\left(\frac{x_1 - np}{\sqrt{npq}}\right)
\end{aligned}
$$

其中 $\Phi(x)$ 为标准正态分布 $N(0, 1)$ 的分布函数，由此只需查标准正态分布函数值表（附表 2），即可求得 $P(x_1 < \mu_n < x_2)$ 颇为精确的近似值。

例 3 – 18　某人寿保险公司面对某一类人群设计了一种人身意外险种，被保险人向保险公司交纳保费 100 元，如被保险人在一年内意外死亡，其家属可以从保险公司得到 20000 元的赔偿，若该类人群中在一年中的意外死亡率为 0.002，理赔成本为 500 元，保险公司至少要发展多少这样的客户，才能以 99.9% 的概率不亏本？

解　设保险公司至少要发展 n 个客户，计 X 为 n 个客户在一年中意外死亡的人数，则

$X \sim B(k; n, 0.002)$，{保险公司不亏本} $= \{100n - 500X - 20000X > 0\} = \left\{X < \dfrac{n}{205}\right\}$

由题意，要求 $P\left\{X < \dfrac{n}{205}\right\} \geqslant 0.999$，才能满足保险公司不亏本的要求。

由中心极限定理，$P\left(X < \dfrac{n}{205}\right) = P\left(\dfrac{X - 0.002n}{\sqrt{0.002 \times 0.998n}} < \dfrac{n/205 - 0.002n}{\sqrt{0.002 \times 0.998n}}\right)$

$$
= \Phi\left(\frac{n/205 - 0.002n}{\sqrt{0.002 \times 0.998n}}\right) = \Phi\left(\frac{0.002878n}{\sqrt{0.002 \times 0.998n}}\right) \geqslant 0.999
$$

反查附表 2，可得 $\dfrac{0.002878n}{\sqrt{0.002 \times 0.998n}} \geqslant 3.1$，求解得到 $n \geqslant 2315.8$，即 $n = 2316$，保险公司至少要发展 2316 个客户。

思考与练习三

一、填空题

1. 理论上，二项分布是一种_____分布。

2. 设某病在人群中患病率为 20%，现随机地从此人群中抽出 50 人，则患病人数的总体均数和方差分别为_____和_____。

3. 正态分布参数 μ 向正轴方向增大时，相应的正态曲线形状_____。

4. 白细胞计数属于_____资料。

二、判断题

1. 二项分布越接近泊松分布时，也越接近正态分布。（　　）

2. 从同一新生儿总体（无限总体）中随机抽样 200 人，其中新生儿窒息人数服从二项分布。（　　）

3. 在 n 趋向无穷大、总体率 p 趋向于 0，且 np 保持常数时的二项分布的极限分布是泊松分布。（　　）

4. 设 $F(x)$ 是随机变量 x 的分布函数，则 $F(+\infty) = 1$。（　　）

5. 设 $X \sim N(\mu, \sigma^2)$，则 $F(k) = P(x \geqslant k)$。（　　）

三、计算题

1. 设一离散型变量 X 的概率函数为

$$P(X = k) = C_4^k 0.3^k 0.7^{4-k} \quad (k = 0,1,2,3,4)$$

（1）列出 X 的概率函数表；

（2）画出 X 的概率函数图；

（3）验证全部概率函数值之和为 1；

（4）求 $F(2)$；

（5）求 $P(0 < X \leqslant 3)$；

（6）求 $P(X \neq k)$。

2. 上海虚证患者中，气虚型占 33%，现随机抽查 20 名虚证患者，求其中没有气虚型的概率，有 5 名气虚型的概率。

3. 若一批出厂半年的人参养荣丸的潮解率为 8%，从中抽取 20 丸，求恰有一丸潮解的概率；不超过 1 丸潮解的概率；有 1~5 丸潮解的概率。

4. 某种疾病的自然痊愈率为 0.3，为试验一种新药对该病是否有效，把它给 30 个患者服用。如果有半数以上痊愈，试说明可以认为这种药有效。

5. 设平均每 n 次（n 充分大）伯努利试验中事件 A 出现 9.3 次：

（1）指出 n 次试验中 A 出现的次数 X 服从什么样的分布；

（2）求 n 次试验中 A 出现 18 次的概率。

6. 在 200mL 当归浸液里含某种颗粒 300 个，求 1mL 浸液中含 2 个颗粒的概率，超过 2 个颗粒的概率。

7. 150 颗花粉孢子随机落入大小相同的 500 个格子里：

（1）约有多少个格子中没有孢子；

（2）约有多少个格子中有 2 颗孢子；

（3）约有多少个格子中的孢子多于 2 颗。

8. 设随机变量 X 服从正态分布 $N(\mu, \sigma^2)$，通过查阅正态分布表求：

（1）$P(\mu - 0.32\sigma < X < \mu + 0.32\sigma)$；

（2）$P(\mu + 0.32\sigma < X < \mu + 0.69\sigma)$；

（3）$P(\mu + 0.69\sigma < X < \mu + 1.15\sigma)$；

（4）$P(\mu + 1.15\sigma < X < \mu + 2.58\sigma)$；

（5）$P(|X - \mu| > 2.58\sigma)$。

9. 某地胃癌的发病率是 0.01%，现检查 5 万人，求其中没有发现胃癌患者的概率，发现胃癌患者不超过 5 人的概率。

10. 设出院患者回某医院复查等待检查的时间 X（以分计）服从指数分布，其概率密度函数为

$$f(x) = \begin{cases} \dfrac{1}{5}e^{-\frac{x}{5}} & x > 0 \\ 0 & x \leq 0 \end{cases}$$

某患者去医院复查，若等待检查时间超过 10 分钟，他就离开。医院要求该患者一个月要来检查 5 次，以 Y 表示他未等到检查而离开医院的次数，求 Y 的分布律，并求 $P(Y \geq 1)$。

11. 随机变量 X 的概率分布见表 3 - 7：

表 3 - 7　X 概率分布表

X	-2	0	2
P_i	0.5	0.3	0.2

试求 EX，DX。

12. 某地白血病发病率为 0.0001，求该地 100 万人中有 100 人患白血病的概率。

13. 设某幼儿群体身长的均数 $\mu_1 = 85$cm，标准差 $\sigma_1 = 4$cm；某运动员群体身长的均数 $\mu_2 = 185$cm，标准差 $\sigma_2 = 4$cm。试比较两群人身长的波动情况。

14. 写出下列分布的均数、方差、标准差和变异系数：

（1）$X \sim B(k; 20, 0.3)$；

（2）$X \sim P(k; 2.25)$；

（3）$X \sim N(5.4, 2.5^2)$。

15. 5 家中药材店联营，它们每两周售出某中药材的数量（以 kg 计）分别为 X_1，X_2，…，X_5，已知：

$$X_1 \sim N(200, 225)$$
$$X_2 \sim N(240, 240)$$
$$X_3 \sim N(180, 225)$$
$$X_4 \sim N(260, 265)$$
$$X_5 \sim N(320, 270), X_i 相互独立（i = 1, 2, 3, 4, 5）。$$

（1）求五家店两周总销量的均值与方差。

（2）药材店每隔两周进货一次，为了使新的供货到达前，药材店不会脱销的概率大于 0.99，问药材店的仓库应至少储存多少千克的该药材？

四、讨论题

我们来讨论一下分组验血的策略问题

在某地区进行某种疾病普查，为此要检验每一人的血液，如果当地有 N 个人，若逐个检验就需要检验 N 次，现在要问：有没有办法减少检验的工作量？

解 先将受检验者分组，假设每组有 k 个人，把这 k 个人的血液混合在一起进行检验，如果混合血液呈阴性反应，说明这 k 个人的血液检验全为阴性，因而这 k 个人总共只要检验一次就够了，检验的工作量显然是减少了。但是如果混合血液呈阳性反应，为了明确 k 个人中究竟是哪几个人为阳性，就要对这 k 个人再逐个进行检验，这时 k 个人检验的总次数为 $k+1$ 次，检验工作量反而有所增加。显然，k 个人需要的检验次数可能只要 1 次，也可能要 $k+1$ 次，是一个随机变量，为了和老方法比较工作量的大小，应该求出检验的均数（也就是平均检验次数）。

在接受检验的人群中，每个人的检验结果是阳性还是阴性，一般都是独立的（如果这种病不是传染病或遗传病），并且每个人是阳性结果的概率为 p，是阴性结果的概率是 $q=1-p$，这时 k 个人一组的混合血液呈阴性反应的概率为 q^k，呈阳性反应的概率则为 $1-q^k$。令 X 为 k 个人一组混合检验时每人所需的检验次数，由上面讨论可知 X 的分布律见表 $3-8$。

表 $3-8$ 随机变量 X 的分布律

X	$1/k$	$1+1/k$
$P(k)$	q^k	$1-q^k$

由此即可求得每个人所需的平均检验次数为

$$E(X) = \frac{1}{k}q^k + (1+\frac{1}{k})(1-q^k) = 1-q^k+\frac{1}{k}$$

由此可知，只要选择 k 使得

$$1-q^k+\frac{1}{k} < 1, \text{ 即 } q > \frac{1}{\sqrt[k]{k}}$$

用分组的办法（k 个人一组）就能减少检验的次数，当 q 已知时，我们可选取 k 使得

$$L = 1-q^k+\frac{1}{k}$$

小于 1 且取到最小值，这时就能得到最好的分组方法。

例如，$p=0.05$，则 $q=0.95$，L 的函数图形见图 $3-8$。

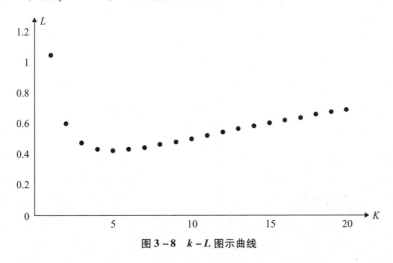

图 $3-8$ $k-L$ 图示曲线

由图 3 – 8 可知，此时 $k = 5$ 是最好的分组方法。若 $N = 1000$，按 $k = 5$ 分组，在第二种方案下平均只需化验

$$1000\left(1 - 0.95^5 + \frac{1}{5}\right) = 426 \ \text{次}$$

这样平均来说可以减少 $1 - \dfrac{426}{1000} = 57\%$ 的工作量。

第四章

随机抽样和抽样分布

扫一扫,查阅本章数字资源,含PPT、音视频、图片等

在前两章的讨论中,我们知道只要了解随机现象的概率分布和数字特征,就可以对随机现象做出决策。比如,某种疾病用药决策、保险投入决策等。然而,在实际问题中,要准确知道概率分布和数字特征,有时是很困难的,无论从人力还是物力上都会受到条件限制。在实际问题中,人们总是通过对部分产品的抽样试验结果做出估计,推断出全部产品的概率分布和数字特征。本章介绍样本统计量和抽样分布,为进一步讨论统计推断奠定必要的理论基础。

第一节　简单随机抽样及样本的数字特征

抽样的目的是通过样本对总体的统计规律做出估计和推断,因而对所抽取的样本要求能够良好地反映总体的特征。因此在抽样时,既要考虑抽样结果的代表性,又要考虑抽样本身的可行性、简便性。抽样方法很多,有简单随机抽样、系统抽样、分层抽样等。对于不同的抽样方法,使用的统计推断方法也有所不同,这里主要讨论简单随机抽样。

一、简单随机抽样

定义 4 – 1　样本 X_1,X_2,$\cdots$,X_n 相互独立且与总体 X 有相同的分布函数,总体的每一个可能的样本被抽中的概率相同。这样的样本称为简单随机样本。以下简称样本。

由以上定义可见,简单随机样本是满足下述两点要求的样本:其一,抽样随机,总体中每个个体被抽到的机会均等。例如,在检查药品质量指标时,有意识地选优,就违反了随机性原则,所得指标必然不能反映总体的质量情况,不具代表性。其二,样本 X_1,X_2,$\cdots$,X_n 具有独立性,抽取一个个体后,总体成分不变。例如,从一小批产品中,抽样检查合格品,要求有放回地抽样,可满足独立性条件;若无放回地抽样则不满足独立性条件。对于无限总体,由于抽出的一个样品放回与否不改变总体成分,可看作不影响抽样的独立性。但实际应用中,即使总体个数 N 有限,只要被抽取的个体数 n 较小,比如不超过总体的5%,也可看作近似满足独立性条件,按无放回抽样,这样做可简化计算。

二、统计量

抽取样本之后,一般说来,并不直接利用样本进行推断,而是根据实际需要,把样本中我们关心的信息集中起来,即针对不同的问题构造出样本的某种函数(样本函数)作为推测总体参数的基础。

定义 4 – 2 设 X_1,X_2,$\cdots$,X_n 为总体 X 的一个样本,$g(X_1,X_2,\cdots,X_n)$ 为一个样本函数。

如果 g 中不含有任何未知参数，则称 g 为统计量。

例 4-1　设 $X \sim N(\mu, \sigma^2)$，且 μ 为已知，σ^2 为未知，X_1，X_2，$\cdots$，X_n 是 X 的一个样本，则 $\sum_{i=1}^{n}(X_i - \mu)^2$ 是一个统计量；而 $\sum_{i=1}^{n}\dfrac{(X_i - \mu)^2}{\sigma^2}$ 仅是样本函数，不是统计量，因为其中含有未知参数 σ^2。

三、样本的数字特征

1. 样本均数与样本率

定义 4-3　根据研究需要收集观察值的算术平均数，即将所有数据 X_1，X_2 $\cdots$ X_n 直接相加，再除以总样本容量 n，称为样本均数。一般用 $\bar{X}$ 表示。即

$$\bar{X} = \frac{X_1 + X_2 + \cdots + X_n}{n} = \frac{1}{n}\sum_{i=1}^{n} X_i \tag{4-1}$$

样本均数描述了一组数据的集中取值趋势。

例 4-2　随机测量某地 10 名 20～30 岁健康男性居民血清铁含量（μmol/L），测量值分别为 6.58，7.42，15.32，15.78，17.60，17.98，l5.21，17.53，20.11，22.64，试求其平均血清铁含量。

解　$\quad \bar{X} = \dfrac{1}{n}\sum_{i=1}^{n} x_i = \dfrac{6.58 + 7.42 + \cdots + 22.64}{10} = 15.62(\mu\text{mol/L})$

定义 4-4　设从总体中抽取容量为 n 的样本，其中具有某种特点的个体数为 m，则称 $\hat{p} = \dfrac{m}{n}$ 为具有某种特点的样本率。

例如，对 100 名服用某种药物的患者进行观察，将患者分成两类，一类有效，另一类无效。若有效人数为 60 人，试求其样本有效率。

$$\hat{p} = \frac{m}{n} = \frac{60}{100} = 0.6 = 60\%$$

于是样本有效率为 60%。

2. 样本方差与样本相对标准差

定义 4-5　在随机抽样所得到的样本中所有观察对象的观察值与样本均数之差平方的平均值称为样本方差，记为 S^2。它定量地反映了样本数据偏离平均数的离散程度。英国统计学家 W. S. Gosset 提出样本方差 S^2 的计算公式为

$$S^2 = \frac{\sum_{i=1}^{n}(X_i - \bar{X})^2}{n-1} \tag{4-2}$$

方差的度量单位是原度量单位的平方，因此常将方差开方，以恢复其原度量单位，我们称 $S = \sqrt{S^2}$ 为样本标准差。在数理统计学上可以严格证明：概率意义下，样本方差是总体方差的最优估计值。

如果两组（或多组）资料的量纲不同，或样本平均数相差悬殊，比较两组间的离散程度宜用相对标准差 RSD。

$$RSD = \frac{S}{\overline{X}} \times 100\% \tag{4-3}$$

样本相对标准差描述了一组数据相对的离散程度。

例 4-3 某地调查 120 名 20 岁男子，身高均数为 171.80cm，标准差为 4.66cm；体重均数为 61.08kg，标准差为 4.15kg，试比较身高与体重两者间数据离散程度哪一个更大？

解   身高：$RSD_1 = \frac{S}{\overline{X}} \times 100\% = \frac{4.66}{171.80} \times 100\% = 2.71\%$

    体重：$RSD_2 = \frac{S}{\overline{X}} \times 100\% = \frac{4.15}{61.08} \times 100\% = 6.79\%$

该地 20 岁男子体重的离散程度大于身高的离散程度。

在医药科研统计中，还广泛地使用了一些样本的数字特征。

关于刻画随机变量平均水平的还有：

中位数   中位数是指将数据按大小顺序排列起来，形成一个数列，居于数列中间位置的那个数据。如果观察值有偶数个，则中位数不唯一，通常取最中间的两个数值的平均数作为中位数。中位数是累积概率分布或分布函数等于 50% 所对应的变量值。

众数   众数是一组数据中出现次数最多的数值，它是随机变量的概率函数或概率密度函数最大值所对应的变量值。换言之，当大量独立重复试验时，样本值较多地集中在这个值的附近。

关于刻画随机变量分散程度的还有：

极差   极差是随机变量有限个样本中最大值与最小值之差。在计算上较标准差方便，因而受到实际工作者的欢迎。但是，它对随机变量的分布情况毕竟只能提供少量信息，因此远不能取代标准差的重要性。

四分位数范围   四分位数范围为 (P_{25}, P_{75})，描述了中位数左侧 25% 的观察资料和中位数右侧的 25% 观察资料所分布的范围，四分位数范围的长度 $P_{75} - P_{25}$，称为四分位数间距，刻画了中位数两侧的 50% 观察资料的离散程度。

第二节   常用的抽样分布

定义 4-6 由随机抽样 $X_1, X_2, \cdots, X_n$ 得到的统计量，本质上是随机变量，其对应的概率分布称为抽样分布。主要刻画了统计量取值的概率分布。

一、U 分布

我们先不加证明给出正态变量的如下性质：

（1）两个相互独立的随机变量 $X_1 \sim N(\mu_1, \sigma_1^2)$、$X_2 \sim N(\mu_2, \sigma_2^2)$ 的代数和 $X = X_1 \pm X_2$ 仍服从正态分布，且有 $X \sim N(\mu_1 \pm \mu_2, \sigma_1^2 + \sigma_2^2)$；

（2）n 个相互独立的随机变量 $X_i \sim N(\mu_i, \sigma_i^2)$ 的和 $X = \sum_{i=1}^{n} X_i$ 仍服从正态分布，且 $X \sim N(\sum_{i=1}^{n} \mu_i, \sum_{i=1}^{n} \sigma_i^2)$，其中 $i = 1, 2, \cdots, n$；

（3）随机变量 $X \sim N(\mu, \sigma^2)$ 的线性函数 $Y = aX + b$ 仍服从正态分布，且 $Y \sim N(a\mu + b, a^2\sigma^2)$，其中 a, b 均为常数；

（4）n 个相互独立的随机变量 $X_i \sim N(\mu_i, \sigma_i^2)$ 的线性组合 $X = \sum\limits_{i=1}^{n} c_i X_i$ 仍服从正态分布，且有 $X \sim N(\sum\limits_{i=1}^{n} c_i \mu_i, \sum\limits_{i=1}^{n} c_i^2 \sigma_i^2)$，其中 c_i 是不全为零的常数。

定义 4 - 7　设 $X_1, X_2, \cdots, X_n$ 是相互独立且同服从于正态分布 $X_i \sim N(\mu, \sigma^2)$ 的随机样本，若随机变量 $g(X_1, X_2, \cdots, X_n)$ 服从 $N(0,1)$ 分布，则称随机变量 $g(X_1, X_2, \cdots, X_n)$ 为 U 分布。

U 分布的概率密度函数为

$$\varphi(x) = \frac{1}{\sqrt{2\pi}} e^{-\frac{x^2}{2}} \qquad -\infty < x < +\infty \tag{4-4}$$

1. 正态总体样本均数与 U 分布

首先考虑样本来自正态总体时，根据正态分布性质（2），可以证明

$$\bar{X} \sim N(\mu, \frac{\sigma^2}{n})$$

这个结论表明：来自正态总体的样本均数仍旧服从正态分布，该分布的均数等于原总体的均数，方差是原总体方差的 $\frac{1}{n}$ 倍。由此可见，样本均数所服从的正态分布与总体的正态分布相比较在分散性方面有所改善，且 n 越大，方差就越小，$\bar{X}$ 就越接近总体的均数 μ。所以，在许多实际问题中，我们用数据的均数来表示真实值往往比一次实验测定的值可以更合理。

定理 4 - 1　若 $X_1, X_2, \cdots, X_n$ 为正态总体 $N(\mu, \sigma^2)$ 的一个样本，则有

$$\frac{\bar{X} - \mu}{\sigma / \sqrt{n}} \sim N(0, 1) \tag{4-5}$$

证明：对于正态总体的样本 $X_i \sim N(\mu, \sigma^2)$。$\bar{X} = \frac{1}{n} \sum\limits_{i=1}^{n} X_i = \sum\limits_{i=1}^{n} \frac{X_i}{n}$，则由正态变量性质（4）容易推出：

$$\bar{X} \sim N\left(\sum_{i=1}^{n} \frac{\mu}{n}, \sum \frac{\sigma^2}{n^2}\right), \text{即 } \bar{X} \sim N(\mu, \frac{\sigma^2}{n})$$

根据正态分布与标准正态分布的关系可知：

$$u = \frac{\bar{X} - \mu}{\sigma / \sqrt{n}} \sim N(0, 1)$$

也就是说，对于来自正态总体分布的样本，其样本均数做适当的变换，U 分布总是可以得到的。

再考虑样本来自非正态总体的情况。当抽样为小样本时，问题没有一般的确定解答；当抽样为大样本时，则由统计学的中心极限定理知：若 $X_1, X_2, \cdots, X_n$ 为相互独立的随机变量，且 $E(X_k) = \mu, D(X_k) = \sigma^2$，$X_1, X_2, \cdots, X_n$ 是 $X_1, X_2, \cdots, X_n$ 的简单随机抽样，则有

$$u = \frac{\bar{X} - \mu}{\sigma / \sqrt{n}} \sim N(0, 1) \tag{4-6}$$

也就是说，对于大样本，无论总体分布如何，对样本均数做适当的变换，U 分布总是成立的。

2. 样本率的抽样分布

在总体中重复抽取 n 个个体，相当于进行 n 次伯努利试验，事件 A 出现次数 X 是服从二项分布的离散型变量，即 $X \sim B(k; n, p)$。总体均数 $EX = np$，总体方差 $DX = npq$，$q = 1 - p$。

由德莫佛 – 拉普拉斯中心极限定理可知：在 n 足够大时，$X \sim N(np, npq)$

由正态分布性（3）可得，样本率 $\hat{p} = \dfrac{X}{n} \sim N\left(p, \dfrac{pq}{n}\right)$

则有

$$u = \frac{\hat{p} - p}{\sqrt{\dfrac{pq}{n}}} \sim N(0, 1) \tag{4-7}$$

也就是说，对于大样本，无论总体分布如何，对样本率做适当的变换，U 分布总是成立的。

二、χ^2 分布

定义 4 – 8　设 X_1，X_2，$\cdots$，X_n 是相互独立且同服从 $N(0, 1)$ 分布的随机变量，则称随机变量

$$\chi^2 = X_1^2 + X_2^2 + \cdots X_n^2$$

服从参数为 n 的 χ^2 分布，记为 $\chi^2 \sim \chi^2(n)$。

χ^2 分布的概率密度函数是

$$f(x) = \begin{cases} \dfrac{1}{2^{\frac{n}{2}} \varGamma\left(\dfrac{n}{2}\right)} e^{-\frac{x}{2}} x^{\frac{n}{2}-1} & \text{当 } x > 0 \\ 0 & \text{当 } x \leqslant 0 \end{cases} \tag{4-8}$$

其中参数 n 称为自由度，它表示 χ^2 分布中独立变量的个数。

"自由度"的含义：由 n 个独立的随机变量 X_i 得到的样本函数中，可以自由变动的 X_i 的总个数，常记为 f 或 df。

统计量 χ^2 是 n 个独立的标准正态分布 X_i 的平方和，X_i 之间没有约束条件，每个 X_i 均可自由变动，故称 χ^2 的自由度为 n。

三、χ^2 分布的特征

1. χ^2 分布概率密度 $f(x)$ 的图形为一簇单峰正偏态分布曲线，且随着自由度的增加，正偏的程度越来越小。自由度相当大时，接近正态分布。图 4 – 1 中给出了自由度为 2～10 的 3 条 χ^2 分布概率密度曲线。

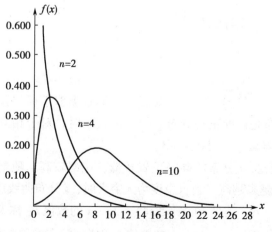

图 4 – 1　χ^2 分布概率密度曲线

2. χ^2 分布的概率密度曲线下面积有其规律性，对于给定的概率 $1-\alpha$，满足

$$P\left(\chi^2_{1-\frac{\alpha}{2}} < \chi^2 < \chi^2_{\frac{\alpha}{2}}\right) = 1-\alpha$$

的数值 $\chi^2_{1-\frac{\alpha}{2}}$，$\chi^2_{\frac{\alpha}{2}}$ 称为 χ^2 分布的临界值。

即有，$P\left(\chi^2 > \chi^2_{\frac{\alpha}{2}}\right) = \frac{\alpha}{2}$ 或 $P\left(\chi^2 < \chi^2_{1-\frac{\alpha}{2}}\right) = \frac{\alpha}{2}$，如图 4-2 所示临界值可以查附表 4 得到。

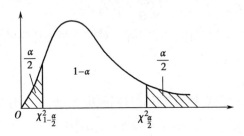

图 4-2　χ^2 分布临界值

定理 4-2　若 X_1，X_2，$\cdots$，X_n 为正态总体 $N(\mu, \sigma^2)$ 的一个样本，则有

$$\frac{(n-1)S^2}{\sigma^2} \sim \chi^2(n-1) \tag{4-9}$$

证明从略。

例 4-4　查附表 4 写出 $\chi^2_{0.05}(9)$，$\chi^2_{0.025}(11)$，$\chi^2_{0.95}(7)$。

解　查附表 4，$\chi^2_{0.05}(9) = 16.919$，$\chi^2_{0.025}(11) = 21.920$，$\chi^2_{0.95}(7) = 2.167$。

四、t 分布

定义 4-9　设随机变量 $U \sim N(0, 1)$，$V \sim \chi^2(n)$ 并且 U 与 V 相互独立，则称随机变量

$$t = \frac{U}{\sqrt{\dfrac{V}{n}}}$$

服从自由度为 n 的 t 分布，记为 $t \sim t(n)$。

在不至于弄错的情况下，括号中的自由度可以省略。

t 分布的概率密度函数为

$$f(x) = \frac{\Gamma\left(\dfrac{n+1}{2}\right)}{\sqrt{n\pi}\,\Gamma\left(\dfrac{n}{2}\right)}\left(1 + \frac{x^2}{n}\right)^{-\frac{n+1}{2}} \qquad (-\infty < x < +\infty) \tag{4-10}$$

五、t 分布的特征

1. t 分布的概率密度曲线 $f(x)$ 关于 $t=0$ 对称，形状类似于标准正态概率密度函数的图形。当 $n\to\infty$ 时，它的极限分布是标准正态分布。但当 n 较小时，对于相同的变量值，t 分布的尾部与标准正态分布的尾部差异较大。见图 4-3。

2. 与标准正态分布相比，t 分布的高峰位置较低，尾部较高，随着自由度的增加，t 分布曲线的尾部越来越矮、中间越来越高。当自由度为无穷大时，t 分布曲线就是标准正态分布曲线。

3. 对于给定的概率 $1-\alpha$，满足 $P(|t| \leqslant t_{\frac{\alpha}{2}}) = 1-\alpha$ 的数值 $t_{\frac{\alpha}{2}}$ 称为 t 分布的双侧临界值。

满足 $P(t > t_\alpha) = \alpha$ 或 $P(t < -t_\alpha) = \alpha$ 的数值 t_α 称为 t 分布的单侧临界值，如图 4-4 所示临界值可以查附表 5 得到。

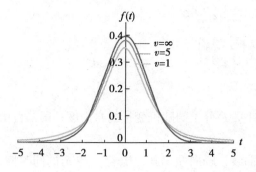 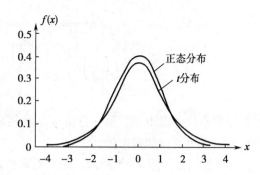

图4-3　t分布与标准正态分布比较图

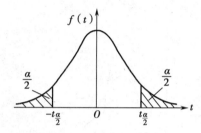

图4-4　t分布临界图

例4-5　查附表5写出$t_{\frac{0.05}{2}}(9)$，$t_{0.01}(11)$，$t_{0.40}(7)$。

解　查附表5，$t_{\frac{0.05}{2}}(9) = 2.262$，$t_{0.01}(11) = 2.718$，$t_{0.40}(7) = 0.263$

定理4-3　设X_1，X_2，$\cdots$，X_n为正态总体$N(\mu，\sigma^2)$的一个样本，则

$$\frac{\bar{X} - \mu}{S/\sqrt{n}} \sim t(n-1) \tag{4-11}$$

证明从略。

定理4-4　设$X_1，X_2，\cdots，X_{n_1}$和$Y_1，Y_2，\cdots，Y_{n_2}$分别是从同方差的总体$N(\mu_1，\sigma^2)$和$N(\mu_2，\sigma^2)$中所抽取的样本，它们相互独立，则

$$\frac{(\bar{X} - \bar{Y}) - (\mu_1 - \mu_2)}{S_w\sqrt{\dfrac{1}{n_1} + \dfrac{1}{n_2}}} \sim t(n_1 + n_2 - 2) \tag{4-12}$$

其中

$$S_\omega^2 = \frac{(n_1 - 1)S_1^2 + (n_2 - 1)S_2^2}{n_1 + n_2 - 2}$$

S_1^2和S_2^2分别是这两个样本的方差。证明从略。

六、F分布

定义4-10　设随机变量$U \sim \chi^2(n_1)$，$V \sim \chi^2(n_2)$，并且U、V相互独立，则称随机变量

$$F = \frac{\dfrac{U}{n_1}}{\dfrac{V}{n_2}} = \frac{U}{V} \cdot \frac{n_2}{n_1}$$

服从自由度为$(n_1，n_2)$的F分布，记作$F \sim F(n_1，n_2)$。

F分布的概率密度函数为

$$f(x) = \begin{cases} \dfrac{\Gamma\left(\dfrac{n_1 + n_2}{2}\right)}{\Gamma\left(\dfrac{n_1}{2}\right)\Gamma\left(\dfrac{n_2}{2}\right)}\left(\dfrac{n_1}{n_2}\right)^{\frac{n_1}{2}} x^{\frac{n_1}{2}-1}\left(1 + \dfrac{n_1}{n_2}x\right)^{-\frac{n_1+n_2}{2}} & x > 0 \\ 0 & x \leq 0 \end{cases}$$

F 分布有两个自由度，第一自由度 n_1 为组成统计量 F 分子的随机变量的自由度；第二自由度 n_2 为分母的随机变量的自由度。

$f(x)$ 的图形如图 4-5 所示，是不对称的山状曲线，峰向左偏斜，随着 n_1 与 n_2 的同时增大，其均数趋近于 1，且 $f(x)$ 的曲线趋向于对称。

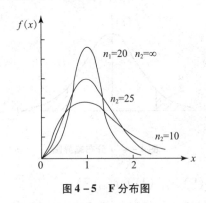

图 4-5　F 分布图

七、F 分布的特征

1. F 分布有两个自由度，F 的取值范围为 $(0, +\infty)$。

2. F 分布为一簇单峰正偏态分布曲线，与两个自由度有关。

3. F 分布满足，$F_\alpha(n_1, n_2) = \dfrac{1}{F_{1-\alpha}(n_2, n_1)}$，图 4-5 给出了 3 组不同自由度时的 F 分布。

定义 4-11　对于给定的概率 $1-\alpha$，满足

$$P\left(F_{1-\frac{\alpha}{2}} < F < F_{\frac{\alpha}{2}}\right) = 1 - \alpha$$

的数值 $F_{1-\frac{\alpha}{2}}$，$F_{\frac{\alpha}{2}}$ 称为 F 分布的临界值。

即有，$P\left(F > F_{\frac{\alpha}{2}}\right) = \dfrac{\alpha}{2}$ 或 $P\left(F < F_{1-\frac{\alpha}{2}}\right) = \dfrac{\alpha}{2}$，临界值可以查附表 6 得到。

例 4-6　查附表 6，写出 $F_{0.01}(10, 9)$，$F_{0.05}(10, 9)$，$F_{0.95}(9, 10)$ 的临界值。

解　查附表 6，得

$$F_{0.01}(10, 9) = 5.26, \quad F_{0.05}(10, 9) = 3.14$$

$$F_{0.95}(9, 10) = \frac{1}{F_{0.05}(10, 9)} = 0.32$$

定理 4-5　设 $X_1, X_2, \cdots, X_{n_1}$ 为总体 $N(\mu_1, \sigma_1^2)$ 的样本；$Y_1, Y_2, \cdots, Y_{n_2}$ 为总体 $N(\mu_2, \sigma_2^2)$ 的样本，且两样本相互独立，样本方差为 S_1^2、S_2^2，则

$$\frac{S_1^2/\sigma_1^2}{S_2^2/\sigma_2^2} \sim F(n_1 - 1, n_2 - 1) \tag{4-13}$$

证明从略。

最后，必须注意：本节中介绍的 U 分布、χ^2 分布、t 分布、F 分布都是对正态总体而言的，也就是说，这些样本都是来自正态总体，在以后使用时，必须注意这一前提条件。

第三节　质量控制图

统计过程控制是现代化工业生产中确保产品质量可靠性的核心方法之一，质量控制图是用统计方法质量控制过程的一种描述方法，由沃特·休哈特（Walter A. Shewhart）博士于 1928 年率先提出。质量控制图是为了帮助我们及时发现产品指标不正常状态，区分正常波动与异常波动功能的统计图形，是统计管理的一种重要手段和工具。

质量控制图的横坐标表示样组编号，纵坐标表示产品质量值，一般有中心线（预期值 μ）和上下控制线（偏离目标值需要控制的范围 $\pm m\sigma$）（图 4-6）。有时会在中心线两侧与上下控制线之间各一半处设置辅助线（$\pm \frac{1}{2}m\sigma$）。

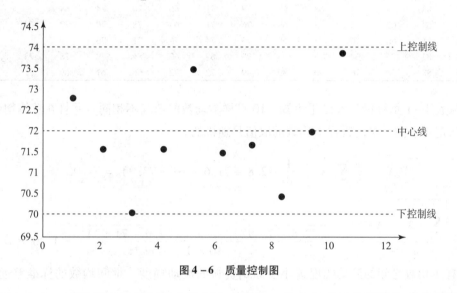

图 4-6　质量控制图

在实际生产中，可以用质量控制图来控制生产质量。将产品质量的预期值（中心线）和允许波动范围（上下控制线）绘制在控制图上，然后将生产过程中抽取的样本均值按组描绘在控制图上，如果均值落在上下控制线的外面，则有充分的理由说明目前生产不正常，即产品质量失控，需要对生产线进行检修调整。

例 4-7　某制药公司提取某药材有效成分，正常情况下提取含量为 72.5mg/kg，标准差为 1.5mg/kg。生产资料表明：某药材有效成分的每千克提取量近似服从正态分布，可以认为某药材有效成分的每千克提取量 $X \sim N(72.5, 1.5^2)$。现在总体 $N(72.5, 1.5^2)$ 中独立地进行随机重复抽样，提取量的中心线位置为 72.5，上下控制线为 72.5 ± 1.5，共抽 10 批样本，每个批次的样本量 $n=25$，共得到 10 批样本资料（表 4-1）。对每批抽样计算样本均数和样本标准差，试绘制质量控制图，考察目前生产是否正常。

表 4-1　某制药公司某药材成分抽样值

样本编号							$n=25$							样本均数	样本标准差
1	65	68	68	76	84	64	80	63	84	72	77	73	74	72.8	6.3
	76	70	67	63	76	65	78	72	72	78	74	81			
2	74	61	65	75	67	78	72	70	67	74	74	74	74	71.6	5.5
	77	72	69	81	71	60	70	67	78	78	77	64			

续表

样本编号	n = 25													样本均数	样本标准差
3	73	71	71	67	68	68	67	61	68	66	70	66	71	70.1	4.4
	72	74	74	73	66	67	80	73	64	75	78	69			
4	74	80	76	64	66	71	82	78	67	79	56	64	65	71.6	7.1
	69	74	64	66	62	75	71	80	83	77	76	71			
5	75	72	79	74	76	65	80	71	74	75	79	74	73	73.5	4.4
	66	73	75	66	77	76	70	68	79	68	80	73			
6	64	78	71	70	70	67	79	72	63	70	74	72	81	71.5	6
	73	71	58	78	73	73	80	70	82	65	64	69			
7	74	67	71	77	70	61	66	70	73	70	67	79	79	71.7	6.9
	57	86	70	64	71	80	77	61	71	78	80	74			
8	62	73	80	64	84	66	74	69	76	68	74	56	75	70.5	6.6
	69	83	64	68	68	67	77	71	66	70	74	64			
9	73	68	62	73	73	69	76	71	68	78	70	72	64	72	5.1
	72	81	60	76	77	69	73	74	76	71	76	79			
10	79	82	75	64	77	74	73	69	67	84	79	78	73	73.9	6.8
	80	83	78	76	60	80	79	72	72	66	61	69			

解　从表 4 - 1 抽样的计算结果可知，10 批样本均数的值互不相同，并且在总体均数 72.5 附近，可以认定对于抽样前而言样本均数的取值是随机的。

$$\overline{X} = \frac{1}{n} \sum_{i=1}^{n} \overline{X}_i = \frac{1}{10}(72.8 + 71.6 + \cdots + 73.9) = 71.92$$

$$S_{\overline{X}} = \sqrt{\frac{\sum_{i=1}^{n} (\overline{X}_i - \overline{X})^2}{n - 1}} = \sqrt{\frac{(72.8 - 71.92)^2 + \cdots + (73.9 - 71.92)^2}{10 - 1}} = 1.20 < \sigma = 6.3$$

10 批样本均数之间的波动幅度远小于原始资料的波动幅度。批间均数的标准差远小于样本所在总体的标准差。

我们将批间样本均数的标准差称为样本标准误，它反映了不同批次间的数据离散程度。

将 10 批样本均数之间的波动做质量控制图，见图 4 - 7。

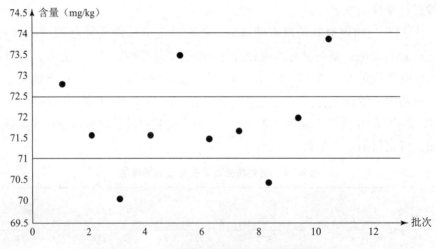

图 4 - 7　10 批样本均数的质量控制图

质量控制图显示，第三批和第八批波动在控制线外面，这两批生产不正常，其余 8 批次落在控制线之内，生产是正常的。

思考与练习四

一、填空题

1. 某医师测得 5 名 10 岁健康女童体重（kg）分别为 35.5，33.6，32.8，36.7，38.3，则这 5 名女童体重的平均值为_____。

2. 经调查发现 7 名某种传染病患者发病的潜伏时间（天）分别为 3，5，4，1，6，8，7，其中位数为_____。

3. 测得某地 11 名正常人血糖数据（mmol/L）分别为 490，503，534，466，542，470，515，500，598，492，564，其极差为_____。

4. 已知 $X \sim N(0,1)$，$Y \sim N(1,4)$，则 $3X - Y \sim$ _____。

5. 设 $X \sim N(2,0.5^2)$，$X_1,X_2,\cdots,X_n$ 是来自 X 的样本，则 $E(\bar{X}) =$ _____，$D(\bar{X}) =$ _____。

二、判断题

1. 设 X 的总体均数为 μ，则样本均数 $\bar{X}$ 的总体均数也为 μ。（　　　）

2. F 分布的两个自由度，第一自由度无论如何取值，其概率密度 $f(x)$ 的图形永远在直角坐标系的第一象限。（　　　）

3. t 分布就是标准正态分布。（　　　）

4. 设 X 的总体方差为 σ^2，则样本均数 $\bar{X}$ 的总体方差也为 σ^2。（　　　）

5. 某研究者做了一项儿童血铅浓度的流行病学调查，已知血铅浓度呈非正态分布，计划调查 1000 人，并计算 1000 人的血铅浓度的样本均数。由于该研究样本量很大，可以认为随机抽样所获得的血铅浓度的样本均数近似服从正态分布。（　　　）

三、计算题

1. 测得 6 例患者的体温（℃）分别为 38.3，37.8，38.5，39.3，38.7，37.9，试求样本均数和标准差。

2. 从均值 $\mu = 18$ 和方差 $\sigma^2 = 16$ 的总体中随机抽取一样本容量为 64 的样本，求其样本均值 $\bar{X}$ 落在 17 到 19 的概率。

3. 设从 $N(\mu,\sigma^2)$ 中随机抽取一个样本容量 16 的样本，试求概率 $P\left(\dfrac{S^2}{\sigma^2} > 1.666\right)$。

4. 查表求下列各值
(1) $\chi^2_{0.01}(10)$，$\chi^2_{0.10}(12)$，$\chi^2_{0.99}(60)$，$\chi^2_{0.95}(16)$
(2) $t_{1-0.10}(4)$，$t_{0.99}(10)$，$t_{1-0.05}(12)$，$t_{0.975}(60)$
(3) $F_{0.99}(10,9)$，$F_{0.95}(10,9)$，$F_{0.10}(28,2)$，$t_{0.05}(10,8)$

5. 求以下各分布的临界值 λ
(1) $P(\chi^2(21) > \lambda) = 0.025$　　　(2) $P(\chi^2(21) < \lambda) = 0.025$
(3) $P(t(4) > \lambda) = 0.99$　　　(4) $P(|u| > \lambda) = 0.025$

6. 某研究机构测得大鼠血清谷丙转氨酶样本均数为 28.7U/L，标准差为 1.3，家兔血清谷丙转氨酶样本均数为 50.6U/L，标准差为 1.4，试评价大鼠与家兔这两种实验动物的谷丙转氨酶实验稳定性。

7. 从同一批号的阿司匹林片中随机抽出 5 片，测定其溶解 50% 所需时间（分钟）分别为 5.3，6.6，5.2，3.7，4.9。试计算其样本方差、样本均数和相对标准差。

8. 洋地黄的生物检定法是将洋地黄制成酊剂，用等渗溶液稀释，然后以一定的速度缓慢注入动物体内，直至动物死亡为止，以求得动物的最小致死量，现用豚鼠及家鸽 10 只，求得每千克致死量如表 4 – 2 所示。

表 4 – 2 豚鼠与家鸽最小致死量

豚鼠组（mg/kg）	118	134	104	165	116	110	148	116	155	124
家鸽组（mg/kg）	97.3	91.3	102	129	92.8	96.3	99.0	89.2	90.1	98.4

问家鸽与豚鼠两种动物哪一种更适宜做洋地黄检定？

四、讨论题

质量控制图从直观上判断产品质量生产过程是否正常，其统计学原理是基于概率

$$P(\,|\bar{X} - \mu| \geqslant m \frac{\sigma}{\sqrt{n}}\,) = \alpha$$

根据抽样分布相关定理知 $u = \dfrac{\bar{X} - \mu}{\sigma / \sqrt{n}}$，于是有 $P(\,|u| \geqslant m\,) = \alpha$

当样本容量多于 45 时，样本均数与总体均数的绝对值不低于总体标准差 σ 的 0.3 倍或者 0.2 倍，就能满足 $P(\,|\bar{X} - \mu| \geqslant 0.3\sigma\,) = 0.05$。

从以上论述，我们若将 μ 作为中心线，$\mu \pm 0.3\sigma$ 作为控制线，如何理解"如果均值落在上下控制线的外面，则有充分的理由说明目前生产不正常，即产品质量失控，需要对生产线进行检修调整"。

第五章

计量资料的参数估计

在随机数据研究中，试验数据都是服从某种概率分布的，但是，其概率分布的总体参数却常常是未知的。本章将利用第四章介绍的抽样分布来对正态分布参数 μ 和 σ^2 进行区间估计和假设检验。

第一节　计量资料的参数区间

一、区间估计的概念

区间估计是参数估计的一种形式，通过从总体中抽取的样本，根据一定的可信度与精确度的要求，构建适当的区间，作为总体分布参数真值范围的估计。

定义 5－1　设 θ 为总体 X 的一个未知参数，$X_1, X_2, \cdots, X_n$ 为总体 X 的简单随机样本，若存在两个统计量 $\hat{\theta}_1 = \hat{\theta}_1(X_1, X_2, \cdots, X_n)$ 和 $\hat{\theta}_2 = \hat{\theta}_2(X_1, X_2, \cdots, X_n)$，对给定的概率 $\alpha(0 < \alpha < 1)$，有

$$P(\hat{\theta}_1 < \theta < \hat{\theta}_2) = 1 - \alpha \qquad (5-1)$$

则称区间 $(\hat{\theta}_1, \hat{\theta}_2)$ 为参数 θ 的置信区间（或置信域）。$\hat{\theta}_1$，$\hat{\theta}_2$ 分别称为置信区间的下限和上限，$1 - \alpha$ 为置信水平或置信度，α 称为显著水平。

在区间估计中，置信水平反映了估计的可信程度，置信水平 $1 - \alpha$ 越大，参数估计可信度越高。置信区间长度 $|\hat{\theta}_2 - \hat{\theta}_1|$ 反映了参数估计的精确度，区间长度越小，参数估计的精确度越高。置信区间 $(\hat{\theta}_1, \hat{\theta}_2)$ 是否包含未知参数 θ 无法确定，但我们可以确定的是：若抽取 n 组样本观测值，在所得的 n 个置信区间中，约有 $n(1-\alpha)$ 个区间包含了 θ 的真值，约有 $n\alpha$ 个区间不包含 θ 的真值。也就是说，当 α 很小时，一次抽样得到的区间一般都会包含 θ。

一般估计参数 θ 置信区间的基本步骤如下：

1. 选择与待估计参数 θ 有关，且不含有其他未知参数的统计量 $T(X_1, X_2, \cdots, X_n; \theta)$，该统计量分布为已知。

2. 根据统计量 $T(X_1, X_2, \cdots, X_n; \theta)$ 分布以及给定的 α 找出两个临界值 c 和 d，使得

$$P(c < T(X_1, X_2, \cdots, X_n; \theta) < d) = 1 - \alpha$$

3. 将不等式 $P(c < T(X_1, X_2, \cdots, X_n; \theta) < d) = 1 - \alpha$ 化成等价形式

$$P(\hat{\theta}_1(X_1, \cdots, X_n) < \theta < \hat{\theta}_2(X_1, \cdots, X_n)) = 1 - \alpha$$

则 $(\hat{\theta}_1, \hat{\theta}_2)$ 即为参数 θ 的置信度为 $1 - \alpha$ 的置信区间。

由于正态分布在计量资料中广泛存在，我们重点讨论正态总体的未知参数 μ 和 σ 的区间估

计，也就是给定置信度 $1-\alpha$，求出正态总体未知参数 μ 和 σ 的置信区间。

二、正态总体均数 μ 的区间估计

1. 总体方差 σ^2 已知，对总体均数 μ 作区间估计

设 $X_1,X_2,\cdots,X_n$ 是来自总体 $X \sim N(\mu,\sigma^2)$ 的随机样本，σ^2 已知，μ 未知，由第四章第二节中的 u 分布知识可知

$$u = \frac{\overline{X} - \mu}{\sigma/\sqrt{n}} \sim N(0,1) \tag{5-2}$$

该统计量仅与待估计参数 μ 有关，且不含有其他未知参数，满足要求，于是对给定的显著水平 α，记标准正态分布的双侧临界值为 $u_{\frac{\alpha}{2}}$，如图 5-1 所示

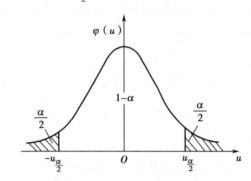

图 5-1　标准正态分布的置信区间

$$P(|u| < u_{\frac{\alpha}{2}}) = 1 - \alpha$$

即

$$P\left(\left| \frac{\overline{X} - \mu}{\sigma/\sqrt{n}} \right| < u_{\frac{\alpha}{2}} \right) = 1 - \alpha$$

解不等式得

$$P\left(\overline{X} - u_{\frac{\alpha}{2}} \cdot \frac{\sigma}{\sqrt{n}} < \mu < \overline{X} + u_{\frac{\alpha}{2}} \cdot \frac{\sigma}{\sqrt{n}} \right) = 1 - \alpha$$

故可得总体均数 μ 置信度为 $1-\alpha$ 的置信区间：

$$\left(\overline{X} - u_{\frac{\alpha}{2}} \cdot \frac{\sigma}{\sqrt{n}}, \overline{X} + u_{\frac{\alpha}{2}} \cdot \frac{\sigma}{\sqrt{n}} \right) \tag{5-3}$$

也可简写为

$$\overline{X} \pm u_{\frac{\alpha}{2}} \frac{\sigma}{\sqrt{n}} \tag{5-4}$$

例 5-1　成人每分钟的脉搏次数服从正态分布，标准差 $\sigma = 6$ 次/分，现从成人中随机抽取 40 名测量每分钟脉搏，测得 $\overline{X} = 74.5$ 次/分，求成人脉搏 95% 的置信区间。

解　由题意知 $n = 40, \overline{X} = 74.5, \sigma = 6, 1 - \alpha = 0.95$

查附表 3，得 $u_{\frac{0.05}{2}} = 1.96$，于是

$$\overline{X} \pm u_{\frac{\alpha}{2}} \frac{\sigma}{\sqrt{n}} = 74.5 \pm 1.96 \times \frac{6}{\sqrt{40}} = (72.64, 76.36)$$

成人脉搏的 95% 的置信区间是 72.64 ~ 76.36 次/分。

2. 总体方差 σ^2 未知，对总体均数 μ 作区间估计

在实际问题中，总体方差 σ^2 往往未知，在没有可靠资料作为方差 σ^2 的真值时，我们只能依靠样本信息对总体均数 μ 作出估计，由第四章第二节中的 t 分布知识可知

$$t = \frac{\bar{X} - \mu}{S/\sqrt{n}} \sim t(n-1) \tag{5-5}$$

满足要求，其中 S 可由样本计算而得。

t 分布具有对称性（如图 5-2）。对于给定的置信水平 $1-\alpha$，自由度 $df = n-1$，可由 t 分布的临界值表（附表 5）查得相应的临界值 $t_{\frac{\alpha}{2}}(n-1)$，满足

$$P(|t| < t_{\frac{\alpha}{2}}(n-1)) = 1-\alpha$$

即

$$P\left(\left|\frac{\bar{X}-\mu}{S/\sqrt{n}}\right| < t_{\frac{\alpha}{2}}(n-1)\right) = 1-\alpha$$

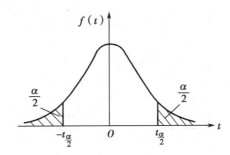

图 5-2　t 分布的置信区间

解不等式得

$$P\left(\bar{X} - t_{\frac{\alpha}{2}}(n-1) \cdot \frac{S}{\sqrt{n}} < \mu < \bar{X} + t_{\frac{\alpha}{2}}(n-1) \cdot \frac{S}{\sqrt{n}}\right) = 1-\alpha$$

代入样本值，求得置信水平为 $1-\alpha$ 时 μ 的置信区间为

$$\left(\bar{X} - t_{\frac{\alpha}{2}}(n-1) \cdot \frac{S}{\sqrt{n}}, \bar{X} + t_{\frac{\alpha}{2}}(n-1) \cdot \frac{S}{\sqrt{n}}\right) \tag{5-6}$$

习惯上也可写为

$$\bar{X} \pm t_{\frac{\alpha}{2}}(n-1) \frac{S}{\sqrt{n}} \tag{5-7}$$

当 n 足够大时（一般 $n > 60$），$t_{\frac{\alpha}{2}}(n-1) \approx u_{\frac{\alpha}{2}}$，这时 t 分布近似于标准正态分布，因此在大样本情况下（$n > 60$），σ^2 未知时，总体均数 μ 置信度为 $1-\alpha$ 的置信区间也可写为

$$\bar{X} \pm u_{\frac{\alpha}{2}} \frac{S}{\sqrt{n}} \tag{5-8}$$

例 5-2　某药厂从一天生产的针剂中随机抽取 10 支，测量其有效成分的含量（mg/mL）分别为 0.93，0.92，0.98，0.90，0.89，0.94，0.91，0.93，0.88，0.92，试求有效成分含量 95% 的置信区间。

解　由题意得 $\bar{X} = 0.92, S = 0.028, n = 10, f = 10-1 = 9, \alpha = 0.05$，
查附表 5，得 $t_{\frac{0.05}{2}}(9) = 2.262$，于是有

$$\left(\bar{X} \pm t_{\frac{\alpha}{2}}(n-1) \cdot \frac{S}{\sqrt{n}}\right) = \left(0.92 \pm 2.262 \times \frac{0.028}{\sqrt{10}}\right) = (0.90, 0.94)$$

故某一天生产的针剂中有效成分含量 95% 的置信区间为 $(0.90, 0.94)$。

三、正态总体方差 σ^2 的区间估计

要对正态总体的方差进行区间估计，我们要选择适当的含有待估计参数 σ^2 的统计量，由第四章第二节中的 χ^2 定理 4-2 可知，统计量

$$\chi^2 = \frac{(n-1)S^2}{\sigma^2} \sim \chi^2(n-1) \tag{5-9}$$

满足要求。由于 χ^2 分布的分布曲线是不对称的，对于给定的置信水平 $1-\alpha$，选取 χ^2 分布的双侧临界值 $\chi^2_{1-\frac{\alpha}{2}}(n-1)$，$\chi^2_{\frac{\alpha}{2}}(n-1)$ 作为两个分界点，如图 5-3，满足

$$P\left(\chi^2_{1-\frac{\alpha}{2}}(n-1) < \frac{(n-1)S^2}{\sigma^2} < \chi^2_{\frac{\alpha}{2}}(n-1)\right) = 1-\alpha$$

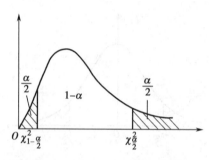

图 5-3 χ^2 分布的置信区间

解括号内的不等式，可得

$$\frac{(n-1)S^2}{\chi^2_{\frac{\alpha}{2}}(n-1)} < \sigma^2 < \frac{(n-1)S^2}{\chi^2_{1-\frac{\alpha}{2}}(n-1)}$$

故总体方差 σ^2 的置信水平为 $1-\alpha$ 的置信区间为

$$\left(\frac{(n-1)S^2}{\chi^2_{\frac{\alpha}{2}}(n-1)}, \frac{(n-1)S^2}{\chi^2_{1-\frac{\alpha}{2}}(n-1)}\right) \tag{5-10}$$

S^2 可以通过样本数据求出，临界值 $\chi^2_{\frac{\alpha}{2}}(n-1)$ 和 $\chi^2_{1-\frac{\alpha}{2}}(n-1)$ 可以利用 χ^2 临界值分布表（附表 4）查得。

由式（5-10）还可以得到总体标准差 σ 的置信水平为 $1-\alpha$ 的置信区间

$$\left(\sqrt{\frac{(n-1)S^2}{\chi^2_{\frac{\alpha}{2}}(n-1)}}, \sqrt{\frac{(n-1)S^2}{\chi^2_{1-\frac{\alpha}{2}}(n-1)}}\right) \tag{5-11}$$

例 5-3 测得 16 个某药品胶囊的长度（mm）如下：

12.15，12.12，12.01，12.08，12.09，12.16，12.03，12.01，

12.06，12.13，12.07，12.11，12.08，12.01，12.03，12.06。

设药品胶囊长度服从正态分布 $N(\mu, \sigma^2)$，求药品胶囊长度的标准差 σ 的置信水平为 0.99 的置信区间。

解 由已知条件可得 $n=16$，$f=16-1=15$，$S=0.049$，$\alpha=0.01$。

查附表 4，得 $\chi^2_{\frac{0.01}{2}}(15)=32.801$，$\chi^2_{1-\frac{0.01}{2}}(15)=4.601$，由式（5-11）得

$$\left(\sqrt{\frac{(n-1)\ S^2}{\chi^2_{\frac{\alpha}{2}}(n-1)}},\ \sqrt{\frac{(n-1)\ S^2}{\chi^2_{1-\frac{\alpha}{2}}(n-1)}}\right)=\left(\sqrt{\frac{15\times0.049^2}{32.801}},\ \sqrt{\frac{15\times0.049^2}{4.601}}\right)=(0.033,\ 0.088)$$

故药品胶囊长度的标准差 σ 的置信度为 0.99 的置信区间为 $(0.033,\ 0.088)$。

第二节　计量资料的假设检验

实践中还提出另一类重要的统计推断问题，就是根据样本资料来判断正态总体是否具有指定的数字特征。例如判断两种药物的疗效是否相同，总体的平均数与某一确定数值是否有实质性差异等。为了解决这些问题，数理统计中采取的办法是先对总体的参数取值做出某种假设，然后通过从总体中抽取的样本计算有关统计量，对所做的假设进行概率检验，这类统计方法称为统计假设检验。

一、假设检验的基本思想

假设检验方法的主要依据是"小概率实际不可能原理"。即：概率很小的事件，在一次试验中几乎是不可能发生的，简称小概率原理。

二、假设检验的一般步骤

1. 依据实际问题的要求，提出原假设 H_0 和备择假设 H_1。

2. 在假定 H_0 为真的前提下，确定检验用的统计量 $T(X_1,X_2,\cdots,X_n;\theta)$。

3. 预先设定小概率 α 的具体数值，并以此 α 值为准，确定统计量 T 发生小概率 α 的临界值 T_α，即满足

$$P(T\geqslant T_\alpha)=\alpha \tag{5-12}$$

4. 根据一次实验得到的样本值，计算该统计量 T 值，将 T 值与临界值 T_α 进行比较，若 T 值满足式（5-12），说明这一次实验发生的结果是小概率事件，即 $P\leqslant\alpha$，根据小概率原理以显著水平 α 拒绝 H_0，接受 H_1，差异有统计学意义（统计结论），可认为参数不同或不等（专业结论）；反之，若 $P>\alpha$，结论为按显著水平 α 不拒绝 H_0，差异无统计学意义（统计结论），还不能认为参数不同或不等（专业结论）。这里由于是根据一次抽样得到的结论，所以一般不说接受 H_0，而说不能拒绝 H_0。

根据实际要求设定的小概率称为显著水平，一般用 α 表示，常设定为 0.1，0.05 或 0.01。

小概率事件在一次抽样中发生的可能性很小，如果它发生了，则有理由怀疑原假设 H_0，认为 H_1 成立。当然，尽管发生的概率 α 虽然很小，但仍有发生的可能。我们仅仅根据它在一次试验中发生的可能性很小而拒绝原假设，也有可能犯错误，但犯这种错误的可能性是很小的（犯错误的可能性为 α）。

例 5-4　某厂为了提高电池的寿命进行了工艺改革。从生产的一大批产品中随机抽取 10 只，测得其寿命均值 $\bar{X}=204.8$（h），$S=4.8$（h）。已知旧工艺条件下的电池寿命服从正态分布 $N(200,5^2)$，试问新产品的寿命与旧产品的寿命是否一致？

本例中工艺条件的变化只影响寿命均值而对方差影响不大，因此，可以认为新产品寿命 X 服从正态分布 $N(\mu,5^2)$，μ 是未知的，而 $\mu=200$ 是否成立也是未知的。我们已知 μ 的估计值 $\bar{X}=204.8$（h），$\bar{X}>200$，能否说 $\mu>200$ 呢？这是不可以的。因为样本均值 $\bar{X}$ 是随机变量，若再抽 10

个产品，其平均寿命可能小于200，随机变量与常数之间不能比大小。因此判断新产品与旧产品的寿命是否一致，归结为判断 μ 是等于200还是不等于200，用假设检验的形式表示就是 $H_0:\mu = 200$ 或 $H_1:\mu \neq 200$。我们把假设 $H_0:\mu = 200$ 称为原假设（或零假设），$H_1:\mu \neq 200$ 称为备择假设（或对立假设）。

在假设检验中，原假设和备择假设的选择主要看决策者的意图是什么，通常总是把希望证明的假设当作备择假设，跟它对立的就是原假设。例如在例 5 - 4 中，希望证明的是新产品的寿命与旧产品的寿命是否一致，因此备择假设选择为 $H_1:\mu \neq 200$，原假设为 $H_0:\mu = 200$。另外，若把例 5 - 4 中的结论改为"新产品的寿命是否高于旧产品的寿命或新产品的寿命是否低于旧产品的寿命"，这时决策者的意图改变了。因此备择假设选择为 $H_1:\mu > 200$ 或 $H_1:\mu < 200$，这时的原假设还是 $H_0:\mu = 200$。

假设检验根据原假设和备择假设的不同可分为单侧检验和双侧检验。

一般来说，单侧检验提出的假设通常为

$$H_0:\theta = \theta_0, H_1:\theta < \theta_0$$

或

$$H_0:\theta = \theta_0, H_1:\theta > \theta_0$$

前者称为左侧检验，后者称为右侧检验。双侧检验提出的假设通常为

$$H_0:\theta = \theta_0, H_1:\theta \neq \theta_0 （双侧检验 H_1 可以省略）$$

单侧检验和双侧检验的接受域和拒绝域如图 5 - 4 和图 5 - 5 所示。

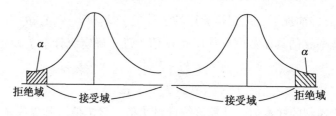

图 5 - 4　单侧检验

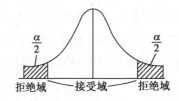

图 5 - 5　双侧检验

解　假设 $H_0:\mu = 200, H_1:\mu \neq 200$。

由已知可得 $n = 10, \bar{X} = 204.8$（h），$S = 4.8$（h）

由于新工艺 σ^2 未知，因此应选择检验统计量

$$t = \frac{\bar{X} - \mu}{S/\sqrt{n}} = \frac{204.8 - 200}{4.8/\sqrt{10}} = 3.162$$

查附表5，得 $t_{\frac{0.05}{2}}(9) = 2.262, t_{\frac{0.01}{2}}(9) = 3.250$，由式（5 - 5）得到一次实验的值 $t = 3.162$，比较临界值 $t_{\frac{0.05}{2}}(9) = 2.262$，满足

$$P(|t| \geq t_{\frac{0.05}{2}}(9)) = 0.05$$

由于 $P < 0.05$，说明若以显著水平 $\alpha = 0.05$ 判断此次实验发生的结果是小概率事件，根据小概率原理拒绝 H_0，即新产品的寿命与旧产品的寿命是不一致的。

一般假设检验问题需要尽量写出 P 值或 P 值的确切范围,如 $0.01 < P < 0.05$,而不简单写成 $P < 0.05$,以便与同类研究进行比较或进行循证医学的 Meta 分析,因此本书一般将 0.05 和 0.01 的临界值同时列出与统计量进行比较,由于一般 $t_{\frac{0.05}{2}}(f) < t_{\frac{0.01}{2}}(f)$,所以

(1)当 $|t| \geq t_{\frac{0.01}{2}}(f)$ 时,$P \leq 0.01$,以 $\alpha = 0.01$ 拒绝原假设 H_0,有时以 $**$ 号标注统计量,过去一般称为有极显著性差异。

(2)当 $t_{\frac{0.05}{2}}(f) \leq |t| < t_{\frac{0.01}{2}}(f)$ 时,$0.01 < P \leq 0.05$,以 $\alpha = 0.05$ 拒绝原假设 H_0,有时以 $*$ 号标注统计量,过去一般称为显著性差异。

(3)当 $|t| < t_{\frac{0.05}{2}}(f)$ 时,$P > 0.05$,以 $\alpha = 0.05$ 不拒绝原假设 H_0,不标注 $*$ 号,过去一般称为无显著性差异。

第三节 单组资料的假设检验

一、单个正态总体均数 μ 的假设检验

1. σ^2 已知,总体均数 μ 的假设检验

$X \sim N(\mu, \sigma^2)$,设 $X_1, X_2, \cdots, X_n$ 为取自这个总体 X 样本,由第四章第二节可知统计量

$$u = \frac{\bar{X} - \mu}{\sigma / \sqrt{n}} \sim N(0,1) \tag{5-13}$$

这里选用的是服从标准正态分布的统计量 u,故称这种检验法为 u 检验。所做的检验是由样本均数 $\bar{X}$ 来推断给定的数 μ_0 是否与总体均数 μ 相等的问题。检验依题意可分为双侧检验和单侧检验,双侧检验的临界值为 $-u_{\frac{\alpha}{2}}$ 和 $u_{\frac{\alpha}{2}}$,拒绝域有两个,分别在 u 分布密度函数图形两侧的尾部,如图 5-6 所示。

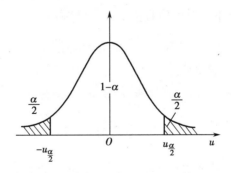

图 5-6 标准正态分布的双侧临界值

单侧检验的思想方法和基本步骤类似双侧检验,只是临界值不同,右侧检验和左侧检验的临界值分别为 u_α 和 $-u_\alpha$,拒绝域各有一个,如图 5-7,把 α 全放在右侧或左侧。

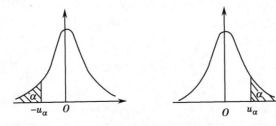

图 5-7 标准正态分布的单侧临界值

选择单双侧检验，一般首先根据专业知识，其次根据要解决的问题来确定。若从专业上看一种方法结果不可能低于或高于另一种方法结果，一般尽量选择单侧检验较好，而双侧检验较保守和稳妥。

按照假设检验的四个步骤，得正态总体均值的 u 检验表 5 - 1。

表 5 - 1 u 检验步骤表

检验名称	条件	H_0	H_1	统计量	拒绝域
双侧 u 检验	方差 σ^2 已知	$\mu = \mu_0$	$\mu \neq \mu_0$		$\lvert u \rvert \geq u_{\frac{\alpha}{2}}$
右侧 u 检验	方差 σ^2 已知	$\mu = \mu_0$	$\mu > \mu_0$	$u = \dfrac{\overline{X} - \mu_0}{\dfrac{\sigma}{\sqrt{n}}}$	$u \geq u_\alpha$
左侧 u 检验	方差 σ^2 已知	$\mu = \mu_0$	$\mu < \mu_0$		$u \leq -u_\alpha$

例 5 - 5 设某制药厂生产的一种抗生素，根据以往的经验，当生产正常时，该药物主要指标 X（单位：mg）服从正态分布 $N(50, 3.8^2)$。某天开工一段时间后，为检验生产是否正常，随机抽测了 50 瓶，算得 $\overline{X} = 51.26$。假定方差没有什么变化。试检验该日生产是否正常？

解 由已知条件知 $\overline{X} = 51.26, n = 50, \mu_0 = 50, \sigma = 3.8$

$$H_0 : \mu = 50, H_1 : \mu \neq 50$$

由于 σ^2 已知，因此应选择检验统计量 $u = \dfrac{\overline{X} - \mu_0}{\sigma / \sqrt{n}} \sim N(0, 1)$，

$$\lvert u \rvert = \frac{\lvert \overline{X} - \mu_0 \rvert}{\sigma / \sqrt{n}} = \frac{\lvert 51.26 - 50 \rvert}{3.8 / \sqrt{50}} = 2.34,$$

查附表 3，得临界值 $u_{\frac{0.05}{2}} = 1.96, u_{\frac{0.01}{2}} = 2.5758$。由于 $u_{\frac{0.05}{2}} < \lvert u \rvert = 2.34 < u_{\frac{0.01}{2}}, 0.01 < P < 0.05$，故在检验水平 $\alpha = 0.05$ 下，双侧检验拒绝 H_0，接受 H_1，差异有统计学意义，即认为该日生产不正常，又因为 $\overline{X} = 51.26 > \mu_0 = 50$，所以可认为该指标值高于平时值。

2. σ^2 未知，总体均数 μ 的假设检验

已知总体 $X \sim N(\mu, \sigma^2)$，σ^2 未知，要判断 $H_0 : \mu = \mu_0$ 是否成立，则选用统计量

$$t = \frac{\overline{X} - \mu}{S / \sqrt{n}} \sim t(n - 1) \tag{5 - 14}$$

σ^2 未知时，$H_0 : \mu = \mu_0$ 的检验称为 t 检验，它同样具有双侧检验和单侧检验，检验步骤和方法与 u 检验法类似，见表 5 - 2。

表 5 - 2 t 检验步骤表

	条件	H_0	H_1	统计量	拒绝域
双侧 t 检验	方差 σ^2 未知	$\mu = \mu_0$	$\mu \neq \mu_0$		$\lvert t \rvert \geq t_{\frac{\alpha}{2}}(n - 1)$
右侧 t 检验	方差 σ^2 未知	$\mu = \mu_0$	$\mu > \mu_0$	$t = \dfrac{\overline{X} - \mu_0}{\dfrac{S}{\sqrt{n}}} \sim t(n - 1)$	$t \geq t_\alpha(n - 1)$
左侧 t 检验	方差 σ^2 未知	$\mu = \mu_0$	$\mu < \mu_0$		$t \leq -t_\alpha(n - 1)$

在大样本的条件下（一般 $n > 60$），总体不论是否服从正态分布，根据中心极限定理，样本均数 $\bar{X}$ 均渐近服从正态分布，样本函数 $t = \dfrac{\bar{X} - \mu}{S/\sqrt{n}}$ 渐近服从标准正态分布 $N(0,1)$。如果原假设 $H_0 : \mu = \mu_0$ 成立，则统计量 $t = \dfrac{\bar{X} - \mu_0}{S/\sqrt{n}}$ 也渐近服从标准正态分布 $N(0,1)$，故可采用 u 检验法。

例 5 – 6 下面是随机选取某种药片 20 粒的溶解时间（单位：分）

| 9.8 | 10.4 | 10.6 | 9.6 | 9.7 | 9.9 | 10.9 | 11.1 | 9.6 | 10.2 |
| 10.3 | 9.6 | 9.9 | 11.2 | 10.6 | 9.8 | 10.5 | 10.1 | 10.5 | 9.7 |

设药片溶解时间的总体服从正态分布，问

（1）可否认为该药片溶解时间的均值为 10？

（2）可否认为该药片溶解时间的均值显著大于 10？

解（1）由题设总体知 $X \sim N(\mu, \sigma^2)$，$\mu_0 = 10$，$n = 20$，$\bar{X} = 10.2$，$S = 0.51$，σ 未知，故采用 t 检验。

$$H_0 : \mu = 10, \quad H_1 : \mu \neq 10$$

选取检验统计量为 $t = \dfrac{\bar{X} - \mu_0}{S/\sqrt{n}} = \dfrac{10.2 - 10}{0.51/\sqrt{20}} = 1.75$

由自由度 $f = 20 - 1 = 19$，查附表 5 得 $t_{\frac{0.05}{2}}(19) = 2.093$。

由于 $|t| = 1.75 < t_{\frac{0.05}{2}}(19) = 2.093$，$P > 0.05$，故在显著水平 $\alpha = 0.05$ 下双侧检验不拒绝原假设 H_0，差异无统计学意义，即可认为该药片溶解时间的均值为 10。

（2）$X \sim N(\mu, \sigma^2)$，$\mu_0 = 10$，$n = 20$，$\bar{X} = 10.2$，$S = 0.51$，σ 未知，故采用 t 检验。

$$H_0 : \mu = 10, \quad H_1 : \mu > 10$$

选取检验统计量为

$$t = \dfrac{\bar{X} - \mu_0}{S/\sqrt{n}} = \dfrac{10.2 - 10}{0.51/\sqrt{20}} = 1.75$$

由自由度 $df = 20 - 1 = 19$，查附表 5 得 $t_{0.05}(19) = 1.729$，$t_{0.01}(19) = 2.539$。

由于 $t_{0.05}(19) < t = 1.75 < t_{0.01}(19)$，$0.01 < P < 0.05$，故在显著水平 $\alpha = 0.05$ 下拒绝原假设 H_0，接受备择假设 H_1，差异有统计学意义，即认为该药片溶解时间的均值明显大于 10。

该例说明，对于同一个问题，同一个样本，即使检验水平 α 相同，也可能得出完全相反的结论。因此对于相同的显著水平 α，因为临界值 $t_\alpha(f) < t_{\frac{\alpha}{2}}(f)$，所以双侧检验显著时，单侧检验也显著，反之单侧检验显著时，双侧检验不一定显著。

例 5 – 7 正常人的脉搏是平均每分钟 72 次，随机抽取某慢性疾病患者 100 例，测得他们的脉搏平均每分钟 68 次，标准差是 5.82，问能否得出这种慢性疾病患者的每分钟脉搏次数显著低于正常人？

解 总体分布不明，但 $n = 100$，属于大样本，故可用样本标准差 S 替代总体标准差 σ，$\mu_0 = 72$，$S = 5.82$，$\bar{X} = 68$，可进行左侧 u 检验。

建立原假设 $H_0 : \mu = 72$，备择假设 $H_1 : \mu < 72$。

计算检验统计量：$u = \dfrac{\bar{X} - \mu}{S/\sqrt{n}} = \dfrac{68 - 72}{5.82/\sqrt{100}} = -6.87$

查附表 3，得 $-u_{0.05} = -1.64$，$-u_{0.01} = -2.33$。

由于 $u = -6.87 < -u_{0.01} = -2.33$，所以 $P < 0.01$，以 $\alpha = 0.01$ 左侧检验拒绝原假设 H_0，接受备择假设 H_1，差异有统计学意义，即这种慢性疾病患者的每分钟脉搏次数显著低于正常人。

二、正态总体方差 σ^2 的假设检验

设 $X_1, X_2, \cdots, X_n$ 是来自总体 $X \sim N(\mu, \sigma^2)$ 的样本，其样本方差为 S^2。

假设 $H_0 : \sigma^2 = \sigma_0^2$ 成立，选择统计量

$$\chi^2 = \frac{(n-1)S^2}{\sigma_0^2} \sim \chi^2(n-1) \tag{5-15}$$

检验也可分为双侧检验和单侧检验，双侧检验的临界值为 $\chi_{\frac{\alpha}{2}}^2(n-1)$ 和 $\chi_{1-\frac{\alpha}{2}}^2(n-1)$，如图 5-8：满足 $P(\chi^2 \geq \chi_{\frac{\alpha}{2}}^2(n-1)) = \frac{\alpha}{2}$ 和 $P(\chi^2 \leq \chi_{1-\frac{\alpha}{2}}^2(n-1)) = \frac{\alpha}{2}$ 成立，那么 $\chi^2 \leq \chi_{1-\frac{\alpha}{2}}^2(n-1)$ 或 $\chi^2 \geq \chi_{\frac{\alpha}{2}}^2(n-1)$ 都是小概率事件，以显著水平 α 双侧检验拒绝假设 H_0，认为 σ^2 和 σ_0^2 差异有显著意义。

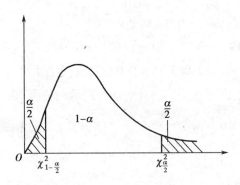

图 5-8 χ^2 分布的临界值

若满足 $P(\chi_{1-\frac{\alpha}{2}}^2(n-1) < \chi^2 < \chi_{\frac{\alpha}{2}}^2(n-1)) = 1-\alpha$ 成立，则 $\chi_{1-\frac{\alpha}{2}}^2(n-1) < \chi^2 < \chi_{\frac{\alpha}{2}}^2(n-1)$ 就不是小概率事件，则以显著水平 α 双侧检验不拒绝 H_0。

左侧检验和右侧检验的临界值分别为 $\chi_{1-\alpha}^2(n-1)$ 和 $\chi_{\alpha}^2(n-1)$。

这种利用 χ^2 分布来检验正态总体方差或标准差的方法，称 χ^2 检验，自由 $df = n-1$。通过查 χ^2 分布的临界值（附表 4），可查出 $\chi_{\frac{\alpha}{2}}^2(n-1)$、$\chi_{1-\frac{\alpha}{2}}^2(n-1)$、$\chi_{1-\alpha}^2(n-1)$ 和 $\chi_{\alpha}^2(n-1)$ 的值。

下面将单组资料正态总体方差 σ^2 的假设检验的 χ^2 检验法列于表 5-3。

表 5-3 χ^2 检验步骤表

	假设	统计量	临界值	拒绝域
双侧	$H_0 : \sigma^2 = \sigma_0^2, H_1 : \sigma^2 \neq \sigma_0^2$	$\chi^2 = \frac{(n-1)S^2}{\sigma_0^2}$	$\chi_{1-\frac{\alpha}{2}}^2(n-1)$ $\chi_{\frac{\alpha}{2}}^2(n-1)$	$\chi^2 \leq \chi_{1-\frac{\alpha}{2}}^2$ 或 $\chi^2 \geq \chi_{\frac{\alpha}{2}}^2$
单侧	$H_0 : \sigma^2 = \sigma_0^2, H_1 : \sigma^2 < \sigma_0^2$ $H_0 : \sigma^2 = \sigma_0^2, H_1 : \sigma^2 > \sigma_0^2$	$\chi^2 = \frac{(n-1)S^2}{\sigma_0^2}$	$\chi_{1-\alpha}^2(n-1)$ $\chi_{\alpha}^2(n-1)$	$\chi^2 \leq \chi_{1-\alpha}^2$ $\chi^2 \geq \chi_{\alpha}^2$

例 5-8 用口服液灌装机灌装双黄连口服液，在正常情况下，每支的标准差不能超过 1mL，

假设每支双黄连口服液的容量服从正态分布 $N(\mu, \sigma^2)$。某天检验灌装机工作情况,从产品中随机地抽取 10 支,算得样本方差 $S^2 = 1.6$。试问这天灌装机工作是否正常?

解 由题意知,若灌装机工作正常,则每支双黄连口服液容量的标准差 σ 不能超过 1mL,$\sigma_0 = 1$,因此该问题是方差的单侧假设检验,且为右侧检验,于是

$$H_0 : \sigma = 1, H_1 : \sigma > 1$$

选择统计量 $\chi^2 = \dfrac{(n-1)S^2}{\sigma_0^2} = \dfrac{9 \times 1.6}{1^2} = 14.4$

查附表 4,得 $\chi_{0.05}^2(10 - 1) = 16.919$

由于 $\chi^2 = 14.4 < \chi_{0.05}^2(9) = 16.919, P > 0.05$,故以 $\alpha = 0.05$ 右侧检验不拒绝原假设 H_0,差异无统计学意义,即这天灌装机工作正常。

第四节 两组资料的假设检验

上一节介绍了单个正态总体的假设检验,在实际工作中,经常会涉及比较两个样本总体参数的差异性,为此接下来讨论两个正态总体参数的假设检验。

一、两个正态总体的配对比较

在医药试验中,为避免甲组与乙组受其他非处理因素的干扰,在试验设计时,常把非处理因素相同或相近的试验对象配成对,做配对比较。例如,在人或动物的同一个体上,以一侧的器官组织做对照,另一侧的器官组织做药物处理。又如在动物试验中,通常把在遗传上和环境上差别很小的同胎、同性别、体重相近的小白鼠组成对子(同源配对)做试验。一只做甲种处理,另一只做乙种处理,然后进行均数差异的比较。

若假设两组要考察的指标 $X \sim N(\mu_1, \sigma_1^2)$,$Y \sim N(\mu_2, \sigma_2^2)$,显然,每一对数据 X_i 与 Y_i 并不独立,但是数据对之间则相互独立,因此,其差值 $d_i = X_i - Y_i (i = 1, 2, \cdots, n)$,可视为一个简单随机样本。这个样本的总体 $D \sim N(\mu_d, \sigma_d^2)$,其中 $\mu_d = \mu_1 - \mu_2$,则比较甲乙两种处理结果有无差异就是检验假设:

$$H_0 : \mu_d = 0, H_1 : \mu_d \neq 0$$

由于 σ_d^2 未知,故配对试验结果的检验选用统计量 $t = \dfrac{\bar{d} - \mu_d}{S_d / \sqrt{n}}$ 称配对比较的 t 检验,下面举例说明。

例 5 - 9 某中医师用中药青木香治疗高血压患者,治疗前后的对比情况,如表 5 - 4 所示。问该中药治疗高血压是否有效。

表 5 - 4 青木香治疗高血压服药前后的数据

患者编号	舒张压(kPa)		
	治疗前	治疗后	差数 d
	(1)	(2)	(3) = (1) - (2)
1	14.7	12	2.7
2	15.3	15.4	-0.1

续表

病人编号	舒张压(kPa)		
	治疗前	治疗后	差数 d
	(1)	(2)	(3) = (1) - (2)
3	17.7	13.5	4.2
4	17.7	17.5	0.2
5	16.8	14.7	2.1
6	14.4	11.7	2.7
7	14.7	12.3	2.4
8	14.7	13.9	0.8
9	18.7	16.8	1.9
10	13.8	11.4	2.4
11	16.1	11.8	4.3
12	16.0	14.9	1.1
合计	190.6	165.9	24.7
均数	15.9	13.8	2.06

解 （1）检验假设 $H_0:\mu_d = 0, H_1:\mu_d \neq 0$；

（2）计算差值的均数 $\bar{d} = 2.06$，标准差 $S_d = 1.39$，自由度 $df = 12 - 1 = 11$；

（3）计算统计量。

$$t = \frac{\bar{d} - \mu_d}{S_d/\sqrt{n}} = \frac{\bar{d} - 0}{S_d/\sqrt{n}} = \frac{2.06}{1.39/\sqrt{12}} = 5.12$$

查附表5，得 $t_{\frac{0.01}{2}}(11) = 3.106$。$|t| = 5.12 > 3.106 = t_{\frac{0.01}{2}}(11)$，即 $P < 0.01$，以 $\alpha = 0.01$ 双侧检验拒绝原假设 H_0，差异有统计学意义。又由于 $\bar{d} > 0$，说明青木香治疗高血压患者对降低舒张压是有效的。

二、两个正态总体的成组比较

1. 总体方差已知，两个正态总体均数的比较

设有总体 $X \sim N(\mu_1, \sigma_1^2)$，$Y \sim N(\mu_2, \sigma_2^2)$，$\sigma_1^2, \sigma_2^2$ 已知，$X_1, X_2, \cdots, X_{n_1}$ 和 $Y_1, Y_2, \cdots, Y_{n_2}$ 是从两总体中随机抽取的两组样本，$\bar{X}, \bar{Y}$ 分别为它们的平均值，由第四章第二节式（4-5）可知

$$\bar{X} \sim N(\mu_1, \frac{\sigma_1^2}{n_1}), \bar{Y} \sim N(\mu_2, \frac{\sigma_2^2}{n_2})$$

由第四章第二节中正态分布可加性知

$$\bar{X} - \bar{Y} \sim N(\mu_1 - \mu_2, \frac{\sigma_1^2}{n_1} + \frac{\sigma_2^2}{n_2}) \tag{5-16}$$

标准化有

$$u = \frac{(\bar{X} - \bar{Y}) - (\mu_1 - \mu_2)}{\sqrt{\frac{\sigma_1^2}{n_1} + \frac{\sigma_2^2}{n_2}}} \sim N(0,1) \tag{5-17}$$

在假设 $H_0:\mu_1 = \mu_2$ 成立情况下，选取统计量为

$$u = \frac{\bar{X} - \bar{Y}}{\sqrt{\dfrac{\sigma_1^2}{n_1} + \dfrac{\sigma_2^2}{n_2}}} \qquad (5-18)$$

然后用 u 检验法的步骤进行检验。

下面给出了总体方差已知时两个正态总体均数的 u 检验见表 5-5。

表 5-5　两个总体的 u 检验表

检验	H_0	H_1	临界值	统计量	拒绝域
双侧 u 检验	$\mu_1 = \mu_2$	$\mu_1 \neq \mu_2$	$\pm u_{\frac{\alpha}{2}}$		$\lvert u \rvert \geqslant u_{\frac{\alpha}{2}}$
右侧 u 检验	$\mu_1 = \mu_2$	$\mu_1 > \mu_2$	u_α	$u = \dfrac{\bar{X} - \bar{Y}}{\sqrt{\dfrac{\sigma_1^2}{n_1} + \dfrac{\sigma_2^2}{n_2}}}$	$u \geqslant u_\alpha$
左侧 u 检验	$\mu_1 = \mu_2$	$\mu_1 < \mu_2$	$-u_\alpha$		$u \leqslant -u_\alpha$

例 5-10　已知甲地 20 岁男生身高的标准差为 5.8cm，乙地 20 岁男生身高的标准差为 6.15cm。今从甲、乙两地中分别随机抽取 $n_1 = 430$ 人，$n_2 = 438$ 人，测得身高的平均数 $\bar{X}_1 = 167.5$cm，$\bar{X}_2 = 168.4$cm，试判断甲、乙两地 20 岁男生的平均身高是否有差异（设两地 20 岁男生的身高服从正态分布）。

解　已知 $\sigma_1 = 5.8$、$\sigma_2 = 6.15$，可进行双侧 u 检验。

建立原假设 $H_0:\mu_1 = \mu_2$，$H_1:\mu_1 \neq \mu_2$

计算检验统计量：$u = \dfrac{\bar{X}_1 - \bar{X}_2}{\sqrt{\dfrac{\sigma_1^2}{n_1} + \dfrac{\sigma_2^2}{n_2}}} = \dfrac{167.5 - 168.4}{\sqrt{\dfrac{5.8^2}{430} + \dfrac{6.15^2}{438}}} \approx -2.22$

查附表 3 得 $u_{\frac{0.05}{2}} = 1.96$，$u_{\frac{0.01}{2}} = 2.58$。

由于 $u_{\frac{0.05}{2}} < \lvert u \rvert < u_{\frac{0.01}{2}}$，$0.01 < P < 0.05$，故以 $\alpha = 0.05$ 双侧检验拒绝原假设 H_0，接受 H_1，差异有统计学意义，即甲、乙两地 20 岁男生的平均身高有显著差异，又由于 $\bar{X}_1 < \bar{X}_2$，可以认为乙地 20 岁男生身高更高。

2. 总体方差 σ_1^2, σ_2^2 未知，两个正态总体均数的比较

（1）当 $\sigma_1^2 = \sigma_2^2$ 时，两个正态总体均数的比较

两个正态总体 $X \sim N(\mu_1, \sigma_1^2)$，$Y \sim N(\mu_2, \sigma_2^2)$，当 $\sigma_1^2 = \sigma_2^2$ 时，称为方差齐性的总体。

首先分别从两个独立总体中抽取样本：X_1，X_2，$\cdots$，X_{n_1}，其样本均数为 $\bar{X}$，方差为 S_1^2；Y_1，Y_2，$\cdots$，Y_{n_2}，其样本均数为 $\bar{Y}$，方差为 S_2^2。

由第四章第二节定理 4-3 可知：

$$t = \frac{(\bar{X} - \bar{Y}) - (\mu_1 - \mu_2)}{S_w \sqrt{\dfrac{1}{n_1} + \dfrac{1}{n_2}}} \sim t(n_1 + n_2 - 2)$$

其中，$S_w^2 = \dfrac{(n_1 - 1)S_1^2 + (n_2 - 1)S_2^2}{n_1 + n_2 - 2}$。在假设 $H_0:\mu_1 = \mu_2$ 成立情况下，选取统计量为

$$t = \frac{(\bar{X} - \bar{Y}) - (\mu_1 - \mu_2)}{S_w \sqrt{\dfrac{1}{n_1} + \dfrac{1}{n_2}}} = \frac{\bar{X} - \bar{Y}}{S_w \sqrt{\dfrac{1}{n_1} + \dfrac{1}{n_2}}}$$

与前面叙述的单个正态总体的参数检验一样，分为双侧检验和单侧检验，以下是总体方差齐性的两个正态总体均数的 t 检验法表（表 5 - 6）：

表 5 - 6　两个总体 t 检验步骤表

检验	H_0	H_1	临界值	统计量	拒绝域
双侧 t 检验	$\mu_1 = \mu_2$	$\mu_1 \neq \mu_2$	$t_{\frac{\alpha}{2}}(n_1 + n_2)$	$t = \dfrac{\bar{x} - \bar{y}}{S_w \sqrt{\dfrac{1}{n_1} + \dfrac{1}{n_2}}}$	$\lvert t \rvert \geqslant t_{\frac{\alpha}{2}}$
右侧 t 检验	$\mu_1 = \mu_2$	$\mu_1 > \mu_2$	$t_\alpha(n_1 + n_2 - 2)$		$t \geqslant t_\alpha$
左侧 t 检验	$\mu_1 = \mu_2$	$\mu_1 < \mu_2$	$-t_\alpha(n_1 + n_2 - 2)$	$\sim (n_1 + n_2 - 2)$	$t \leqslant -t_\alpha$

例 5 - 11　从甲乙两校的高二年级女生中测定她们的肺活量数据如下：$n_1 = 25$，$\bar{X}_1 = 1823.6\text{mL}$，$S_1^2 = 109.25$；$n_2 = 16$，$\bar{X}_2 = 1835.9\text{mL}$，$S_2^2 = 112.61$。试问这两校高二女生的肺活量数据有无差异？（设两校高二女生肺活量数据服从正态分布，且 $\sigma_1^2 = \sigma_2^2$）

解　设 μ_1, μ_2 分别为甲乙两校高二女生的肺活量数据的平均数，两总体服从正态分布，总体方差未知，且方差齐性，可进行双侧 t 检验。

建立原假设 $H_0 : \mu_1 = \mu_2, H_1 : \mu_1 \neq \mu_2$

计算检验统计量：

$$
\begin{aligned}
t &= \frac{\bar{X}_1 - \bar{X}_2}{\sqrt{\dfrac{(n_1 - 1)S_1^2 + (n_2 - 1)S_2^2}{n_1 + n_2 - 2}\left(\dfrac{1}{n_1} + \dfrac{1}{n_2}\right)}} \\
&= \frac{1823.6 - 1835.9}{\sqrt{\dfrac{(25 - 1) \times 109.25 + (16 - 1) \times 112.61}{25 + 16 - 2} \times \left(\dfrac{1}{25} + \dfrac{1}{16}\right)}} \\
&\approx -3.65
\end{aligned}
$$

由 $f = n_1 + n_2 - 2 = 25 + 16 - 2 = 39$，查附表 5 可知 $t_{\frac{0.05}{2}}(39) = 2.023$，$t_{\frac{0.01}{2}}(39) = 2.705$，由于 $\lvert t \rvert > t_{\frac{0.01}{2}}(39)$，$P < 0.01$，故以 $\alpha = 0.01$ 双侧检验拒绝原假设 H_0，接受备择假设 H_1，即两校高二女生的肺活量数据有差异有统计学意义，又由于 $\bar{X}_1 < \bar{X}_2$，所以可以认为甲校高二女生的肺活量较低。

（2）当 $\sigma_1^2 \neq \sigma_2^2$ 时，两个正态总体均数的比较

下面按大样本（$n_1 > 60$ 且 $n_2 > 60$）和小样本（$n_1 \leqslant 60$ 或 $n_2 \leqslant 60$）来分别研究。

（a）大样本时，可用 $\sigma_1^2 \approx S_1^2, \sigma_2^2 \approx S_2^2$ 近似代替式（5 - 18）中 σ_1^2、σ_2^2，于是式（5 - 18）在原假设 $H_0 : \mu_1 = \mu_2$ 成立情况下

$$u = \frac{\bar{X} - \bar{Y}}{\sqrt{\dfrac{\sigma_1^2}{n_1} + \dfrac{\sigma_2^2}{n_2}}} = \frac{\bar{X} - \bar{Y}}{\sqrt{\dfrac{S_1^2}{n_1} + \dfrac{S_2^2}{n_2}}} \qquad (5 - 19)$$

用此统计量按表 5 - 5 的 u 检验法的步骤，便可得出检验的结论。

例 5 – 12　随机抽取某省 100 名农村 7 岁男孩平均体重为 $\bar{X}_1 = 21.1\text{kg}$，标准差为 $S_1 = 2.0\text{kg}$，抽取该省城市中 120 名同龄男孩平均体重 $\bar{X}_2 = 22.4\text{kg}$，标准差为 $S_2 = 2.1\text{kg}$。试检验该省农村 7 岁男孩的平均体重是否低于城市同龄男孩。

解　把农村 7 岁男孩体重与城市 7 岁男孩体重当作两个总体，两总体服从正态分布，μ_1、μ_2 分别表示两总体均值，σ_1、σ_2 未知，因为 $n_1 > 60, n_2 > 60$，大样本，可进行左侧 u 检验。

建立原假设 $H_0 : \mu_1 = \mu_2, H_1 : \mu_1 < \mu_2$

计算检验统计量：
$$u = \frac{\bar{X}_1 - \bar{X}_2}{\sqrt{\dfrac{S_1^2}{n_1} + \dfrac{S_2^2}{n_2}}} = \frac{21.1 - 22.4}{\sqrt{\dfrac{2.0^2}{100} + \dfrac{2.1^2}{120}}} \approx -4.69$$

查附表 3，可知 $-u_{0.01} = -2.33$

由于 $u = -4.69 < -u_{0.01} = -2.33, P < 0.01$，故以 $\alpha = 0.01$ 左侧检验拒绝 H_0，接受 H_1，差异有统计学意义，即该省农村 7 岁男孩的平均体重低于城市同龄男孩。

（b）小样本时，选用样本函数
$$t = \frac{(\bar{X} - \bar{Y}) - (\mu_1 - \mu_2)}{\sqrt{\dfrac{S_1^2}{n_1} + \dfrac{S_2^2}{n_2}}} \tag{5–20}$$

近似服从自由度为
$$f = \frac{\left(\dfrac{S_1^2}{n_1} + \dfrac{S_2^2}{n_2}\right)^2}{\dfrac{\left(\dfrac{S_1^2}{n_1}\right)^2}{n_1 - 1} + \dfrac{\left(\dfrac{S_2^2}{n_2}\right)^2}{n_2 - 1}} \tag{5–21}$$

的 t 分布，因此当假设 $H_0 : \mu_1 = \mu_2$ 成立时，有统计量
$$t = \frac{\bar{X} - \bar{Y}}{\sqrt{\dfrac{S_1^2}{n_1} + \dfrac{S_2^2}{n_2}}} \sim t(f) \tag{5–22}$$

利用 t 检验的步骤，便能得出检验假设的结论。

例 5 – 13　设有两种降低胆固醇的药物，降低值（mmol/L）均服从正态分布，且方差不相等，现利用这两种药物治疗两组胆固醇过高的患者，胆固醇降低值的均数和标准差如下：
$$n_1 = 20, \bar{X} = 2.23, S_1 = 1.12, n_2 = 25, \bar{Y} = 2.03, S_2 = 2.75$$
试比较这两种降低胆固醇药物的降低效果是否相同？

解　设这两种降低胆固醇药物的降低值 $X \sim N(\mu_1, \sigma_1^2)$，$Y \sim N(\mu_2, \sigma_2^2)$，且方差不相等，又因为均为小样本，故采用方差不齐的 t 检验。
$$H_0 : \mu_1 = \mu_2, H_1 : \mu_1 \neq \mu_2$$

计算检验统计量值
$$t = \frac{\bar{X} - \bar{Y}}{\sqrt{\dfrac{S_1^2}{n_1} + \dfrac{S_2^2}{n_2}}} = \frac{2.23 - 2.03}{\sqrt{\dfrac{1.12^2}{20} + \dfrac{2.75^2}{25}}} = 0.3309$$

由于

$$f = \frac{\left(\dfrac{S_1^2}{n_1} + \dfrac{S_2^2}{n_2}\right)^2}{\dfrac{\left(\dfrac{S_1^2}{n_1}\right)^2}{n_1-1} + \dfrac{\left(\dfrac{S_2^2}{n_2}\right)^2}{n_2-1}} = \frac{\left(\dfrac{1.12^2}{20} + \dfrac{2.75^2}{25}\right)^2}{\dfrac{\left(\dfrac{1.12^2}{20}\right)^2}{19} + \dfrac{\left(\dfrac{2.75^2}{25}\right)^2}{24}} = 33.182 \approx 33$$

查附表 5，可知 $t_{\frac{0.05}{2}}(33) = 2.035, t_{\frac{0.01}{2}}(33) = 2.733$

因为 $|t| = 0.3309 < t_{\frac{0.05}{2}}(33) = 2.035, P > 0.05$，故以显著水平 $\alpha = 0.05$ 双侧检验不拒绝 H_0，差异无统计学意义，即两种降低胆固醇药物的降低效果没有显著差异。

3. 两个正态总体的方差齐性的检验

在两组资料比较的 t 检验中，首先要了解两个正态总体的方差是否齐性，然后决定假设检验方法，因此，有必要讨论如何判断两个正态总体的方差齐性。

设两个正态总体 $X \sim N(\mu_1, \sigma_1^2)$，$Y \sim N(\mu_2, \sigma_2^2)$，且 X, Y 间互相独立，分别取容量为 n_1 和 n_2 的样本 $X_1, X_2, \cdots, X_{n_1}$ 和 $Y_1, Y_2, \cdots, Y_{n_2}$，均数为 $\overline{X}$、$\overline{Y}$，方差为 S_1^2、S_2^2，由第四章第二节定理 4-4 可知：样本函数

$$F = \frac{S_1^2/\sigma_1^2}{S_2^2/\sigma_2^2} \sim F(n_1 - 1, n_2 - 1)$$

在原假设 $H_0: \sigma_1^2 = \sigma_2^2$ 成立情况下，则统计量

$$F = \frac{S_1^2}{S_2^2} \sim F(n_1 - 1, n_2 - 1) \tag{5-23}$$

对显著水平 α，由附表 6 查得临界值的 $F_{1-\frac{\alpha}{2}}(n_1 - 1, n_2 - 1)$、$F_{\frac{\alpha}{2}}(n_1 - 1, n_2 - 1)$。若 $F \leqslant F_{1-\frac{\alpha}{2}}(n_1 - 1, n_2 - 1)$ 或 $F \geqslant F_{\frac{\alpha}{2}}(n_1 - 1, n_2 - 1)$，即 $P \leqslant \alpha$，则以显著水平 α 双侧检验拒绝假设 H_0，若 F 在区间 $\left(F_{1-\frac{\alpha}{2}}, F_{\frac{\alpha}{2}}\right)$ 内，则不拒绝 H_0。

在计算 F 值时，一般总是以较大的样本方差定为 S_1^2 作分子，较小的样本方差定为 S_2^2 作分母，即取 $S_1^2 > S_2^2$，由此算得 $F = \dfrac{S_1^2}{S_2^2} > 1$，再进行 F 分布的右侧检验，即当 $F > F_\alpha(n_1 - 1, n_2 - 1)$，拒绝 H_0。这个用 F 分布的统计量进行检验的方法，叫 F 检验法。

例 5-14 某化工厂为了考察某新型催化剂对某化学反应生成物浓度的影响，现作若干试验，测得生成物浓度（单位:%）为

使用新型催化剂（X）：34　35　30　32　33　34

不使用新型催化剂（Y）：31　29　30　28　26　28　30

假定该化学反应的生成物浓度 X、Y 依次服从 $N(\mu_1, \sigma_1^2)$ 及 $N(\mu_2, \sigma_2^2)$。试问使用新型催化剂与不使用新型催化剂的化学反应生成物浓度的波动性（方差）是否相同？

解 通过题意可得

$$n_1 = 6, df_1 = 5, \overline{X} = 33, S_1^2 = 3.2 ; n_2 = 7, df_2 = 6, \overline{Y} = 28.86, S_2^2 = 2.81$$

假设　　$H_0: \sigma_1^2 = \sigma_2^2, H_1: \sigma_1^2 > \sigma_2^2$

计算统计量　$F = \dfrac{S_1^2/\sigma_1^2}{S_2^2/\sigma_2^2} = \dfrac{S_1^2}{S_2^2} = \dfrac{3.2^2}{2.81^2} = 1.14$

查附表 6 得临界值 $F_{\frac{0.02}{2}}(5,6) = F_{0.01}(5,6) = 8.75, F_{0.05}(5,6) = 4.39$。因为 $F < F_{0.05}(5,6)$，$P > 0.05$，所以在显著水平 $\alpha = 0.05$ 下右侧检验不拒绝 H_0，拒绝 H_1，无统计学意义。使用新型催

化剂与不使用新型催化剂的化学反应生成物浓度的方差相同。

例 5 – 15 甲乙两个药品零售企业销售某药品，假设两零售企业每月该药品的销售量（单位：箱）都服从正态分布，测得他们在一年中的销售量如下：

甲企业：80，91，100，82，89，90，92，88，92，87，91，95；

乙企业：105，95，97，100，97，96，98，96，99，101，96，99。

试问乙企业每月该药品销售量的方差是否显著比甲企业的小？

解　设甲乙两个药品零售企业每月该药品的销售量分别为随机变量 X, Y，由题设有 $X \sim N(\mu_1, \sigma_1^2)$，$Y \sim N(\mu_2, \sigma_2^2)$，$n_1 = 12$，$S_1^2 = 28.39$，$n_2 = 12$，$S_2^2 = 7.84$，根据题意采用右侧检验。

$H_0 : \sigma_1^2 = \sigma_2^2, H_1 : \sigma_1^2 > \sigma_2^2$（单边右侧检验）。

计算检验统计量

$$F = \frac{S_1^2}{S_2^2} = \frac{28.39}{7.84} = 3.62$$

由于 $f_1 = 11, f_2 = 11$，因此查附表 6，得临界值 $F_{0.05}(11,11) = 2.82$，$F_{0.01}(11,11) = 4.48$，因 $F_{0.05}(11,11) < F < F_{0.01}(11,11)$，$0.01 < P < 0.05$，故在显著水平 $\alpha = 0.05$ 下右侧检验拒绝 H_0，接受 H_1，差异有统计学意义，即可以认为乙企业每月该药品销售量的方差比甲企业的小。

第五节　常见问题分析

一、置信区间的实际意义

置信区间又称估计区间，是用来估计参数的取值范围的。置信区间给出的是被测量参数的测量值。举例来说，如果在一次大选中某人的支持率为 55%，而置信水平 95% 的置信区间是（50%，60%），那么他的真实支持率有 95% 的概率落在 50% ~60%，因此他的真实支持率不足 50% ~60% 的可能性小于 5%。

窄的置信区间比宽的置信区间能提供更多的有关总体参数的信息。例如，假设全班考试成绩置信水平 95% 的置信区间是（0，100），等于什么信息也没告诉你；置信区间是（60，70），几乎能判定全班的平均分大多数为 65。在置信水平固定的情况下，样本量越多，置信区间越窄；在样本量相同的情况下，置信水平越高，置信区间越宽。

二、假设检验的实际意义

1. 检验的原理是"小概率事件在一次试验中不发生"，以此作为推断的依据，决定是否拒绝 H_0。但是这一原理只是在概率意义下成立，并不是严格成立的，即不能说小概率事件在一次试验中绝对不可能发生。

2. 在假设检验中，原假设 H_0 与备选假设 H_1 的地位是不对等的。一般来说 α 是较小的，因而检验推断是"偏向"原假设 H_0，而"歧视"备选假设 H_1 的。因为，通常若要否定原假设，需要有显著性的事实，即小概率事件发生，否则就认为原假设成立。因此在检验中接受 H_0，并不等于从逻辑上证明了 H_0 的成立，只是找不到 H_0 不成立的有力证据，所以在统计结论中一般不说接受原假设 H_0，而是说不拒绝 H_0。在应用中，对同一问题若提出不同的原假设，甚至可以有完全不同的结论，为了理解这一点，举例如下：

例 5 – 16 设总体 $X \sim N(m, 1)$，样本均值 $\bar{X} = 0.5$，样本容量 $n = 1$，取 $\alpha = 0.05$，欲检验 $m = 0$，还是 $m = 1$。

这里有两种提出假设的方法，分别如下：

(1) $H_0 : m = 0$；$H_1 : m > 0$。

(2) $H_0 : m = 1$；$H_1 : m < 1$。

如果按一般逻辑论证的想法，当然认为无论怎样提假设，m 的最终结果应该是一样的。但事实不然，计算如下：

$$H_0 : m = 0 ; \quad H_1 : m > 0$$

对于（1）显然应取否定域为 $V = \{ u \geq u_{0.05} = 1.645 \}$，其中 $u = \dfrac{\bar{X} - \mu}{\sigma / \sqrt{n}}$，当 H_0 成立时，$u \sim N(0,1)$，实际算得

$$u = \frac{0.5 - 0}{\dfrac{1}{\sqrt{1}}} = 0.5 < 1.645$$

接受 H_0，即认为 $m = 0$。

对于（2）$H_0 : m = 1$；$H_1 : m < 1$ 应取否定域为 $V = \{ u \leq - u_{0.05} = - 1.645 \}$。当 H_0 成立时，有

$$u = \frac{0.5 - 1}{\dfrac{1}{\sqrt{1}}} = - 0.5 > - 1.645$$

接受 H_0，即认为 $m = 1$。

这种矛盾现象可以解释为，试验结果既不否定 $m = 0$，也不否定 $m = 1$，究竟应认为 $m = 0$，还是 $m = 1$，就要看你要"保护"谁，即怎样取原假设。这一结果的几何解释如图 5 – 9。$\bar{X} = 0.5$ 既不在 $N(0,1)$ 密度函数的阴影部分所对应的区间里，也不在 $N(1,1)$ 密度函数的阴影部分所对应的区间内。所以无论怎样提出 H_0 都否定不了。

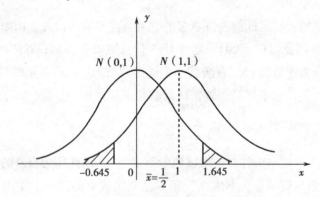

图 5 – 9　密度函数的拒绝区域

这一事实提醒我们，在应用中一定要慎重提出原假设，它应该是有一定背景依据的。因为它一经提出，通常在检验中是受到保护的，受保护的程度取决于显著性水平 α 的大小，α 越小，以 α 为概率的小概率事件就越难发生，H_0 就越难被否定。在实际问题中，这种保护是必要的，如对一个有传统生产工艺和良好信誉的厂家的商品检验，我们就应该取原假设为产品合格来加以保护，并通过检验来印证，以免因抽样的随机性而轻易否定该厂商品的质量。

从另一个角度看，既然 H_0 是受保护的，则对于 H_0 的肯定相对来说是较缺乏说服力的，充其量不过是原假设与试验结果没有明显矛盾；反之，对于 H_0 的否定则是有力的，且 α 越小，小概率事件越难以发生，一旦发生了，这种否定就越有力，也就越能说明问题。在应用中，如果要用假设检验说明某个结论成立，那么最好设 H_0 为该结论不成立。若通过检验拒绝了 H_0，则说明该结论的成立是很具有说服力的。

三、假设检验的两类错误

假设检验是根据小概率原理来判断是否拒绝 H_0，由于抽样的随机性，在进行判断时，有可能犯两类错误。

（1）H_0 实际为真，而判断 H_0 为假。这类"弃真"错误称为第一类错误，由于样本的随机性，在拒绝 H_0 时犯这类错误的可能性是不可避免的。若将犯这一类错误的概率记为 α，则有 $P\{$拒绝 $H_0 \mid H_0$ 为真$\} = \alpha$。犯错误的概率就是显著水平 α。

（2）H_0 实际不真，而不拒绝 H_0，这类"取伪"错误称为第二类错误，在不拒绝 H_0 时这类错误同样是不可避免的。若将犯这类错误的概率记为 β，则有 $P\{$不拒绝 $H_0 \mid H_0$ 为假$\} = \beta$。犯错误的概率为 β。

这两类错误可归纳成表 5-7：

表 5-7　两类检验错误概率表

判断＼实际情况	接受 H_0	拒绝 H_0（接受 H_1）
H_0 为真	判断正确（$1-\alpha$）	α（弃真）
H_0 为假	β（取伪）	判断正确（$1-\beta$）

两类错误所造成的后果常常是不一样的。例如，要求检验某种新药是否提高了疗效，作假设为 H_0：该药未提高疗效，则第一类错误是把未提高疗效的新药误认为提高了疗效，倘若推广使用该新药，则对患者不利；而第二类错误则是把疗效确有提高的新药误认为与原药相当，不予推广使用，当然也会带来损失。最理想的是所作的检验使犯两类错误的概率都很小，但实际上减少其中一个，另一个往往就会增大。要使他们同时减小，只有增加样本容量，即增加实验次数，但这会导致人力、物力的耗费。所以，实际工作中，要根据两类错误可能造成的损失和抽样耗费等统筹考虑。通常是限制犯第一类错误的概率 α，然后适当确定样本的容量使犯第二类错误的概率 β 尽可能地小。

应着重指出，在确保第一类错误的概率为小概率 α 时，若检验结果拒绝假设 H_0，则有 $(1-\alpha)$ 的把握正确。可是，若检验结果不能拒绝 H_0，则并不意味着 H_0 一定为真，也不意味着 H_0 为真的可能性一定很大。为慎重起见，可通过增大样本容量，重新进行检验，借以提高结论的可靠性。

本章小结

统计学的基本问题是根据样本所提供的信息，对总体的分布以及分布的数字特征（即未知参数）做出统计推断。统计推断基本上包括两大部分：一种是区间估计；另一种是假设检验，其中利用小概率事件原理进行分析的假设检验方法是很多统计方法的基础，学生应对这部分内容重点理解和掌握。在本章里主要介绍计量资料的参数统计推断过程。

本章学习的主要内容总结如下:

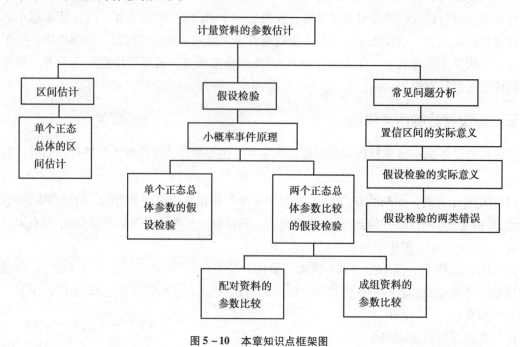

图 5-10 本章知识点框架图

思考与练习五

一、判断题

1. 双侧检验优于单侧检验。(　　　)

2. 对两组样本进行均数比较时采用配对 t 检验还是成组 t 检验由试验设计方案来决定。(　　　)

3. 当拒绝 H_0 时,只可能发生第一类错误。(　　　)

4. 对于 $H_0:\mu=\mu_0,H_1:\mu\neq\mu_0$ 的 t 检验,当 H_1 为真时,检验统计量 $|t|<t_{\frac{\alpha}{2}}(n-1)$ 的概率为 $1-\alpha$。(　　　)

5. 对于 $H_0:\mu=\mu_0,H_1:\mu\neq\mu_0$ 的 t 检验,当 H_0 为真时,发生拒绝 H_0 的机会与样本量 n 无关。(　　　)

6. 两个样本的样本量都很大时,t 检验对正态性的要求可以忽略。(　　　)

二、填空题

1. 已知某高校学生身高 $X\sim N(\mu,\sigma^2)$(单位:cm),现随机抽取 5 名学生测身高值为 175,184,163,173,168,则总体均数 95% 的置信区间为_____。

2. 样本容量不变时,当置信区间的可靠度 $1-\alpha$ 减少,区间长度将_____。

3. 在假设检验过程中,当检验概率 P 满足 $0.01<P\leq0.05$ 时,则结论是以 $\alpha=$ _____ 拒绝原假设。

4. 对正态总体均数 μ 作假设检验 $H_0:\mu=\mu_0$,若 σ^2 为未知且样本量 n 较少,则应采用统计量为_____,若以 $\alpha=0.05$ 进行左侧检验,则拒绝域为_____。

三、计算题

1. 若已知某药品中某成分的含量在正常情况下服从正态分布,方差 $\sigma^2=0.108^2$,现测定 9 个样品,其含量的均数 $\overline{X}=4.484$,试估计药品中某成分含量的总体均数 μ 的置信区间($\alpha=0.05$)。

2. 设某药厂生产的某种药片直径 $X \sim N(\mu, 0.8^2)$，现从某日生产的药片中随机抽取 9 片，测得其直径分别为（单位：mm）14.1，14.7，14.7，14.4，14.6，14.5，14.5，14.8，14.2，试求该药片直径均数 m 的 99% 置信区间。

3. 在一批中药片中，随机抽查 35 片，称得平均片重为 1.5g，标准差为 0.08g，如已知药片的重量服从正态分布，试估计药片平均片重的 95% 的置信区间。

4. 正态总体 X 的样本数据为：50.7，69.8，54.9，53.4，54.3，66.1，44.8，48.1，42.2，35.7。求总体均数 μ 和标准差 σ 的置信度为 99% 的置信区间。

5. 某药品有效期为 3 年（1095 天），现从改进配方后新生产的一批药品中任取 10 件留样观察，得有效期（天）为：1050，1100，1150，1250，1280，1270，1220，1230，1220，1170。已知该药原来的有效期 X 服从正态分布，试问该批药品有效期是否确有提高？

6. 某制药厂生产复方维生素，要求每 50g 维生素中含铁 2400mg，现从某次生产过程中随机抽取 10 个样品，测得含铁量（mg/50g）为：2372，2409，2395，2399，2411，2401，2392，2387，2396，2392。问这批产品的含铁量是否合格？

7. 某中药研究所研究试用中药青兰在改变兔脑血流图方面所起的作用，测得用药前后的数据如表 5-8：

表 5-8　家兔脑血流用药前后测量数据

给药前	2.0	5.0	4.0	5.0	6.0
给药后	3.0	6.0	4.5	5.5	8.0

试分别用成组比较的 t 检验和配对比较的 t 检验处理数据，说明青兰究竟有没有改变兔脑血流图的作用。试问本题应该用哪一种方法检验为宜？为什么？

8. 青蒿素研究中，对 10 只小白鼠进行耐缺氧试验，测得生存时间（min）数据如表 5-9，试问两组生存时间差异有无显著意义？（设总体方差相等）。

表 5-9　青蒿素组及对照组小白鼠耐缺氧生存时间（min）

	生存时间									
青蒿素组	17	17	27	33	22	20	72	34	33	62
溶媒组	94	94	10	91	61	27	37	33	16	26

9. 测定 10 位功能性子宫出血患者中实热组与虚寒组的免疫功能，其淋巴细胞转化比率如下，试比较两组的差别。

实热组：0.709，0.755，0.655，0.705，0.723，0.723，0.653，0.682，0.706，0.696

虚寒组：0.617，0.608，0.623，0.635，0.593，0.684，0.695，0.718，0.606，0.618

10. 为探索胃脘痛寒、热证的实质，寻找客观诊断指标，今测定胃脘痛属热证患者与健康人的胃脘温度（℃），其结果如下：

热证病人　$n_1 = 67$，　$\bar{X} = 37.68$，　$S_1 = 0.66$；

健康人　$n_2 = 66$，　$\bar{Y} = 37.19$，　$S_2 = 0.33$。

若假定总体方差不齐，问两组总体均数有无差别？

11. 某大学在药用资源研究开发中，对黑斑蛙抽样分析，得到资料如表 5-10 中所示，问：10 月份的黑斑蛙输卵管均重是否比 6 月份的大？（假设总体方差相等）

表 5 - 10　黑斑蛙输卵管均重（g）

时　间	n	输卵管均重	方　差
6 月份	64	0.57	0.57
10 月份	67	1.12	0.51

四、讨论题

两药厂生产同一药品，其含量指标都服从正态分布，国家药典标准规定其均值应该等于 120g。各从甲乙两厂随机抽取 5 件药品，测其含量指标（g）分别为：

甲厂：119，120，119.2，119.7，119.6

乙厂：110.5，106.3，122.2，113.8，117.2

试推断甲乙两厂的含量指标是否符合国家标准？

仅仅从数据可以看出：甲厂的数据更接近 120，而乙厂的数据波动较大，偏离 120 的程度比甲厂高，似乎甲厂的含量更好些。

为进一步确认推断印象，我们对两组数据分别进行假设检验。

本题的假设 $H_0 : \mu = 120, H_1 : \mu \neq 120$ 为双侧检验问题，可采用 t 检验。

对于甲厂，由于 $n_1 = 5$，$\bar{x} = 119.5$，$S_甲 = 0.4$ 可得到统计量的计算值

$$t_甲 = \frac{\bar{x} - \mu}{S_甲 / \sqrt{n_1}} = \frac{119.5 - 120}{0.4 / \sqrt{5}} = -2.795$$

对于乙厂，由于 $n_2 = 5$，$\bar{y} = 114$，$S_乙 = 6.105$ 可得到统计量的计算值

$$t_乙 = \frac{\bar{y} - \mu}{S_2 / \sqrt{n_2}} = \frac{114 - 120}{6.105 / \sqrt{5}} = -2.198$$

令 $\alpha = 0.05$，查附表 5 得 $t_{0.025}(4) = 2.776$

因为 $|t_甲| = 2.795 > t_{0.025}(4) = 2.776$，所以拒绝 H_0，认为甲厂药品含量指标与 120 有显著差异。

而 $|t_乙| = 2.198 < t_{0.025}(4) = 2.776$，所以不能拒绝 H_0，认为乙厂药品含量指标与 120 没有显著差异。

面对以上推断结果，很多人会难以接受，与标准值相近的数据怎么反而会不合格呢？请分析原因，并深入讨论解释推断结果。

第六章

计数资料的参数估计

在离散型总体中随机抽取到具有某种特性的个体，是一个随机事件，记为 A。事件 A 出现的概率 $p(A)$ 称为总体率，记为 p。总体率 p 通常是未知的，只能通过重复试验的方法估计它。本章将讨论来自计数资料的参数估计和假设检验问题。

扫一扫，查阅本章数字资源，含PPT、音视频、图片等

第一节　计数资料总体率的区间估计

一、二项分布总体率 p 的区间估计

在满足二项分布的总体中重复抽取 n 个个体，相当于进行 n 次伯努利试验，事件 A 出现的次数 X 是离散型随机变量，即 $X \sim B(k; n, p)$。若容量为 n 的某样本中，事件 A 出现 m 次，则可用 A 出现的频率 $f(A) = \dfrac{m}{n}$ 作为总体率 p 的估计值，称为样本率，记为 $\hat{p}$。

由于样本率 $\hat{p} = \dfrac{X}{n}$，是一个随机变量，于是可得出样本率的均数和方差分别为

$$E\hat{p} = E\left(\frac{X}{n}\right) = \frac{1}{n}EX = p \qquad (6-1)$$

$$D\hat{p} = D\left(\frac{X}{n}\right) = \frac{1}{n^2}DX = \frac{pq}{n} \qquad (6-2)$$

可以用样本率 $\hat{p}$ 来估计总体率 p。

由第五章可知，进行总体率 p 的区间估计，先要根据事先给定的置信度 $1-\alpha$，给总体率 p 估计置信区间 $(\hat{p}_1, \hat{p}_2)$，使 p 的真值落在 $(\hat{p}_1, \hat{p}_2)$ 内的概率为 $1-\alpha$，即

$$P(\hat{p}_1 < p < \hat{p}_2) = 1-\alpha$$

则称区间 $(\hat{p}_1, \hat{p}_2)$ 为总体率 p 的置信度为 $1-\alpha$ 的置信区间。

关于总体率 p 的区间估计，分为小样本和大样本两种情况。

1. 大样本总体率 p 的区间估计

与正态总体参数的置信区间一样，求总体率 p 的置信区间，也需知道总体率 p 的估计值及样本率 $\hat{p}$ 的概率分布。

在伯努利试验中，当重复试验次数 n 无限增大时，由第三章第五节德莫佛－拉普拉斯中心极限定理可知，试验中的成功次数 $X \sim N(np, npq)$。再由正态分布的性质得

$$\hat{p} = \frac{X}{n} \sim N\left(\frac{np}{n}, \frac{npq}{n^2}\right) = N\left(p, \frac{pq}{n}\right)$$

进而

$$u = \frac{\hat{p} - p}{\sqrt{\frac{pq}{n}}} \sim N(0, 1) \qquad (6-3)$$

由于 n 足够大，可用频率 $\hat{p}$ 代替概率 p，于是，$\sqrt{\frac{pq}{n}}$ 可用 $\sqrt{\frac{\hat{p}\hat{q}}{n}}$ 代替，其中 $\hat{q} = 1 - \hat{p}$。

记

$$S_{\hat{p}} = \sqrt{\frac{\hat{p}\hat{q}}{n}} \qquad (6-4)$$

可得出

$$u = \frac{\hat{p} - p}{S_{\hat{p}}} \sim N(0, 1)$$

查标准正态分布临界值表（附表3），有 $u_{\frac{\alpha}{2}}$ 使下式成立：

$$P\left(\left| \frac{\hat{p} - p}{S_{\hat{p}}} \right| < u_{\frac{\alpha}{2}} \right) = 1 - \alpha$$

即

$$P(\hat{p} - u_{\frac{\alpha}{2}} S_{\hat{p}} < p < \hat{p} + u_{\frac{\alpha}{2}} S_{\hat{p}}) = 1 - \alpha$$

因此，总体率 p 的 $1 - a$ 的置信区间为

$$(\hat{p} - u_{\frac{\alpha}{2}} S_{\hat{p}}, \hat{p} + u_{\frac{\alpha}{2}} S_{\hat{p}}) \qquad (6-5)$$

或写为

$$\hat{p} \pm u_{\frac{\alpha}{2}} S_{\hat{p}} \qquad (6-6)$$

在实际工作中，$n > 60$ 视为大样本，p 的 95% 和 99% 置信区间分别为 $\hat{p} \pm 1.96 S_{\hat{p}}$ 和 $\hat{p} \pm 2.58 S_{\hat{p}}$。

例6-1　某医院用复方当归注射液静脉滴注治疗脑动脉硬化症188例，其中显效83例，试估计复方当归注射液显效率的95%可信区间。

解　$n = 188$，$\hat{p} = \frac{83}{188} = 0.4415$，$\hat{q} = 1 - \hat{p} = 0.5585$

由式（6-6）知，显效率 p 的95%置信区间为

$$\hat{p} \pm u_{\frac{\alpha}{2}} S_{\hat{p}} = 0.4415 \pm 1.96 \times \sqrt{\frac{0.4415 \times 0.5585}{188}} = (0.3705, 0.5125)$$

2. 小样本总体率 p 的区间估计

在伯努利试验中，若重复试验的次数 $n < 60$，一般称为小样本试验。如果样本容量是小样本，便不宜用上述正态近似法估计总体率 p 的区间。这时，可由 $P(X \leq m) = \sum_{k=0}^{m} C_n^k p^k (1-p)^{n-k} \leq \frac{\alpha}{2}$ 和 $P(X \geq m) = \sum_{k=m}^{n} C_n^k p^k (1-p)^{n-k} \leq \frac{\alpha}{2}$ 解出 p 的上限 $\hat{p}_1$ 和下限 $\hat{p}_2$，但由于计算工作繁重，故人们制作了二项分布参数 p 的置信区间表（见附表9）供查用，我们只要根据 n 和 m 便可从该表查得总体率 p 的 $1 - \alpha$ 的置信区间。

例6-2　某县抽查了10名人员乙型肝炎表面抗原（HBsAg）的携带情况，阴性者8人，试求该县人群阴性率95%的可信区间和99%的可信区间。

解 本例 $n = 10$，$m = 8$，$n - m = 10 - 8 = 2$，当 $1 - \alpha = 0.95$，查附表9得 $\hat{p}_1 = 0.444$，$\hat{p}_2 = 0.975$。所以阴性总体率 p 的95%的置信区间为（0.444，0.975），即（44.44%，97.5%）。

当 $1 - \alpha = 0.99$，查附表9得 $\hat{p}_1 = 0.352$，$\hat{p}_2 = 0.989$。所以阴性总体率 p 的99%的置信区间为（0.352，0.989），即（35.2%，98.9%）。

二、泊松分布参数 λ 的置信区间

关于参数 λ 的区间估计，也分为小样本和大样本两种情况。

1. 正态近似法

当试验次数 n 无限增大，且 $P(A) = p$ 充分小时，泊松分布 $P(k; \lambda)$ 近似于正态分布 $X \sim N(\lambda, \lambda)$，即 $\mu \approx \lambda$，$\sigma \approx \sqrt{\lambda}$。

若由泊松分布 $P(k; \lambda)$ 中随机抽取容量为 n 的样本 X_1，X_2，$\cdots$，X_n，得样本均数 $\bar{X} = \frac{1}{n}\sum_{i=1}^{n}X_i$，则

$$E(\bar{X}) = E\left(\frac{1}{n}\sum_{i=1}^{n}X_i\right) = \frac{1}{n}\sum_{i=1}^{n}EX_i = \frac{1}{n}n\lambda = \lambda \qquad (6-7)$$

$$D(\bar{X}) = D\left(\frac{1}{n}\sum_{i=1}^{n}X_i\right) = \frac{1}{n^2}\sum_{i=1}^{n}DX_i = \frac{1}{n^2}n\lambda = \frac{\lambda}{n} \qquad (6-8)$$

当样本容量 n 充分大时，由中心极限定理知：

$$\bar{X} = \frac{1}{n}\sum_{i=1}^{n}X_i \sim N\left(\lambda, \frac{\lambda}{n}\right)$$

则有

$$u = \frac{\bar{X} - \lambda}{\sqrt{\dfrac{\lambda}{n}}} \sim N(0,1) \qquad (6-9)$$

在实际工作中，由于实验所得数据往往是样本总计数 $X = \sum_{i=1}^{n}X_i$，当样本充分大时，常用样本均数 $\bar{X}$ 代替参数 λ，计算 $\bar{X}$ 的总体标准差 $\sigma = \sqrt{\dfrac{\lambda}{n}} = \sqrt{\dfrac{\bar{X}}{n}} = \sqrt{\dfrac{X}{n^2}} = \dfrac{\sqrt{X}}{n}$，从而，

$$u = \frac{\dfrac{X}{n} - \lambda}{\dfrac{\sqrt{X}}{n}} \sim N(0,1)$$

查标准正态分布临界值表，有 $u_{\frac{\alpha}{2}}$ 使下式成立：

$$P\left(\left|\frac{\dfrac{X}{n} - \lambda}{\dfrac{\sqrt{X}}{n}}\right| < u_{\frac{\alpha}{2}}\right) = 1 - \alpha$$

因此，参数 λ 的 $1 - \alpha$ 的置信区间为

$$\frac{X}{n} \pm u_{\frac{\alpha}{2}}\frac{\sqrt{X}}{n} \qquad (6-10)$$

例 6-3 用计数器测量某放射性标本，60分钟内读数为135，试估计每分钟的读数可能在什

么范围内（$\alpha = 0.05$）。

解 由 $n = 60$，$X = 135$，$1 - \alpha = 0.95$，查附表 3，得 $u_{\frac{0.05}{2}} = 1.96$，所以每分钟读数 λ 的置信区间为：

$$\frac{X}{n} \pm u_{\frac{\alpha}{2}} \frac{\sqrt{X}}{n} = \frac{135}{60} \pm 1.96 \times \frac{\sqrt{135}}{60} = (1.87, 2.63)$$

2. 查表法

如果样本总计数 X 不够大，就不宜使用正态近似法。这时，可以利用泊松分布进行精确的计算。

若 A 是大量伯努利试验中的稀有事件，则 A 出现次数 X 服从泊松分布，即 $X \sim P(k; \lambda)$。类似地，可由 $P(X \leqslant m) = \sum\limits_{k=0}^{m} \frac{\lambda^k}{k!} e^{-\lambda} \leqslant \frac{\alpha}{2}$ 和 $P(X \geqslant m) = \sum\limits_{k=m}^{\infty} \frac{\lambda^k}{k!} e^{-\lambda} \leqslant \frac{\alpha}{2}$ 解出 λ 的上限 $\hat{\lambda}_1$ 和下限 $\hat{\lambda}_2$。据此制成了泊松分布参数 λ 的置信区间表（附表 10）供直接查看。我们只要根据 n 个单元观察样本总计数 $c = \sum\limits_{i=1}^{n} X_i$，即可从该表查出 $n\lambda$ 的置信区间，上、下限分别除以 n，便得出 λ 的置信区间。

例 6 - 4 由一份经充分混合的井水中抽取 3 次水样，每次 1mL，经检查共得细菌 20 个，试求该井水中每毫升所含细菌数的 99% 置信区间。

解 由 $n = 3$，$c = 20$，$1 - \alpha = 0.99$，查附表 10 得 3mL 井水所含细菌数的 99% 置信区间为 $(10.35, 34.67)$，从而每毫升井水所含细菌数的 99% 置信区间为 $(3.45, 11.56)$。

第二节 单组资料的假设检验

设某一离散总体，具有某种特性的个体出现的总体率为 p_0，容量为 n 的某样本中，具有某种特性的个体出现 m 个，样本率 $\hat{p} = \frac{m}{n}$ 与已知定值 p_0 有差异，即 $\hat{p} \neq p_0$。现在，根据样本资料来推断总体率 p 与已知定值 p_0 差异是否有显著意义，即要检验假设 $H_0: p = p_0$。

我们知道，当 n 足够大时，$\dfrac{\hat{p} - p}{\sqrt{\dfrac{pq}{n}}} \sim N(0, 1)$，于是，在假设 $H_0: p = p_0$ 成立的前提下

$$u = \frac{\hat{p} - p_0}{\sqrt{\dfrac{p_0 q_0}{n}}} \sim N(0, 1) \tag{6 - 11}$$

用它作为检验的统计量，可得单个总体率的 u 检验方法如表 6 - 1 所示。

表 6 - 1 总体率的 u 检验表

前提	信息	检验	H_0	H_1	统计量	临界值	拒绝域
二项分布 大样本	$\hat{p} \neq p_0$	双侧		$p \neq p_0$		$u_{\frac{\alpha}{2}}$	$\lvert u \rvert \geqslant u_{\frac{\alpha}{2}}$
	$\hat{p} > p_0$	右侧	$p = p_0$	$p > p_0$	$u = \dfrac{\hat{p} - p_0}{\sqrt{\dfrac{p_0 q_0}{n}}}$	u_{α}	$u \geqslant u_{\alpha}$
	$\hat{p} < p_0$	左侧		$p < p_0$		$-u_{\alpha}$	$u \leqslant -u_{\alpha}$

例 6 - 5 据报道，常规疗法对某种疾病的治愈率为 65%。现医生用中西医结合疗法治疗了 100 例该病患者，共治愈 80 人。问该中西医结合疗法的疗效是否比常规疗法好？

解 由样本信息，$\hat{p}=80\% > 65\%$，采用右侧检验

$$H_0: p = p_0 = 65\%, \quad H_1: p > p_0$$

由式（6-11）得

$$u = \frac{\hat{p}-p_0}{\sqrt{\dfrac{p_0 q_0}{n}}} = \frac{0.8-0.65}{\sqrt{\dfrac{0.8\times0.2}{100}}} = \frac{0.15}{0.04} = 3.75$$

查标准正态分布临界值表（附表3），$u_{0.01} = u_{\frac{0.02}{2}} = 2.326$。

因为 $u = 3.75 > u_{0.01} = 2.326$，$P < 0.01$，所以以显著水平 $\alpha = 0.01$ 右侧检验拒绝 H_0，接受 H_1，差异有统计学意义，认为中西医结合疗法的疗效比常规疗法好。

第三节 两个资料的假设检验

设有两个离散型总体，总体率分别为 p_1、p_2，分别抽取容量为 n_1、n_2 的样本，样本率 $\hat{p}_1 = \dfrac{m_1}{n_1} \neq \dfrac{m_2}{n_2} = \hat{p}_2$。现在，根据样本资料推断 p_1 与 p_2 差异是否有显著意义，即要检验假设 $H_0: p_1 = p_2$。

当 n_1、n_2 足够大时，$\hat{p}_1 \sim N\left(p_1, \dfrac{p_1 q_1}{n_1}\right)$，$\hat{p}_2 \sim N\left(p_2, \dfrac{p_2 q_2}{n_2}\right)$。

从而 $\hat{p}_1 - \hat{p}_2 \sim N\left(p_1 - p_2, \dfrac{p_1 q_1}{n_1} + \dfrac{p_2 q_2}{n_2}\right)$，进而有 $\dfrac{(\hat{p}_1 - \hat{p}_2) - (p_1 - p_2)}{\sqrt{\dfrac{p_1 q_1}{n_1} + \dfrac{p_2 q_2}{n_2}}} \sim N(0, 1)$。

在假设 $H_0: p_1 = p_2$ 成立的前提下，全部数据可视为一个总体的样本，用

$$\hat{p} = \frac{m_1 + m_2}{n_1 + n_2} \tag{6-12}$$

作为总体率 p_1、p_2 的估计值，称为联合样本率。于是

$$u = \frac{\hat{p}_1 - \hat{p}_2}{\sqrt{\hat{p}\hat{q}\left(\dfrac{1}{n_1} + \dfrac{1}{n_2}\right)}} \sim N(0,1) \tag{6-13}$$

其中 $\hat{q} = 1 - \hat{p}$。用 u 作为检验的统计量，可得两个总体率的 u 检验方法如表6-2所示。

表6-2 两个总体率的 u 检验表

前提	信息	检验	H_0	H_1	统计量	临界值	拒绝域
二项分布 大样本	$\hat{p}_1 \neq \hat{p}_2$	双侧	$p_1 = p_2$	$p_1 \neq p_2$	$u = \dfrac{\hat{p}_1 - \hat{p}_2}{\sqrt{\hat{p}\hat{q}\left(\dfrac{1}{n_1} + \dfrac{1}{n_2}\right)}}$	$u_{\frac{\alpha}{2}}$	$\lvert u \rvert \geqslant u_{\frac{\alpha}{2}}$
	$\hat{p}_1 > \hat{p}_2$	右侧		$p_1 > p_2$		u_α	$u \geqslant u_\alpha$
	$\hat{p}_1 < \hat{p}_2$	左侧		$p_1 < p_2$		$-u_\alpha$	$u \leqslant -u_\alpha$

例6-6 为比较工人和农民的高血压患病率，分别调查了50～59岁男性工人和50～59岁男性农民1281人和387人，其高血压患者分别为386人（患病率30.13%）和65人（患病率16.80%）。问工人与农民的高血压患病率有无不同？

解 $H_0: p_1 = p_2$（即工人和农民高血压患病率相同）

$H_1: p_1 \neq p_2$（即工人和农民高血压患病率不同）

$$m_1 = 386, \ n_1 = 1281, \ \hat{p}_1 = 0.3013$$

$$m_2 = 65, \ n_2 = 387, \ \hat{p}_2 = 0.1608$$

$$\hat{p} = \frac{m_1 + m_2}{n_1 + n_2} = 0.2704$$

$$\hat{q} = 1 - \hat{p} = 0.7296$$

将有关数据代入 u 检验公式

$$u = \frac{\hat{p}_1 - \hat{p}_2}{\sqrt{\hat{p}\hat{q}\left(\frac{1}{n_1} + \frac{1}{n_2}\right)}} = 5.174$$

查附表 3，$u_{\frac{0.05}{2}} = 1.96$，$u_{\frac{0.01}{2}} = 2.5758$，由于 $|u| > u_{\frac{0.01}{2}}$，所以 $P < 0.01$。按 $\alpha = 0.01$ 双侧检验拒绝 H_0，接受 H_1，差异有统计学意义，又由于 $\hat{p}_1 > \hat{p}_2$，可认为 50～59 岁男性工人患病率高于 50～59 岁男性农民高血压患病率。

第四节　独立性的检验

在两个资料的假设检验，当 n_1、n_2 是小样本时，便不宜使用正态近似法推断总体率 p_1 与 p_2 差异是否显著。这时，可以利用独立性检验进行统计推断。

一、2×2 列联表（四格表）中的独立性检验

在实际工作中，我们常需要将试验数据按两个原则 A 与 B（或属性）分类，而要检验 A 与 B 是否彼此独立，这种检验称为分类原则独立性检验。

例 6 – 7　某医院收得乙型脑炎重症患者 204 例，随机分成两组，分别用同样的中药方剂治疗，但其中一组加一定量的人工牛黄，每个患者根据治疗方法和治疗效果进行分类，得出数据如表 6 – 3 所示：

表 6 – 3　牛黄对治疗乙型脑炎的疗效数据

疗法	疗效		合计
	治愈	未愈	
不加牛黄	32 (41.29)	46 (36.71)	78
加牛黄	76 (66.71)	50 (59.29)	126
合计	108	96	204

这种把数据按两个分类原则进行分类列成 2 行 2 列的表，称为 2×2 列联表。由于数据被分在四个方格中，故也称为四格表。

在例 6 – 7 中，不加牛黄组治愈样本率 $\hat{p}_1 = \frac{32}{78} = 0.410$，加牛黄组治愈样本率 $\hat{p}_2 = \frac{76}{126} = 0.603$，样本率存在差异。现在根据样本资料推断治愈总体率 p_1 与 p_2 差异是否有显著性，需检验假设 H_0：$p_1 = p_2$，这实际上就是要确定"疗法"对"疗效"有无影响。当假设 H_0：$p_1 = p_2$ 为真时，也就是"疗法"与"疗效"两者相互独立，说明"疗法"与"疗效"无关。下面介绍独立性检验的原理与方法。

1. 独立性检验的原理

在假设 H_0："疗法"与"疗效"独立成立的前提下，全部数据视为一个总体的样本。治愈联

合样本率 $\hat{p} = \dfrac{108}{204}$，作为治愈总体率的估计值，称为治愈理论率。用理论率推算样本各种情形的估计值，称为理论值。

不加牛黄组的治愈理论值为 $78 \times \dfrac{108}{204} = \dfrac{78 \times 108}{204} = 41.29$，未愈理论值为 $78 \times \dfrac{96}{204} = 36.71$，类似地，加牛黄组的治愈理论值为 $\dfrac{126 \times 108}{204} = 66.71$，未愈理论值为 $\dfrac{126 \times 96}{204} = 59.29$，以上值填入表 6 - 3 括号中。

在 $R \times C$ 列联表中，样本数据称为观测值，第 i 行第 j 列的观测值记为 O_{ij}，第 i 行观测值之和记为 $O_{i \cdot}$，第 j 列观测值之和记为 $O_{\cdot j}$，全部观测值之和记为 N，第 i 行第 j 列的理论值记为 E_{ij}，两个分类原则分别记为 X、Y。如：2×2 列联表一般形式可写为表 6 - 4。

表 6 - 4　2×2 列联表

X	Y		合计
	Y_1	Y_2	
X_1	O_{11} (E_{11})	O_{12} (E_{12})	$O_{1 \cdot}$
X_2	O_{21} (E_{21})	O_{22} (E_{22})	$O_{2 \cdot}$
合计	$O_{\cdot 1}$	$O_{\cdot 2}$	N

由例 6 - 7 的分析过程可以看出，理论值等于它在列联表中所处行与列的合计数之积除以 N。这个结论在 $R \times C$ 列联表中也成立，即

$$E_{ij} = \frac{O_{i \cdot} \cdot O_{\cdot j}}{N} \qquad (6 - 14)$$

由于在假设 H_0：X 与 Y 独立成立的前提下，观测值 O_{ij} 与理论值 E_{ij} 之差是抽样误差所致，相差不会很大。基于这种想法，皮尔逊提出 $R \times C$ 列联表采用统计量

$$\chi^2 = \sum_{i,j=1}^{R,C} \frac{(O_{ij} - E_{ij})^2}{E_{ij}} \qquad (6 - 15)$$

它服从自由度为 f 的 χ^2 分布，其中

$$f = (R - 1) \times (C - 1) \qquad (6 - 16)$$

显然由式（6 - 15）计算得到的 χ^2 值越大说明观测值 O_{ij} 与理论值 E_{ij} 相差越大，即越有可能拒绝原假设 H_0，所以一般列联表检验采用右侧检验，当 $\chi^2 \geq \chi_\alpha^2 (f)$ 时，$P \leq \alpha$，以显著水平 α 拒绝 H_0，接受 H_1，总体率间差异有统计学意义。

2. 2×2 列联表（四格表）的独立性检验

对 2×2 列联表，$f = (2 - 1) \times (2 - 1) = 1$，在 $N \geq 40$，最小的 $E_{ij} \geq 5$ 时，对式（6 - 15）利用式（6 - 14）可以简化为

$$\chi^2 = \frac{N (O_{11}O_{22} - O_{12}O_{21})^2}{O_{1 \cdot} \cdot O_{\cdot 1} O_{2 \cdot} \cdot O_{\cdot 2}} \sim \chi^2 (1) \qquad (6 - 17)$$

在 $N \geq 40$，存在有 $E_{ij} < 5$ 但是所有的 $E_{ij} \geq 1$ 时，对 2×2 列联表使用统计量校正公式

$$\chi^2 = \sum_{i,j=1}^{2,2} \frac{(|O_{ij} - E_{ij}| - 0.5)^2}{E_{ij}} \qquad (6 - 18)$$

由式（6 - 14）$E_{ij} = \dfrac{O_{i \cdot} \cdot O_{\cdot j}}{N}$ 可得式（6 - 18）的简化计算公式

$$\chi^2 = \frac{N(|O_{11}O_{22} - O_{12}O_{21}| - 0.5N)^2}{O_1 \cdot O_{\cdot 1} O_2 \cdot O_{\cdot 2}} \sim \chi^2(1) \qquad (6-19)$$

由式（6-14）可知最小行合计值 $O_i.$ 与最小列合计值 $O_{\cdot j}$ 对应的理论值 E_{ij} 为最小理论值。

例 6-8 某矿石粉厂为研究新防护服对职业性皮肤炎的防护作用，随机抽取穿新防护服的 15 名工人，其余穿旧防护服，一个月后检查两组工人患皮肤炎的情况，数据如表 6-5 所示。判断两种防护服的皮肤炎患病率是否不同。

表 6-5 不同防护服患皮肤炎情况

防护服	患皮肤炎		合计
	阳性数	阴性数	
新防护服	1	14	15
旧防护服	10	18	28
合计	11	32	43

解 H_0："防护服"与"患皮肤炎"独立，

H_1："防护服"与"患皮肤炎"不独立。

由于 $N = 43 > 40$，且最小理论值 $E_{11} = \dfrac{11 \times 15}{43} = 3.84$，$1 < E_{11} < 5$，所以采用列联表校正公式

$$\chi^2 = \frac{N(|O_{11}O_{22} - O_{12}O_{21}| - 0.5N)^2}{O_1 \cdot O_{\cdot 1} O_2 \cdot O_{\cdot 2}}$$

$$= \frac{43 \times (|1 \times 18 - 14 \times 10| - 0.5 \times 43)^2}{15 \times 28 \times 11 \times 32} = 2.9377$$

$f = 1$，查附表 4，$\chi^2_{0.05}(1) = 3.8415$，$\chi^2 = 2.9377 < \chi^2_{0.05}(1)$，$P > 0.05$，以显著水平 $\alpha = 0.05$ 不能拒绝 H_0，差异无统计学意义。认为"防护服"与"患皮肤炎"独立。即认为两种防护服的皮肤炎患病率相同。

二、配对四格表的独立性检验

在例 6-7 的两个总体率的 χ^2 检验中，每一个对象（患者）仅接受一种处理，要么服用的方剂中加牛黄，要么在方剂中不加牛黄。在实际问题中还会遇到同一对象接受两种处理的情况，如同一血样用甲乙两法化验，同一个患者用两种方法诊断等，此时每一对象的计数情况有四种可能：甲$_{(+)}$乙$_{(+)}$，甲$_{(+)}$乙$_{(-)}$，甲$_{(-)}$乙$_{(+)}$，甲$_{(-)}$乙$_{(-)}$。把所得资料列成 2×2 列联表（四格表），再用相应 χ^2 检验法来检验两种处理间有无显著性差异，称为配对四格表的独立性检验（χ^2 检验）。下面通过一个实例说明配对四格表的检验法。

例 6-9 用甲乙两种方法检验鼻咽癌患者 93 例，两法都是阳性的有 45 例，都是阴性的有 20 例，甲法阳性但乙法阴性的有 22 例，甲法阴性但乙法阳性的有 6 例，如表 6-6 所示。试问两种方法的阳性检出率有无差异？

表 6-6 两种方法检验结果比较

甲法	乙法		合计
	阳性（+）	阴性（-）	
阳性（+）	45	22	67
阴性（-）	6	20	26
合计	51	42	93

分析 这是配对四格表，甲乙两法样本阳性检出率分别为

$$\hat{p}_1 = \frac{45+22}{93}, \quad \hat{p}_2 = \frac{45+6}{93}$$

由于两式中的分母及第一个分子都相同，分数值的差异可用实际频数 $O_{12}=22$，$O_{21}=6$ 反映。在 H_0：甲乙两法总体阳性检出率相同的假设下，理论频数

$$E_{12} = E_{21} = \frac{O_{12}+O_{21}}{2}$$

在 $O_{12}+O_{21} \geqslant 40$ 时，使用 χ^2 统计量进行检验，即

$$\chi^2 = \frac{(E_{12}-O_{12})^2}{E_{12}} + \frac{(E_{21}-O_{21})^2}{E_{21}} = \frac{(O_{12}-O_{21})^2}{O_{12}+O_{21}}, \quad df=1$$

在 $O_{12}+O_{21} < 40$ 时，使用校正 χ^2 统计量进行检验，即

$$\chi^2 = \frac{(|E_{12}-O_{12}|-0.5)^2}{E_{12}} + \frac{(|E_{21}-O_{21}|-0.5)^2}{E_{21}} = \frac{(|O_{12}-O_{21}|-1)^2}{O_{12}+O_{21}}, \quad df=1$$

解 假设 H_0："方法"与"阳性检验出率"独立，H_1："方法"与"阳性检出率"不独立。$O_{12}+O_{21}=22+6=28<40$。使用校正 χ^2 统计量进行检验

$$\chi^2 = \frac{(|22-6|-1)^2}{22+6} = 8.04$$

查附表 4

$$\chi^2_{0.01}(1) = 6.635, \quad P < 0.01$$

以 $\alpha=0.01$ 拒绝 H_0，两法总体阳性检出率的差异有统计意义，由于 $\hat{p}_1 > \hat{p}_2$，可以认为甲法的阳性检出率高于乙法。

*三、四格表的确切概率法

2×2 列联表（四格表）中的独立性检验法，在 $N < 40$ 或存在 $E_{ij} < 1$ 时需要用四格表的确切概率法。下面通过一个具体例子讲述四格表的确切概率法。

例 6-10 甲乙两种疗法对某病治疗效果如表 6-7 所示，问两法的有效率有无显著性差异？

表 6-7 两法治疗效果的比较表

组别	有效	无效	合计
甲法	14 (O_{11})	1 (O_{12})	15 ($O_1.$)
乙法	7 (O_{21})	3 (O_{22})	10 ($O_2.$)
合计	21 ($O_{.1}$)	4 ($O_{.2}$)	25 (N)

由于 $N=25<40$，故适宜用四格表的确切概率法，步骤如下：

（1）列四格表：在周边合计 O_{1g}，O_{2g}，O_{g1}，O_{g2}，N 不变的条件下，依次增减四格表中任一格子的数据（比如变动 O_{12}），列出所有可能的四格表。如周边合计中最小数是 r，则表格数量为 $r+1$。本例 $r=4$，所以可能的表格数为 5，即可以列出四张周边合计与原表一样的四格表。

（2）对各四格表计算：$O_{ij}-E_{ij}$，由于各格的 $|O_{ij}-E_{ij}|$ 相等，因此只需计算表中的任一格的 $|O_{ij}-E_{ij}|$，现约定计算各表的 $O_{11}-E_{11}$，并记原表的 $O_{11}-E_{11}$ 为 $O_{11}^{\#}-E_{11}^{\#}$（其中 $E_{11}=\frac{O_1. \cdot O_{.1}}{N}$）。

（3）计算 P 值：如双侧检验，把各表中 $|O_{11}-E_{11}| \geqslant |O_{11}^{\#}-E_{11}^{\#}|$ 的表列出来，如是单侧检验，把各表中 $O_{11}-E_{11} \geqslant O_{11}^{\#}-E_{11}^{\#}$ 的表列出来，对列出表按式（6-20）计算四格表的概率

$$P = \frac{O_{1.}!\ O_{2.}!\ O_{.1}!\ O_{.2}!}{O_{11}!\ O_{12}!\ O_{21}!\ O_{22}!\ N!} \qquad (6-20)$$

把上述 P 值相加，即得双侧检验（或单侧检验）的 P 值。

解 H_0："疗法"与"疗效"独立，H_1："疗法"与"疗效"不独立。

周边合计中 $O_{.2}=4$ 最小，故可能的四格表的组合数为5，在周边合计不变的条件下，依次增减表6-7中的1（O_{12}）为2、3、4、0，得五种四格表。五种四格表见表6-8中的第2列，其中4号表是原表，以符号"→"标出，它的 $O_{11}^{\#}-E_{11}^{\#}$ 为1.4。

表6-8 所有可能的四格表组合比较

序号（表号）	四格表	O_{11}	$E_{11}=\dfrac{O_{1.}\cdot O_{.1}}{N}$	$O_{11}-E_{11}$	P
1★	11 4 10 0	11	12.6	-1.6	0.1079
2	12 3 9 1	12	12.6	-0.6	
3	13 2 8 2	13	12.6	0.4	
→4★	14 1 7 3	14	12.6	$O_{11}^{\#}-E_{11}^{\#}=1.4$	0.1423
5★	15 0 6 4	15	12.6	2.4	0.0166

如双侧检验，$|O_{11}-E_{11}| \geqslant |O_{11}^{\#}-E_{11}^{\#}|=1.4$ 的表号有1、4、5，以符号"★"标出，由式（6-20）计算它们的四格表的概率，比如4号四格表（即原表）的确切概率为

$$P = \frac{15!\ 10!\ 21!\ 4!}{14!\ 7!\ 3!\ 25!} = 0.1423$$

1号表、5号表的确切概率分别为0.1079与0.0166。1、4、5号表的 P 值之和即为双侧概率
$$P = 0.1079 + 0.1423 + 0.0166 = 0.2668 > 0.05$$

故以 $\alpha=0.05$ 水准的双侧检验不拒绝 H_0，两法疗效的差异无统计学意义，不能认为两法疗效不同。如单侧检验，$O_{11}-E_{11} \geqslant 1.4$ 的表号有4、5。它们的确切概率之和即单侧概率
$$P = 0.1423 + 0.0166 = 0.1589 > 0.05$$

故以 $\alpha=0.05$ 水准的单侧检验不拒绝 H_0，两法疗效的差异无统计学意义，不能认为甲法优于乙法。

四、$R \times C$ 列联表中独立性的检验

$R \times C$ 列联表的一般形式为表6-9所示：

表6-9 $R \times C$ 列联表

X	Y			合计
	Y_1	...	Y_C	
X_1	O_{11} (E_{11})	...	O_{1C} (E_{1C})	$O_{1.}$
...	...	...	...	...
X_R	O_{R1} (E_{R1})	...	O_{RC} (E_{RC})	$O_{R.}$
合计	$O_{.1}$	...	$O_{.c}$	N

理论值 E_{ij}、统计量 χ^2、自由度 $f=(R-1)(C-1)$。

现在我们来简化统计量 χ^2 的计算。由式（6-15），得到

$$\chi^2 = \sum_{i,j=1}^{R,C} \frac{(O_{ij} - E_{ij})^2}{E_{ij}} = \sum_{i,j=1}^{R,C} \frac{O_{ij}^2}{E_{ij}} - 2\sum_{i,j=1}^{R,C} O_{ij} + \sum_{i,j=1}^{R,C} E_{ij},$$

而
$$\sum_{i,j=1}^{R,C} O_{ij} = \sum_{i,j=1}^{R,C} E_{ij} = N, \quad E_{ij} = \frac{O_{i.}O_{.j}}{N} \qquad [\text{见式（6-14）}]$$

所以
$$\chi^2 = N\left(\sum_{i,j=1}^{R,C} \frac{O_{ij}^2}{O_{i.}O_{.j}} - 1\right) \tag{6-21}$$

例 6-11　3 个工厂生产同一种产品，现各抽检 100 件产品，合格件数如表 6-10 所示，试问 3 个工厂的合格率有无显著性差异？

表 6-10　3 个工作某产品抽检结果

组别	合格件数	不合格件数	合计	%
甲厂	93	7	100	93.0
乙厂	90	10	100	90.0
丙厂	82	18	100	82.0
合计	265	35	300	88.3

解　这是多个总体率的比较问题。

H_0：$p_1 = p_2 = p_3$ （相当于 H_0："厂别"与"合格率"独立）

H_1：$p_1 = p_2 = p_3$ 不成立（相当于 H_1："厂别"与"合格率"不独立）

$$\chi^2 = N\left(\sum_{i,j=1}^{R,C} \frac{O_{ij}^2}{O_{i.}O_{.j}} - 1\right)$$

$$= 300 \times \left(\frac{93^2}{100 \times 265} + \frac{7^2}{100 \times 35} + \frac{90^2}{100 \times 265} + \frac{10^2}{100 \times 35} + \frac{82^2}{100 \times 265} + \frac{18^2}{100 \times 35} - 1\right)$$

$$= 6.283$$

查附表 4，得

$$\chi_{0.05}^2 (2) = 5.991, \quad \chi_{0.01}^2 (2) = 9.210$$

$$\chi_{0.05}^2 (2) < \chi^2 < \chi_{0.01}^2 (2), \quad 0.01 < P < 0.05$$

按 $\alpha = 0.05$ 水准拒绝 H_0，接受 H_1，差异有统计学意义，即 3 个工厂某产品的合格率不全相同。如要进一步知道究竟是哪些有差异，严格的做法还要做两两间的多重比较（相当于单因素方差分析中两两间的多重比较的 q 检验法）。

例 6-12　某医院研究鼻咽癌患者与健康人的血型构成情况如表 6-11 所示，试判断患鼻咽癌与血型有无关系。

表 6-11　患者与健康人的血型构成调查数据

组别	血型				合计
	A	**B**	**O**	**AB**	
患癌者	64	86	130	20	300
健康人	125	138	210	26	499
合计	189	224	340	46	799

解　H_0："患癌"与"血型"独立。

由式（6-21）得

$$\chi^2 = 799 \times \left(\frac{64^2}{300 \times 189} + \frac{86^2}{300 \times 224} + \frac{130^2}{300 \times 340} + \frac{20^2}{300 \times 46} \right.$$

$$\left. + \frac{125^2}{499 \times 189} + \frac{138^2}{499 \times 224} + \frac{210^2}{499 \times 340} + \frac{26^2}{499 \times 46} - 1 \right)$$

$$= 1.921$$

由式（6-16），$f = (2-1) \times (4-1) = 3$。

查附表 4，$\chi^2_{0.05}(3) = 7.815$。因为 $\chi^2 < \chi^2_{0.05}(3)$，所以接受 H_0，认为患鼻咽癌与血型没有关系。

第五节　$R \times C$ 表检验常见问题分析

$R \times C$ 表资料的分析应注意：

1. 检验要求理论频数不宜太小，否则将导致分析的偏性。$R \times C$ 表资料不宜有 1/5 以上格子的理论频数小于 5，或有一个格子的理论频数小于 1。对理论频数太小的资料，有几种处理方法：①增大样本含量。②删去理论频数太小的行与列。③将太小的理论频数所在的行或列的实际频数与性质相近的邻行邻列的实际频数进行合并。

三种方法中，后两法可能会损失部分信息，也会损害样本的随机性。不同的合并方式有可能影响推断结论，故不宜作为常规方法使用。

2. 多个样本率（或构成比）比较的 χ^2 检验，结论为拒绝 H_0，接受 H_1 时，只能认为至少两个相差大的样本率（或构成比）所代表的总体率（或构成比）之间有差别，还不能说明它们彼此之间都有差别。若要推断任意两个总体率间有无差别，需进一步做多个样本率的多重比较，一般采用多个样本率比较的 χ^2 分割法。

3. $R \times C$ 表可以分成双向有序表、单向有序表、双向有序且属性相同表和双向有序属性不同表 4 种，它们对应的统计方法是不同的。

（1）双向无序表：若 $R \times C$ 表中两个分类变量均为无序的，如表 6-10 和表 6-11，则一般采用上文所说的 χ^2 检验法。

（2）单向有序表：若 $R \times C$ 表中的分组变量（如年龄）是有序的，而指标变量（如肝炎的类型）是无序的，其目的是想判断不同年龄组各种肝炎的构成情况，则仍可用上文所说的 χ^2 检验法进行分析。若 $R \times C$ 表中的分组变量（如疗法）是无序的，而指标变量（如按疗效程度分组）是有序的，其研究目的是比较不同治疗方法间治疗效果的区别，则一般采用下一章的秩和检验进行分析。

（3）双向有序属性相同表：若 $R \times C$ 表中两分类变量皆为有序且属性相同（当分类变量均为两水平时即为配对四格表检验），其研究目的为分析两种检测方法的一致性，一般宜用一致性检验（即 Kappa 检验）。

（4）双向有序属性不同表：若 $R \times C$ 表两分类变量皆为有序，但属性不同，如分组变量为年龄，指标变量为疗效，研究目的为分析不同年龄组患者疗效之间有无差别时，可视为单向有序 $R \times C$ 表，仍选用秩和检验进行分析。

本章小结

在临床或者药学实践中，科研工作者经常需要对样本资料进行各种各样的分类，以便分析研究。如果对样本资料按照两个指标变量进行分组，其结果就是各种双向列联表。对于列联表资料，人们经常需要检验所依据分类的两个变量是否独立或相关。如在新药研究中，将治疗的患者按是否服用新药分组，考察药物和疗效之间是否独立。这种对列联表中两分类变量是否独立的检验，也是假设检验的一个重要内容，称为列联表分析或列联表检验。

本章学习的主要内容总结如下：

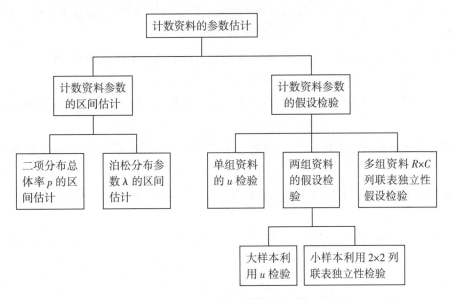

图 6 - 1　本章知识点框架图

思考与练习六

一、判断题

1. 设 $X \sim B(k; n, p)$，则样本率 $\hat{p}$ 的总体均数也为 p。（　　　）

2. 设 $X \sim B(k; n, p)$，则样本率 $\hat{p}$ 的总体方差为 np。（　　　）

3. 某药治疗某疾病患者 1 例痊愈，可认为该药 100% 有效。（　　　）

4. 设 $X \sim B(k; n, p)$，则 $P(X = k) = \sum_{i=0}^{k} C_n^i p^i (1 - p)^{n-i}$。（　　　）

5. 3 个样本率做比较，若 $\chi^2 > \chi^2_{0.05(2)}$，则在 $\alpha = 0.05$ 检验水平下，可认为各总体率全不相等。（　　　）

二、填空题

1. 设 $X \sim B(k; n, p)$，当 n 取大样本时，在 $H_0: p = p_0$ 的双侧 u 检验中，接受域为 _____。

2. 为比较两个离散型总体 $X \sim B(k; n_1, p_1)$、$Y \sim B(k; n_2, p_2)$ 的总体率是否相同，假设检验问题为 $H_0: p_1 = p_2$，$H_1: p_1 \neq p_2$，当 n_1，n_2 取小样本时，检验方法为 _____。

3. 设 $X \sim B(k; n, p)$，在 2×4 列联表独立性检验中，$\chi^2 = \sum_{i=1}^{2} \sum_{j=1}^{4} \dfrac{(O_{ij} - E_{ij})^2}{E_{ij}}$ 服从 χ^2 分布，其自由度为 _____。

4. 为比较两个离散型总体 $X \sim B(k; n_1, p_1)$、$Y \sim B(k; n_2, p_2)$ 的总体率是否相同，假设检验问题为 $H_0: p_1 = p_2$，$H_1: p_1 > p_2$，当 n_1，n_2 取大样本时，则拒绝域为 _____。

三、计算题

1. 用某种中医疗法治疗青少年近视 15 例，其中 10 人近期有效，求该法近期有效率的 95% 置信区间。

2. 传染病院用脑炎汤治疗乙脑 243 例，治愈 236 例，病死 7 例，求总体病死率的 95% 置信区间。

3. 某药厂规定某药丸潮解率不超过 0.1% 方能出厂。现任意抽取 1000 丸，发现有 2 丸潮解。试问这批药丸能否出厂？

4. 根据以往经验，胃溃疡患者中有 20% 发生胃出血症状。某医院观察 65 岁以上胃溃疡患者 304 例，有 96 例发生胃出血症状。试问不同年龄的胃溃疡患者胃出血症状是否不同？

5. 抽查库房保存的两批何首乌注射液，第一批随机抽 240 支，发现 15 支变质；第二批随机抽 180 支，发现 14 支变质。试问第一批何首乌注射液的变质率是否低于第二批？

6. 为研究高血压病的遗传度，某医师进行了高血压子代患病率调查。其中父母双亲有一方患高血压者调查了 205 人，其中高血压患者 101 人；父母双亲均患高血压者调查了 153 人，其中高血压患者 112 人。问双亲中只有一方患高血压与双亲均患高血压的子代中，高血压患病率是否相同？

7. 某医师欲比较胞磷胆碱与神经节苷脂治疗脑血管疾病的疗效，将 78 例脑血管疾病患者随机分为 2 组，结果见表 6 - 12。问两种药物治疗脑血管疾病的有效率是否相等？

表 6 - 12　两种药物疗效数据

组别	有效	无效	合计	有效率（%）
胞磷胆碱组	46	6	52	88.46
神经节苷脂组	18	8	26	69.23

8. 中草药配置的 2 号处方，治疗某病，不同病情的疗效数据见表 6 - 13，试判断两个疗程的有效率是否有显著性差异。

表 6 - 13　不同病情的临床疗效数据

疗效	疗程		
	有效	无效	合计
轻症患者	22	16	38
重症患者	18	23	41

9. 甲乙两法对 50 份血样进行化验，两法都是阳性的有 32 例，两种都是阴性的有 9 例，甲法阳性而乙法阴性的有 6 例，甲法阴性而乙法阳性的有 3 例，见表 6 - 14，试问两法的阳性检出率有无差异？（提示：用配对四格表的独立性检验法）

表 6 - 14　血样化验数据

甲法	乙法		合计
	阳性（+）	阴性（-）	
阳性（+）	32	6	38
阴性（-）	3	9	12
合计	35	15	50

10. 将某药做成四种剂型，考察临床显效率，数据见表 6 – 15，试判断四种剂型显效率是否有显著性差异？

表 6 – 15　四种剂型药物临床疗效数据

剂型	1	2	3	4
观察例数	80	53	61	40
显效例数	42	18	25	21

11. 某医师研究物理疗法、药物治疗和外用膏药 3 种疗法治疗周围性面神经麻痹的疗效，资料见下表 6 – 16。问 3 种疗法的有效率有无差别？

表 6 – 16　三种疗法的观察数据

疗法	有效	无效	合计	有效率（%）
物理疗法组	199	7	206	96.60
药物治疗组	164	18	182	90.11
外用膏药组	118	26	144	81.94

四、讨论题

联合用药治疗 2 型糖尿病疗效观察。

近年来，在 2 型糖尿病治疗过程中，普遍应用以磺酰脲类药物为代表的胰岛素促分泌剂，其降糖效果显著，但随着疗程的增加，部分患者出现对磺酰脲类药物继发失效的现象。研究者采用优泌林与瑞格列奈联合治疗继发性磺酰脲类药物失效的 2 型糖尿病，设计治疗方案，收集统计数据。（文献来源：陈向红，吕律森，王晓莉. 湖南中医药大学学报. 2014，34（2）：6 – 7.）

（一）资料与方法

1. 一般资料　选取 2009 年 7 月~2012 年 9 月在我院住院收治的磺酰脲类药物失效的 2 型糖尿病患者 118 例，按照随机数字表的方法，随机分为 3 组：A 组采用胰岛素（优泌林）治疗，B组采用非磺酰脲类药物（瑞格列奈），C 组采用优泌林与瑞格列奈联合治疗。所纳入的病例均符合 WHO 糖尿病诊断标准，且磺酰脲类药物使用失效，并排除急慢性糖尿病并发症，排除严重肝、肾功能异常等。三组患者性别、年龄、病程均无统计学差异（$P > 0.05$），具有可比性。所有纳入患者均采用电话随访，随访时间为 1 年。

2. 观察对象　纳入观察的患者为在正常运动下，进的 2 型糖尿病合理饮食，但是口服磺酰脲类药物常规剂量或者足量其空腹血糖仍然大于 10mmol/L 的患者。若 2 型糖尿病患者患病时间初期使用磺酰脲类依然有效的患者，合并有糖尿病慢性并发症，合并有其他肿瘤及恶性病变的患者，依从性差且精神意识不清醒者不纳入观察。

3. 治疗措施　所有患者均停止使用磺酰脲类药物，在合理运动、常规糖尿病饮食条件下，A组患者改用优泌林于餐前 20~30U/天，皮下注射；B 组患者于餐前 15 分钟口服瑞格列奈 0.5mg/次；C 组患者则优泌林与瑞格列奈联合使用，三组疗程均为 6 个月。

4. 观察指标　分别测定 A、B、C 三组治疗前后空腹血糖（FBG）、餐后 2 小时血糖（PBG）、糖化血红蛋白（HbAlc）、血 C 肽值，并记录低血糖发生次数和发生率，以及治疗过程中出现的饥饿感、乏力、眩晕、出汗等症状，当血糖监测小于 3.9mmol/L 时定义为低血糖反应。

（二）试验结果

1. 各组 FBG、PBG、HbAlc、C 肽指标治疗前后比较

利用统计方法配对 t 检验可知 3 组治疗前后 FBG、PBG、HbAlc、C 肽指标值均有显著改变，进而利用单因素方差分析方法知 C 组的 FBG、PBG、HbAlc、C 肽指标值显著低于 A 组和 B 组（$P < 0.05$），结果见表 6 – 17。

表 6 – 17　3 组 FBG、PBG、HbAlc、C 肽指标治疗前后比较

		FBG （mmol/L）	PBG （mmol/L）	HbAlc	血 C 肽
A 组（$n = 35$）	治疗前	10.5 ± 2.12	13.6 ± 2.54	8.6 ± 2.2	1.05 ± 0.29
	治疗后	7.0 ± 2.1 *	11.0 ± 1.1 *	7.0 ± 1.7 *	1.4 ± 0.27 *
B 组（$n = 38$）	治疗前	11.33 ± 2.3	13.1 ± 2.4	8.4 ± 2.9	1.04 ± 0.33
	治疗后	6.7 ± 2.55 *	11.8 ± 1.7 *	6.8 ± 2.1 *	1.03 ± 0.17 *
C 组（$n = 45$）	治疗前	10.2 ± 1.98	13.70 ± 2.27	8.6 ± 2.6	1.06 ± 0.28
	治疗后	6.4 ± 2.7 *	10.7 ± 1.4 *	6.5 ± 1.9 *	1.05 ± 0.31 *

注：* 号表示 P < 0.05，前后组差异有统计学意义。

2. 各组低血糖发生率的比较

利用皮尔逊 3 × 2 列联表检验，三组间低血糖发生率差异有统计学意义（$P = 0.048 < 0.05$），进而可以检验出 C 组低血糖发生率更低。结果见表 6 – 18。

表 6 – 18　3 组间低血糖发生率比较

组别	不良事件发生次数	不良事件未发生次数	合计值	不良事件发生率（%）
A	5	30	35	14.20
B	7	31	38	18.40
C	1	46	47	2.20
χ^2	6.057			
p	0.048			

由此表明，优泌林联合瑞格列奈治疗继发性失效的 2 型糖尿病值得推荐。

统计过程你有哪些质疑？请仔细思考并提出问题。

非参数检验

在总体分布类型已知并符合相应条件的前提下，对总体均数、方差、总体率等参数进行检验或估计，称为参数统计。在总体分布未知，或与已知总体参数统计的条件不相符时，需要不依赖总体分布类型，也不对总体参数进行统计推断的假设检验，这种与总体分布无关，不检验参数，只检验分布位置的方法，称为非参数检验。非参数检验对总体的分布不作要求，因此非参数方法通常被称为无分布统计学。通常适用于总体分布为偏态或分布未知的计量资料、等级资料、个别数据偏大或数据的某一端无确定数值的资料、离散程度悬殊的资料。资料满足参数检验条件时，应选用参数检验的统计方法，否则会导致检验效能降低。本章介绍目前较为常用的非参数检验方法。

第一节　配对比较及单组非参数检验

单个样本与已知总体均数比较的 t 检验，要求资料符合正态分布或是大样本资料。如果总体分布类型不清或不满足正态分布条件时，则需要选择非参数检验方法。

非参数检验方法并不假定总体分布，只是把观察值的顺序及其性质作为研究对象，按从小到大次序对观察值进行排序，观察值 X_i 的排列秩序称为的秩（或秩次），记为 R_i，并称 $R = \{R_1, R_2 \cdots R_n\}$ 为样本 X_1，X_2，$X_3 \cdots X_n$ 的秩统计量，通过秩统计量再计算检验统计量，从而得出关于总体的推断结论。

一、单组样本的非参数检验

（一）单组样本 Wilcoxon 符号秩和检验

单个样本与已知总体均数比较时，若样本来自正态总体，可用单组样本的 t 检验，若样本不满足 t 检验条件，可用 Wilcoxon 符号秩和检验。

Wilcoxon 于 1945 年提出的符号秩和检验（wilcoxon signed – rank test），亦称符号秩检验，目的是推断样本中位数与已知总体中位数（常为标准值或大量观察的稳定值）有无差别，分析的基本步骤如下：

1. 建立检验假设，确定检验水准 α 值

H_0：差值的总体中位数等于 0，H_1：差值的总体中位数不等于 0。

2. 计算检验统计量 T 值

（1）求差值 d：以每个观测值减去欲比较的总体中位数。

（2）编秩：依差值的绝对值由小到大编秩，差值为 0 时，舍去不计，n 相应减少；当差值绝对值相等时，若符号相同，可顺次编秩也可以求平均秩次；若符号不同，求平均秩次并记原来符号。

（3）分别求正负秩和：正秩和记为 T_+，负秩和记为 T_-。秩和计算是否正确可通过 $T_+ T_- = n(n+1)/2$ 来验证。

（4）确定检验统计量 T：取 T_+ 与 T_- 中绝对值较小的为统计量 T。

3. 确定 P 值，做出统计推断

（1）查表法：当 $5 \leqslant n \leqslant 50$ 时，根据 n 和 T 值查 T 界值表。自左侧找到 n，用所得统计量 T 值与相邻一栏的界值相比较，若 T 值在上下界值范围内，其 P 值大于检验水准 α 值；若 T 值恰好等于界值，其 P 值等于检验水准 α 值；若 T 值在相应的 T 的界值范围内，则 P 值大于相应的 α 值，在上下界值范围外则 P 值小于相应的 α 值，简称"内大外小"规则。

（2）正态近似法：随着 n 的增大，T 分布逐渐逼近均数为 $\dfrac{n(n+1)}{4}$，方差为 $\dfrac{n(n+1)(2n+1)}{24}$ 的正态分布。当 $n > 50$ 时，近似程度较满意。故可由式（7-1）计算标准正态统计量：

$$Z = \frac{|T - \mu_T| - 0.5}{\sigma_T} = \frac{|T - n(n+1)/4| - 0.5}{\sqrt{n(n+1)(2n+1)/24}} \tag{7-1}$$

式中 0.5 为连续性校正数，因为 Z 是连续的，而 T 值却不连续。

当相同秩次的个数较多时（如个体数超过 25%），用式（7-2）计算的 Z 值偏小，可按式（7-3）计算校正的统计量 Z_c，经校正后，Z_c 适当增大，P 值相应减小。

$$Z_c = \frac{|T - n(n+1)/4| - 0.5}{\sqrt{\dfrac{n(n+1)(2n+1)}{24} - \dfrac{\sum(t_j^3 - t_j)}{48}}} \tag{7-2}$$

式中 t_j 为第 j（$j=1, 2, \cdots$）次相持所含相同秩次的个数。

例 7-1 某中西医结合医院于 2020 年收治 12 例新型冠状病毒肺炎（COVID-19）患者，为评估某中药汤剂的临床疗效，选取患者清晨静脉血测定 C 反应蛋白（CRP）为评估指标之一，临床上以治疗后平均下降 2.15mg/L 以上认定为有效。该 12 例 COVID-19 患者治疗后 CRP 降低值（mg/L）如表 7-1 所示，根据此指标是否可以认定该中药汤剂治疗 COVID-19 有效？

表 7-1 治疗后 12 例 COVID-19 患者 CRP 降低值（mg/L）

x_1（CRP）	差值 d_1	正差值秩次	负差值秩次
（1）	（2）=（1）-2.15	（3）	（4）
4.57	2.42	11	-
3.37	1.22	10	-
3.19	1.04	9	-
2.99	0.84	8	-
2.72	0.57	7	-
2.62	0.47	6	-
2.52	0.37	5	-
2.42	0.27	4	-
2.20	0.05	2.5	-
2.15	0	-	-
2.12	-0.03	-	1
2.10	-0.05	-	2.5
合计		62.5（T_+）	3.5（T_-）

解 该资料为单样本设计的计量资料，表 7 - 1 第（2）栏为样本各观察值与已知总体中位数的差值 d_1，经正态性检验，$P < 0.05$，说明呈偏态分布，不满足单样本 t 检验条件，故采用单个样本单变量资料的 Wilcoxon 符号秩和检验。由于临床上以治疗后平均下降 2.15mg/L 以上认定为有效，故采用单侧检验。

1. 建立检验假设，确定检验水准

H_0：差值的总体中位数等于 0，即该 12 例 COVID - 19 患者治疗后 CRP 降低值的总体水平与参考平均值相同；

H_1：差值的总体中位数大于 0，即该 12 例 COVID - 19 患者治疗后 CRP 降低值的总体水平高于参考平均值。

单侧 $\alpha = 0.05$。

2. 计算检验统计量 T 值

（1）求差值 $d_1 = x_1 - 2.15$，见表 7 - 1 第（2）栏。

（2）编秩：依差值的绝对值由小到大编秩。本例各观察值差值的秩次见表 7 - 1 第（3）（4）栏。差值为 0 时，舍去不计，n 相应减少。

（3）分别求正负秩和：由于本例有 1 个差值为 0，则 $n = 12 - 1 = 11$，$T_+ = 62.5$，$T_- = 3.5$，$T_+ + T_- = \dfrac{11 \times (11 + 1)}{2} = 66$，表明秩和计算无误。

（4）确定检验统计量 T：$T = T_+ = 62.5$，$T = T_- = 3.5$，取 $T = 3.5$。

3. 确定 P 值，做出统计推断

本例采用查表法：$n = 11$，$T_- = 3.5$ 查 T 界值表得，T 值在所对应的界值范围外，故单侧 $P < 0.05$，按照 $\alpha = 0.05$ 水准，拒绝 H_0，接受 H_1，差异有统计学意义，可以认为该 12 例 COVID - 19 患者治疗后 CRP 降低值高于参考平均值，即根据该 12 例 COVID - 19 患者治疗后 CRP 降低值水平，不能排除该中药汤剂的临床有效的可能。2020 年大量的临床实践证明，中医药及早全程介入，对于新型冠状病毒肺炎疫情的防控发挥了重要作用，"中国处方"的成效赢得全球赞誉。

（二）单样本游程检验 (runs test)

在依时间或其他顺序排列的有序数列中，具有相同属性的事件或符号的连续部分称为一个游程，每个游程含有事件或符号的个数称为游程的长度。在一个有序数列中，游程的个数记为 r，游程的长度记为 L。如符号序列

$$- \quad - \quad + \quad + \quad - \quad - \quad + \quad + \quad + \quad - \quad -$$

前面两个 " - " 属性相同、连续出现，构成一个长度为 2 的游程。这个符号序列共有游程个数 $r = 5$，游程长度 L 依次为：2、2、1、3、2。游程检验可以分为游程个数检验和游程长度检验两种，这里介绍游程个数检验。

设样本序列中两类事件的观察值个数分别为 n_1，n_2，$n = n_1 + n_2$。

H_0：事件的发生是随机的。

若序列的观察值是用数值大小表示的，可以用中位数法变换为两类事件：各观察值大于中位数 M 者标 " + " 号，小于 M 者标 " - " 号，等于 M 者弃去不计。在 n_i 较小时，可查附表 r 值在上、下界范围外时拒绝 H_0；在 n_i 较大时，r 的分布近似均数 $\dfrac{1 + 2n_1 n_2}{n}$、方差 $\dfrac{2n_1 n_2 (n_1 n_2 - n)}{n^2 (n - 1)}$ 的正态分布，即

$$Z = \frac{\left| r - 1 - \dfrac{2n_1 n_2}{n} \right| - 0.5}{\sqrt{\dfrac{2n_1 n_2 \ (2n_1 n_2 - n)}{n^2 \ (n-1)}}}, \ n = n_1 + n_2 \qquad (7-3)$$

例 7 - 2　某中医院于 2020 年 2 月至 2021 年 3 月，用某中药注射剂治疗 COVID - 19 患者 43 例，连续 14 个月疗效等级的平均分如表 7 - 2 所示。试分析临床疗效的分布是否有时间倾向？

表 7 - 2　各时点的疗效平均分

时间	t_1	t_2	t_3	t_4	t_5	t_6	t_7	t_8	t_9	t_{10}	t_{11}	t_{12}	t_{13}	t_{14}
平均分	0.45	0.43	0.52	0.66	0.62	0.57	0.60	0.65	0.55	0.63	0.69	0.70	0.65	0.67

解　H_0：临床疗效的分布是随机的；

H_1：临床疗效的分布是有时间倾向的。

中位数 $M = \dfrac{(0.62 + 0.63)}{2} = 0.625$，各值大于中位数 M 者标"＋"号，小于 M 者标"－"号，等于 M 者弃去不计，得到游程个数 $r = 6$ 的符号序列，即

$$- \ - \ - \ + \ - \ - \ - \ + \ - \ + \ + \ + \ + \ +$$

符号序列中，"＋""－"号个数分别为 $n_1 = 7$、$n_2 = 7$，查附表 11 得 $r = 6$，在 0.05 的 r 界值范围 4～12 内，单侧 $P > 0.05$，不能以 $\alpha = 0.05$ 水准单侧检验拒绝 H_0，即此临床疗效的分布是随机的，不能认为有时间倾向。

（三）单样本 χ^2 检验

单组资料总频数为 N，分类数为 k，设理论次数 E 按等概率计算，称为无差假说，即

$$E = \frac{N}{k} \qquad (7-4)$$

单样本卡方检验研究观察次数 O 与理论次数 E 的拟合性，统计量为

$$\chi^2 = \sum \frac{(O-E)^2}{E}, f = k-1 \qquad (7-5)$$

例 7 - 3　某药房管理人员随机抽取 500 名顾客进行服务满意度调查。结果显示非常满意的占 24%，满意 20%，不置可否 8%，不满意 12%，非常不满意 36%，试分析顾客各种满意度的构成比是否随机分布？

解　5 种满意度的理论数 E 相等，即 $k = 5$，$E = 100$，各满意度的实际数 O 为相应的构成比乘以 500

$$H_0: O = E$$
$$H_1: O \neq E$$

$$\chi^2 = \frac{(500 \times 0.24 - 100)^2}{100} + \frac{(500 \times 0.20 - 100)^2}{100} + \frac{(500 \times 0.08 - 100)^2}{100} +$$

$$\frac{(500 \times 0.12 - 100)^2}{100} + \frac{(500 \times 0.36 - 100)^2}{100} = 120$$

$f = k - 1 = 4$，查附表 4 得 $P < 0.05$，以 $\alpha = 0.05$ 水准的单侧检验拒绝 H_0，差别有统计学意义，不能认为 5 种满意度的构成比是随机分布的，根据各满意度的实际数 O 与理论数 E 的相对大小关系表明，非常满意、非常不满意的 $O > E$，可以认为存在两极分化现象。

二、配对比较 Wilcoxon 符号秩和检验

配对试验设计数据，如果差值不服从正态分布，则不能用配对 t 检验。1945 年，Wilcoxon 提出了符号秩检验，用于配对设计差值的比较，后来也用于单样本中位数与给定总体中位数的比较。

H_0：差值总体中位数 $M_d = 0$，H_1：差值的总体中位数 $M_d \neq 0$。

在 H_0 假设下，把非零的差值按绝对值从小到大用 1、2…编秩，并按差值的正负标上正负号。绝对值相等时取平均秩次，把差值为 0 者舍去后，样本容量记为 n。分别求出带正号秩、T_+ 与带负号秩和 T_-，并以绝对值小的作为统计量 T 值。在 $n \leqslant 28$ 时，可查附表 12 用 T 值与 T 界值进行比较。若 T 值在上、下界范围内，则 P 值大于相应概率；若 T 值为界值或在范围外，则 P 值等于或小于相应概率。

在 $n > 28$ 时，T 的分布逐渐逼近均数为 $\dfrac{n(n+1)}{4}$、方差为 $\dfrac{n(n+1)(2n+1)}{24}$ 的正态分布，可用连续的 Z 检验（u 检验）近似，并在相同差值太多时校正，即

$$Z = \frac{|T - n(n+1)/4| - 0.5}{\sqrt{\dfrac{n(n+1)(2n+1)}{24}}}, \quad Z_c = \frac{|T - n(n+1)/4| - 0.5}{\sqrt{\dfrac{n(n+1)(2n+1)}{24} - \dfrac{1}{48}\sum(t_i^3 - t_i)}} \tag{7-6}$$

式中，t_i 为第 i 个相同秩次的个数。

例 7-4 某中医院于 2020 年 3 月至 2020 年 12 月，观测中药益肝汤治疗抗结核药所致药物中毒性肝炎 12 例，治疗前后分别检测血清谷丙转氨酶，结果见表 7-3 的第 1、2 行。问治疗前后血清谷丙转氨酶水平有无差异？

表 7-3 中药益肝汤治疗前后血清谷 – 丙转氨酶（nmol·S^{-1}/L）结果比较

	60	112	195	80	242	180	165	138	202	144	236	65
治疗前	80	152	243	82	204	220	205	138	243	144	192	100
差值	-20	-40	-48	-2	38	-40	-40	0	-41	0	44	-35
秩次	-2	-6	-10	-1	4	-6	-6	0	-8	0	9	-3

解 本例为配对设计的计量资料，由于治疗前后的数据差值不服从正态分布，故选用 Wilcoxon 符号秩和检验。H_0：差值总体中位数 $M_d = 0$，H_1：$M_d \neq 0$。

计算每组数据的差值于表的第 3 行，按 10 个非零差值的绝对值，由小到大编秩于表的第 4 行，并根据差值的正负号确定符号。分别相加正负秩次，得到秩和 $T_+ = 13$、$T_- = 42$，取小的统计量 $T = 13$，由 $n = 10$，查附表 12 得双侧 $T_{0.05/2}(10) = 8 \sim 47$，$T = 13$ 在范围内，$P > 0.05$，不能拒绝 H_0，差别无统计学意义，即不能认为治疗前后血清谷丙转氨酶水平不同。

第二节 两组比较的非参数检验

在两个独立样本的比较中，对于不满足 t 检验条件的计量资料或等级资料，可采用非参数检验，其目的是比较两样本分别代表的总体分布有无差异。

一、两组计量资料 Wilcoxon 秩和检验

Wilcoxon 秩和检验（Wilcoxon rank sum test）是 F·Wilcoxon 于 1945 年提出的基于样本数据的秩和检验，先将两样本看成是单一样本（混合样本），然后由小到大排列观察值，并将其统一

编秩。如果原假设两个独立样本来自相同的总体为真,那么秩将大约均匀分布在两个样本中,即小的、中等的、大的秩值应该大约被均匀分在两个样本中;如果备择假设两个独立样本来自不相同的总体为真,那么其中一个样本将会有更多的小秩值,这样就会得到一个较小的秩和;另一个样本将会有更多的大秩值,因此就会得到一个较大的秩和。分析的基本步骤如下:

1. 建立检验假设、确定检验水准

H_0:两组总体分布相同;

H_1:两组总体分布不同。

2. 编秩次求和,计算统计量 T

(1)编秩次:将两组数据由小到大统一编秩(为便于编秩可先将两组数据分别由小到大排序)。编秩时如遇到相同数据时取平均秩次。

(2)求秩和,确定统计量 T:两组秩次分别相加,若组例数相等,则任取一组的秩和为统计量。若组例数不等,则以样本例数较小者对应的秩和为统计量。

3. 确定 P 值,做出推断结论

(1)查表法:查两样本比较用 T 界值表,先从左侧找到 n_1(较小的 n),再从表上方找两组例数的差($n_2 - n_1$),二者交叉处即为 T 的界值,按"内大外小"规则确定 P 值。

(2)正态近似法:如果 n_1 或 $n_2 - n_1$ 超出了 T 界值表的范围,可用正态近似法检验(Z 检验)。若超过标准正态分布的临界值,则拒绝 H_0。

$$Z = \frac{|T - n_1(n_1 + n_2 + 1)/2| - 0.5}{\sqrt{n_1 n_2 (n_1 + n_2 + 1)/12}} \tag{7-7}$$

式(7-6)用于无相同秩次或相同秩次不多的情况,若相同秩次较多,应对公式进行校正。

$$Z_c = \frac{u}{\sqrt{c}} \tag{7-8}$$

$$c = 1 - \frac{\sum(t_j^3 - t_j)}{(N^3 - N)} \tag{7-9}$$

t_j 为第 j 个相同秩次的个数,$N = n_1 + n_2$

例 7-5 某中西医结合医院于 2020 年收治 18 例 COVID-19 患者,随机分为中西医结合组(10 例)和西药对照组(8 例),以清晨静脉血测定降钙素原(PCT)为临床疗效的评估指标之一,该 18 例 COVID-19 患者治疗后 PCT 降低值(μg/L)如表 7-4 所示,根据此指标分析两组疗效是否相同?

表 7-4 两组患者治疗后 PCT 降低值（μg/L）

西药对照组	秩次	中西医结合组	秩号
(1)	(2)	(3)	(4)
0.01	1	0.41	8
0.02	2	0.41	8
0.08	3	0.48	10
0.10	4	0.51	12
0.12	5	0.52	13
0.32	6	0.53	14
0.41	8	0.94	15
0.50	11	0.95	16

续表

西药对照组 (1)	秩次 (2)	中西医结合组 (3)	秩号 (4)
		0.96	17
		1.07	18
$n_1 = 8$	$T_1 = 40$	$n_2 = 10$	$T_2 = 131$

解 该资料为完全随机设计的两独立样本的计量资料，经正态性检验，中西医结合组的 $P = 0.016 < 0.05$，说明呈偏态分布，不满足独立样本 t 检验条件，故采用独立样本的 Wilcoxon 秩和检验。

（1）建立检验假设、确定检验水准。

H_0：两组 PCT 降低值的总体分布相同，H_1：两组 PCT 降低值的总体分布不同。

$\alpha = 0.05$

（2）编秩次求和，计算统计量 T。

编秩次：两组共有 3 个 0.41，应编秩次为 7、8、9，则取平均秩次（7 + 8 + 9）/3 = 8

求秩和，确定统计量 T：本例 $n_1 = 8$，检验统计量取 $T_1 = 40$。

（3）确定 P 值，做出推断结论。

本例为 n_1（较小的 n）= 8，（$n_2 - n_1$）= 2，查 T 界值表，得 $P < 0.05$，按 $\alpha = 0.05$ 检验水准，拒绝 H_0，接受 H_1，不认为两组 PCT 降低值相同，即可以认为中西医结合疗法比西药治疗 PCT 降低更多。

二、两组等级资料 Mann – Whitney U 检验

Mann – Whitney U 检验由 H. B. Mann 和 D. R. Whitney 于 1947 年提出。假设两个样本来自相同的总体，比较两样本分别代表的总体分布有无差异。Mann – Whitney U 检验的基本思想：先将两样本看成是单一样本（混合样本），然后由小到大排列观察值统一编秩。如果原假设两个独立样本来自相同的总体为真，那么两样本较小，U 统计量大于等于 U 界值（Z 值）。如果备择假设两个独立样本来自不相同的总体为真，那么两样本较小，U 统计量小于 U 界值。

例 7 – 6 某中医院慢性阻塞性肺疾病（COPD）课题组将 2020 年收治的哮喘患者随机分为 2 组，排除脱落病例后，实际有效数据集的中药组 46 例、西药组 28 例，治疗结果如表 7 – 5 所示，试分析中药组与西药组的疗效是否相同？

表 7 – 5 正常人和慢性气管炎患者痰液中嗜酸性粒细胞数据

疗效	西药组	中药组	合计	秩范围		平均秩	西药组秩和	中药组秩和
无效	5	3	8	1	8	4.5	22.5	13.5
好转	14	15	29	9	37	23	322	345
显效	5	16	21	38	58	48	240	768
痊愈	4	12	16	59	74	66.5	266	798
合计	$n_1 = 28$	$n_2 = 46$	$N = 74$				$T_1 = 850.5$	$T_2 = 1924.5$

解 本例为完全随机设计的两独立样本的等级资料（单向有序列联表），可采用两组独立样本秩和检验。

H_0：两组疗效等级的总体分布相同；

H_1：两组疗效等级的总体分布不同。

在表的第 4 列计算各等级的合计数，第 5 列计算秩次范围，第 6 列按范围的上下界之半计算平均秩次，第 7、8 列按平均秩次与人数之积计算秩和。如疗效为"无效"者合计 8 例，平均秩次为 $\frac{(1+8)}{2}=4.5$，西药组的秩和为 $4.5 \times 5=22.5$。

确定 $T=850.5$，$N=74$，转换为 Z_C 值，其临界值查附表 3。

各疗效重复数，$t_1=8$，$t_2=29$，$t_3=21$，$t_4=16$，计算得到

$$\sum (t_i^3 - t_i) = (8^3 - 8) + (29^3 - 29) + (21^3 - 21) + (16^3 - 16) = 38184$$

$$Z_C = \frac{|850.5 - 28 \times (74+1)/2| - 0.5}{28 \times 46 \times (74+1)/12 \times (1 - 38184/(74^3 - 74))} = 2.3305$$

由 $Z_C > Z_{\frac{0.05}{2}} = 1.96$，双侧 $P < 0.05$，以 $\alpha = 0.05$ 水准的双侧检验拒绝 H_0，不能认为两总体的分布相同，由 $T_1 < T_2$，可以认为中药组的疗效优于西药组。

第三节 多组比较的非参数检验

在实际工作中，我们常常还会遇到 3 组及 3 组以上样本进行单变量资料比较的情况，此时资料分为 k 个样本组，每个样本容量为 n_i（$i = 1$、$2\cdots k$），如果采用两两比较的检验方法，会增大犯 I 类错误的概率。在不要求正态分布和方差齐性时可用非参数检验，并在各总体分布不同时进行多重比较。

一、完全随机设计多组秩和检验

克 - 瓦氏（Kruskal - Wallis）秩和检验简称 KW 检验，主要用于比较两组或两组以上、数据是样本相互独立的不满足正态分布的计量资料（满足正态分布时也可）或单向有序分类资料。KW 检验的基本步骤如下：

1. 建立检验假设

H_0：k 个总体的分布位置相同；

H_1：k 个总体的分布位置不完全相同（至少有 2 个总体的位置不同）。

2. 编秩求 H 统计量

将各组数据从小到大统一编秩次，同组相同数据取顺序秩次，不同组相同数据取平均秩次。有序分类资料编秩时，同一等级取平均秩次。

T_i 为容量 n_i 样本的秩和，构成 H 统计量，即

$$H = \frac{12}{N(N+1)} \sum \frac{T_i^2}{n_i} - 3(N+1) \tag{7-10}$$

在相同秩次较多时校正，即

$$H_C = \frac{H}{1 - \sum (t_i^3 - t_i)/(N^3 - N)} \tag{7-11}$$

3. 确定 P 值，做出推断结论

组数 $k = 3$，每组例数 $n_i \leqslant 5$，可查附表 H 界值进行比较。

n_i 较大或组数 $k > 3$ 时，H 或 H_C 近似服从自由度 $df = k - 1$ 的 χ^2 分布，查附表 14 临界值进行比较。在各总体分布不全相同结论下进行多重比较，H_0：第 i、j 个总体分布相同。t 统计量为

$$t_{ij} = \frac{\dfrac{T_i}{n_i} - \dfrac{T_j}{n_j}}{\sqrt{S^2 \dfrac{N-1-H}{N-k}} \cdot \sqrt{\dfrac{1}{n_i} + \dfrac{1}{n_j}}}, \quad df = N - k \qquad (7-12)$$

其中，N 为总观测例数，S^2 的计算式在无相同数据时为

$$S^2 = \frac{N(N+1)}{12} \qquad (7-13)$$

在有相同数据时为

$$S^2 = \frac{1}{N-1}\left[\sum_{r=1}^{k}\sum_{s=1}^{n_r} T_{rs}^2 - \frac{N(N+1)^2}{4}\right] \qquad (7-14)$$

例 7 - 7 某中西医结合医院将 2020 年收治的 15 例轻症 COVID - 19 患者，随机分为中西医结合组、中医组和西医组，每组各纳入 5 例，研究 3 种疗法治愈所需的时间，结果如表 7 - 6 所示。问 3 种不同疗法治愈时间有无差异？

表 7 - 6 三种疗法所需的治愈时间（天）

中西医结合		中医		西医	
天数（1）	秩次（2）	天数（3）	秩次（4）	天数（5）	秩次（6）
7	1	9	5	10	9
8	2	9	5	10	9
9	5	9	5	12	13
10	9	9	5	12	13
11	11	12	13	14	14
R_i	28	—	33	—	58
n_i	5	—	5	—	5

解 该资料为完全随机设计的多组独立样本的计量资料，经正态检验，中医组的 $P = 0.000 < 0.05$，说明呈偏态分布，不满足独立样本单因素方差分析条件，故采用完全随机分组秩和检验。

H_0：3 组治愈时间总体分布相同；

H_1：3 组治愈时间总体分布不完全相同（至少有 2 个总体的位置不同）。

$N = 15$，样本数据混合编秩，填入表 7 - 6，求出秩和，代入式（7 - 11）计算 H_c 值得到

$H = 5.832$，$H_c = 5.581$，因相同秩次较多时需要校正，故取 $H_c = 5.581$

由组数 $k = 3$ 且例数 $n_i \leq 5$，查附表 H 界值表，单侧 $H_{0.05}$（5，5，5）= 5.78 > 5.581，单侧 $P > 0.05$，以 $\alpha = 0.05$ 水准单侧检验不拒绝 H_0，即 3 组治愈时间总体分布相同，无需多重比较。值得一提的是，由于各组样本量较小，容易得出假阴性结论，临床上需要进一步增加样本量，以提高假设检验结论的可靠性。

二、随机区组设计多组秩和检验

弗里德曼秩和检验方法（Friedman 法）主要用于比较两组或两组以上随机区组试验（配伍组设计）、不满足正态分布的计量资料，此时的原假设和备择假设如同 KW 检验。

随机区组设计资料的处理组、配伍组个数记为 k、b，总样本量 $N = kb$。在不要求正态分布和方差齐性时可用 Friedman 法，并在各总体分布不全相同时进行多重比较。

按配伍组编秩，相同数据取平均秩次。第 i 个处理组的秩和（$i = 1$、$2\cdots k$）记为 T_i，其平均

值记为 $\bar{T} = \sum T_i/k$。

当 k、b 不大时构成 M 统计量，查附表与 M 界值比较

$$M = \sum_{i=1}^{k} (T_i - \bar{T})^2 \qquad (7-15)$$

当 k、b 较大时，构成 χ^2 统计量，查附表与 χ^2 界值比较

$$\chi_r^2 = \frac{12M}{N(k+1)C} \sim \chi^2 (k-1) \qquad (7-16)$$

在相同秩次太多时，t_i 为第 i 个相同秩次的个数，M 统计量要进行校正，即

$$\chi_{rc}^2 = \frac{\chi_r^2}{1 - \sum (t_i^3 - t_i)/(Nk^2 - N)} \qquad (7-17)$$

在各总体分布不全相同结论下进行多重比较，t 统计量为

$$t_{ij} = \frac{T_i - T_j}{\sqrt{\dfrac{2b(A-B)}{(b-1)(k-1)}}}, f = (b-1)(k-1) \qquad (7-18)$$

其中，A 为所有秩次的平方和，B 为各处理组秩次的平方和除以 b，即

$$A = \sum_{r=1}^{k} \sum_{s=1}^{b} T_{rs}^2 \qquad (7-19)$$

$$B = \frac{1}{b} \sum_{s=1}^{b} T_s^2 \qquad (7-20)$$

若各区组内无相同秩次，则 A 的计算式为

$$A = \frac{bk(k+1)(2k+1)}{6} \qquad (7-21)$$

例 7-8 某中医院肺癌课题组按中医辨证，将肺癌患者分成 5 类（$k=5$），研究辨证分型的疗效，由于疗效又受病期的影响，所以又按病期分为 Ⅱ、Ⅲ、Ⅳ 三个配伍组（$b=3$），一年生存率资料见表 7-7。分析不同辨证分型肺癌患者的 1 年生存率是否有差异？

表 7-7 肺癌患者辨证分型与 1 年生存率比较

病期	阳虚		气阴两虚		气虚		阴阳两虚		气滞血瘀	
	生存率	秩	生存率	秩	生存率	秩	生存率	秩	生存率	秩
Ⅱ	0.471	4	0.690	5	0.286	3	0.250	2	0.000	1
Ⅲ	0.480	3	0.571	5	0.267	1	0.375	2	0.500	4
Ⅳ	0.368	4	0.308	3	0.250	2	0.500	5	0.000	1
R_i		11		13		6		9		6

解 该资料为随机区组设计资料的多个独立样本的计量资料，经正态检验，气滞血瘀组的 $P = 0.000 < 0.05$，说明呈偏态分布，不满足两因素方差分析条件，故采用随机区组分组秩和检验。

1. 建立假设，确定检验水准

H_0：不同证型肺癌患者 1 年生存率总体分布位置相同；

H_1：不同辨证分型的肺癌患者 1 年生存率的总体分布位置不同。

$\alpha = 0.05$

2. 计算统计量 M 值

（1）编秩：先将配伍区组内数据由小到大编秩，相同数值者去平均秩次。

（2）求秩和并计算检验统计量：计算各处理组的秩和 R_i，按式（7-18）计算统计量 M

$$M = \sum (R_i - \bar{R})^2 \qquad (7-22)$$

式中，$\bar{R} = \dfrac{\sum R_i}{k}$，$k$ 为处理组数。在本例中 $\bar{R}\ \dfrac{11+13+6+9+6}{5}=9$，$k=5$，则 $M =$（11 - 9$)^2$ +（13 - 9$)^2$ +（6 - 9$)^2$ +（9 - 9$)^2$ +（6 - 9$)^2 = 38$

3. 确定 P 值，判断结果

当 $k \leq 15$ 和 $b \leq 15$ 时，查附表 M 界值表，本例中 $k=5$，$b=3$，查表得 $M_{0.05(5,3)}=64$，现统计量 $M=38<64$，故 $P>0.05$，按 $\alpha=0.05$ 的检验水准不拒绝 H_0，尚不能认为辨证分型不同的肺癌患者 1 年生存率不同。

当处理组数 k 或区组数 b 超出 M 界值表的范围时，可采用近似 χ^2 分布法。

4. 多重比较

与随机化区组设计资料的方差分析相类似，当用 Friedman 检验拒绝 H_0 后，同样需要对任意处理组间进行多重比较。方法与完全随机设计秩和检验的多重比较类似，只是正态近似检验中估计方差的算法不同。

设 $\bar{R}_i$，$\bar{R}_j$ 分别为比较的第 i 组和第 j 组的平均秩和，当样本量比较小时，采用配对秩和检验的方法，求得统计量的数值后，借助统计软件得到确切的 P 值。当样本量较大时，用正态近似法，检验统计量为

$$Z_{ij} = \frac{\bar{R}_i - \bar{R}_j}{\sigma_{\bar{R}_i - \bar{R}_j}} = \frac{\bar{R}_i - \bar{R}_j}{\sqrt{\dfrac{k\,(k+1)}{6b}}} \qquad (7-23)$$

利用标准正态分布表或统计软件确定检验统计量所对应的 P 值，并将该 P 值与调整后的检验水准 α' 相比较做出结论。

思考与练习七

一、填空题

1. 在总体分布类型已知的前提下，对总体均数、方差、总体率等参数进行检验或估计，称为_____。

2. 总体分布未知，或与已知总体参数统计的条件不相符时，不能进行参数检验，采用_____方法。

3. 秩和检验中，将各原始数据从小到大排列，分别给每个数据一个顺序号，顺序号即_____。

4. 配对试验设计数据，如果不服从正态分布则不能用差值的均值进行参数检验，可采用_____。

5. 配对比较 Wilcoxon 符号秩和检验中，原假设为_____。

6. 两组计量资料 Wilcoxon 秩和检验中，检验的目的是_____。

7. 两组等级资料，若比较其总体分布是否相同，需采用_____方法进行分析。

8. 完全随机设计多组秩和检验（Kruskal - Wallis 法），其原假设为_____。

9. 比较两组或两组以上随机区组试验、不满足正态分布的计量资料时，采用_____方法进行统计分析。

10. 两组计量资料 Wilcoxon 秩和检验，若检验统计量 T 在 $0.05T$ 界值范围之内，则 P _____ 0.05。

二、判断题

1. 资料满足参数检验条件时，也可用非参数检验进行统计分析，检验效能不变。（ ）

2. 在配对比较 Wilcoxon 符号秩和检验中，对两个或多个相同差值编秩次时，可以不计算平均秩次。（ ）

3. 单样本 Wilcoxon 符号秩和检验推断样本中位数所代表的总体中位数与已知总体中位数（常为标准值或大量观察的稳定值）有无差别。（ ）

4. 进行两组计量资料 Wilcoxon 秩和检验时，可将两组数据由小到大统一编秩，编秩时如遇到相同数据时取平均秩次。（ ）

5. 完全随机设计的两独立样本的计量资料，经正态检验，其中一组数据 $P = 0.023 < 0.05$，说明呈偏态分布，不满足独立样本 t 检验条件，故采用独立样本的 Wilcoxon 秩和检验。（ ）

6. 完全随机设计的多组独立样本的计量资料，经正态检验，若其中一组 $P = 0.000 < 0.05$，则资料采用完全随机分组秩和检验（Kruskal – Wallis 法）分析。（ ）

7. 经随机区组分组秩和检验（Friedman 法）检验，若各处理组见比较结果：$P = 0.354 > 0.05$，则应拒绝 H_0，需要对任意处理组间进行多重比较。（ ）

8. 两组计量资料 Wilcoxon 秩和检验中，若检验统计量 T 在 $0.05T$ 界值范围之外，则 $P < 0.05$，不拒绝 H_0。（ ）

9. 非参数检验方法很多，秩和检验、方差分析都属于非参数检验方法。（ ）

10. 配对比较 Wilcoxon 符号秩和检验中，分别求出带正号秩和 T_+ 与带负号秩和 T_-，并以绝对值大的作为统计量 T 值。（ ）

三、计算题

1. 取每只小鼠一侧的整个腺体与另一侧的半个腺体做比较，测试 10 只小鼠肾上腺中抗坏血酸含量（$\mu g/100mg$）见表 7 – 8，判断整个与半个腺体的抗坏血酸含量有无差异。

表 7 – 8　小鼠整个腺体与半个腺体的抗坏血酸含量（$\mu g/100mg$）

整个腺体	436	598	381	546	595	569	627	516	595	485
半个腺体	383	556	376	563	543	487	420	480	312	494

2. 某营养实验随机抽取 24 只小鼠随机分为两组，一组饲食未强化玉米，一组饲食已强化玉米，检查结果见表 7 – 9。判断两组玉米干物质可消化系数有无差别。

表 7 – 9　玉米干物质可消化系数

已强化组	34.3	38.1	42.8	45.9	48.2	51.7	52.4	52.8	54.5	54.8	55.3	65.4
未强化组	<10	15.8	18.2	21.9	23.4	24.6	26.1	27.2	29.3	30.7	34.4	34.7

3. 测得三组人的血浆总皮质醇（$\mu g / L$）含量，见表 7 – 10，判断三组血浆总皮质醇含量是否有差别。

表 7 – 10　三组人的血浆总皮质醇含量（$\mu g / L$）

正常人组	0.4	7	4.6	1.9	2.2	2.5	2.8	3.1	3.7	3.9
单纯肥胖	0.6	13.6	7.4	1.2	2	2.4	3.1	4.1	5	1.2
皮质醇多	9.8	15.6	24	10.2	10.6	13	14	14.8	15.6	21.6

4. 在某种药物保护下，对 10 例食管癌患者做不同强度的放射线照射，观察血中淋巴细胞畸变百分数，见表 7 – 11。判断不同强度放射线照射对淋巴细胞畸变百分数影响有无差别。

表 7 – 11　10 例食管癌患者放射线照射前后血中淋巴细胞畸变百分数（%）

照射前	1.0	1.0	0.0	1.2	1.0	1.0	1.0	1.0	1.0	4.0
照射 6000γ	0.0	18.0	6.7	0.0	29.0	17.0	5.0	6.0	10.0	7.0
照射 9000γ	0.0	12.0	9.7	6.3	16.0	16.7	25.0	2.5	9.0	7.0

5. 某中医药大学用保真丸治疗肾阳虚患者，对照组服用金匮肾气丸，治疗结果见表 7 – 12，判断两种方法的疗效有无差异。

表 7 – 12　不同药丸治疗肾阳虚患者结果（例数）

分类	治愈	显效	有效	无效
保真丸组	56	35	15	6
金匮肾气丸组	48	26	10	15

6. 《中医研究》杂志 2006 年第 1 期 "指压太冲穴防治肌肉注射疼痛感观察"，数据见表 7 – 13，判断两组疼痛感是否不同。

表 7 – 13　指压太冲穴防治肌肉注射疼痛感（例数）

分类	无痛	轻度痛	中度痛	重度痛
常规法	10	61	64	15
指压法	88	50	9	3

7. 两种肝炎婴儿患者血清胆红素数据见表 7 – 14，两组的胆红素是否不同。

表 7 – 14　不同肝炎婴儿患者血清胆红素（mg%）

	<1	1 ~	5 ~	10 ~	15 ~	20 ~	25 ~
一般肝炎	4	11	15	0	0	0	0
重症肝炎	0	0	2	10	1	4	2

四、讨论题

某研究评估中药和西药治疗气阴两虚型非小细胞肺癌患者失眠的疗效。将 20 例气阴两虚型非小细胞肺癌失眠患者，随机分为治疗组和对照组，治疗组采用中药治疗，对照组采用西药治疗，治疗 2 周后，检测两组肺癌失眠患者的睡眠时长，结果见表 7 – 15，分析两组患者的治疗效果有无差别？

表 7 – 15　中药组与西药组肺癌失眠患者的睡眠时长（h）

中药组	1.5	2.5	10.1	10.2	11.5	12.5	10.1	8.2	9.5	1.5
西药组	0.5	3.5	5.1	3.2	2.5	4.5	4.1	5.2	10.5	3.5

研究者对该资料进行了分析，该资料为完全随机设计的两独立样本的计量资料，采用两独立样本 t 检验，结果：$t = 2.225$，$P = 0.039 < 0.05$，按 $\alpha = 0.05$ 检验水准，拒绝 H_0，接受 H_1，不能认为两组肺癌失眠患者的睡眠时长相同，由于中药组样本均数为 7.76 小时，西药组样本均数为 4.26 小时，因此推测中药治疗肺癌失眠的疗效优于西药。

本资料为完全随机设计的两独立样本的计量资料，这类资料应该如何分析？是否均适合采用两独立样本 t 检验？该资料应该如何进行分析，结论如何？

在医药学科研与实践中，经常需要研究两个或两个以上变量之间的关系，例如某人群年龄的变化与其收缩压关系如何，糖尿病患者的血糖与其胰岛素水平、糖化血红蛋白、血清总胆固醇、甘油三酯等，相关与回归就是研究变量间相互关系的统计分析方法。本章首先介绍直线相关与直线回归，在此基础上介绍曲线回归，并介绍它们在实际中的应用。

第一节 直线相关

一、直线相关的概念

直线相关又称简单相关，是用于判断两个变量之间有无直线关系的统计学分析方法。例如为研究某种代乳粉的营养价值，需探讨大白鼠的进食量和体重增加量之间是否存在直线关系？这种关系表现为当进食量增大时，体重增加量是增大还是减少？判断这两个变量之间有无直线关系，并回答相关的方向和相关程度如何时，可采用相关分析。

研究两个变量 X 和 Y 的相关关系，最简单、最直观的方法就是图示法。把通过实验或观察得到的 n 对 (X, Y) 的样本数据 (X_i, Y_i) $(i = 1, 2, \cdots, n)$，在平面直角坐标系上把它们作为坐标点标注出来，形成散点图。图 8-1 是表 8-1 中 10 只大白鼠进食量和体重增加量数据绘制的散点图。

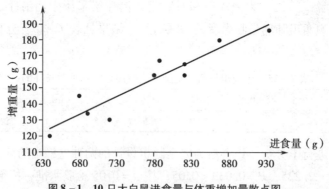

图 8-1 10 只大白鼠进食量与体重增加量散点图

图 8-1 中散点呈直线趋势，说明进食量和体重增加量之间存在直线相关关系，即进食量增大，体重增加量亦大。

直线相关的性质和相关之间的密切程度可由散点图直观地说明。如图 8-2 所示：

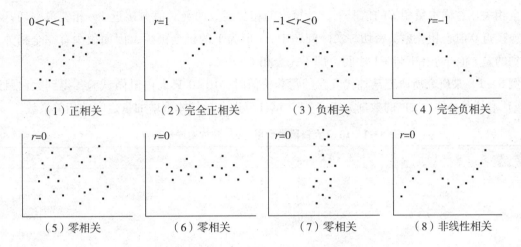

图 8 - 2　不同相关关系的散点图

在图 8 - 2 中，图（1）散点呈椭圆形分布，宏观而言，两变量 X、Y 变化趋势是同向的，X 增大或减少，Y 亦增大或减少，称为正相关，线性相关系数 r 可以描述直线关系密切程度和变化趋向，这里 $0 < r < 1$。当各点的分布如图（2）在一条直线上，则称为完全正相关，这时 $r = 1$；反之，图（3）中的 X、Y 间呈反向变化，Y 随 X 的增加而减少，称为负相关，这时 $-1 < r < 0$。图（4）中的 X、Y 呈反向变化，且各点分布在一条直线上，称为完全负相关，这时 $r = -1$。图（5）（6）（7）中，无论 X 增加还是减少，Y 不受其影响；反之，X 也不受 Y 的影响，两变量间相关性不明显，称为零相关。图（8）中各点分布可能表示 X 与 Y 间存在某种曲线相关，但与直线相关已完全不同，称为非线性相关。正相关或负相关并不一定表示一个变量的改变是其他变量变化的原因，有可能同受其他因素的影响。因此，相关关系并不一定是因果关系。

散点图仅能粗略地描述变量间的关系，如果要精确地描述两变量间的直线关系，应进行相关分析。

二、相关系数的意义与计算

直线相关系数又称皮尔森（Pearson）相关系数，它是说明具有直线关系的两个变量间相关关系的密切程度和相关方向的统计指标。皮尔森相关系数的计算公式为：

$$r = \frac{\sum_{i=1}^{n}(x_i - \bar{x})(y_i - \bar{y})}{\sqrt{\sum_{i=1}^{n}(x_i - \bar{x})^2 \sum_{i=1}^{n}(y_i - \bar{y})^2}} = \frac{l_{XY}}{\sqrt{l_{XX} \cdot l_{YY}}} \qquad (8-1)$$

其中 l_{XX}，l_{XY}，l_{YY} 称为离均差平方和。

为了减少计算误差，实际计算时可简化为：

$$l_{XY} = \sum_{i=1}^{n} x_i y_i - \frac{1}{n}\left(\sum_{i=1}^{n} x_i\right)\left(\sum_{i=1}^{n} y_i\right) \qquad (8-2)$$

$$l_{XX} = \sum_{i=1}^{n} x_i^2 - \frac{1}{n}\left(\sum_{i=1}^{n} x_i\right)^2 \qquad (8-3)$$

$$l_{YY} = \sum_{i=1}^{n} y_i^2 - \frac{1}{n}\left(\sum_{i=1}^{n} y_i\right)^2 \qquad (8-4)$$

相关系数 r 没有计量单位，其数值为 $-1 \leqslant r \leqslant 1$。

由图 8 - 2 可以看出，散点图呈直线上升趋势时，r 值为正，表示正相关；散点呈直线下降趋势时，r 值为负，表示负相关；r 值为 0，则称零相关，即无直线关系。当 r 值的绝对值为 1 时，称完全相关。在样本量相等的情况下，计算出的相关系数的绝对值愈接近 1，相关愈密切；相关系数愈接近 0 时，相关愈不密切。实际问题中，r 值为 1 的机会极少，因而很少有完全相关，经常见到的是 r 值介于 -1 与 $+1$ 之间，即不完全相关。

例 8 - 1 某研究所研究某种代乳粉的营养价值时，用 10 只大白鼠做试验，得到大白鼠进食量（g）和增加体重（g）的数据见表 8 - 1，试计算进食量与体重增加量之间的相关系数。

表 8 - 1 10 只大白鼠进食量（g）和体重增加量（g）

编号	进食量（X）	增重（Y）	XY	X²	Y²
1	820	165	135300	672400	27225
2	780	158	123240	608400	24964
3	720	130	93600	518400	16900
4	867	180	156060	751689	32400
5	690	134	92460	476100	17956
6	787	167	131429	619369	27889
7	934	186	173724	872356	34596
8	679	145	98455	461041	21025
9	639	120	76680	408321	14400
10	820	158	129560	672400	24964
合计	7736	1543	1210508	6060476	242319

解 由公式（8-2）~（8-4），得：

$$l_{xy} = \sum_{i=1}^{n} x_i y_i - \frac{1}{n}\Big(\sum_{i=1}^{n} x_i\Big)\Big(\sum_{i=1}^{n} y_i\Big) = 1210508 - \frac{1}{10} \times 7736 \times 1543 = 16843.2$$

$$l_{xx} = \sum_{i=1}^{n} x_i^2 - \frac{1}{n}\Big(\sum_{i=1}^{n} x_i\Big)^2 = 6060476 - \frac{1}{10} \times 7736^2 = 75906.4$$

$$l_{yy} = \sum_{i=1}^{n} y_i^2 - \frac{1}{n}\Big(\sum_{i=1}^{n} y_i\Big)^2 = 242319 - \frac{1}{10} \times 1543^2 = 4234.1$$

按公式（8-1）计算相关系数 r：

$$r = \frac{l_{xy}}{\sqrt{l_{xx} \cdot l_{yy}}} = \frac{16843.2}{\sqrt{75906.4 \times 4234.1}} = 0.9395$$

这里 r 为正值，且 r 值接近于 1，表示进食量与体重增加量之间呈现正相关。

三、相关系数的假设检验

在例 8 - 1 中，由于 $r = 0.9395$ 是根据样本资料计算出来的，是样本相关系数，随着抽样量的不同得到的 r 值可能会不同。当我们大量重复抽样时，r 值可能会逐渐稳定于某个常数 ρ，称 ρ 为总体相关系数。要判断两个变量 X 与 Y 是否真存在线性相关，就要检验 r 是否来自 $\rho \neq 0$ 的总体。在实际研究中，ρ 常常是未知的，由于抽样误差的影响，即使从 $\rho = 0$ 的总体做随机抽样，所得 r 值也常不等于零。所以，当计算出 r 值后，不能仅依据 r 值判定两变量的线性关系密切程度，而是需根据 r 做总体相关系数 ρ 是否为零的假设检验。

在变量 X 和 Y 都服从正态分布的条件下，r 有确定的概率分布，对此我们不做进一步的讨论，只给出相应的检验方法。常用的方法有两种：

1. H_0: $\rho = 0$ 的 r 检验

先建立原假设 H_0: $\rho = 0$，备择假设 H_1: $\rho \neq 0$，由公式（8-1）计算出统计量 r，给定显著水

平 α，根据自由度 $f = n - 2$，查相关系数临界值表（附表16），得临界值 $r_{\frac{\alpha}{2}}$，则有

$$P\ (\ |r| > r_{\frac{\alpha}{2}})\ = a$$

当 $|r| > r_{\frac{\alpha}{2}}$ 时，则以显著水平 α 拒绝假设 H_0，即可认为两变量间的直线相关关系显著；反之，则不能拒绝假设，即相关关系不显著。

例8-2　检验例8-1中进食量与体重增加量间相关系数的显著性。

解　$H_0: \rho = 0$；$H_1: \rho \neq 0$，$\alpha = 0.05$

由例1知 $r = 0.9395$，又 $\alpha = 0.05$，$f = 10 - 2 = 8$，查相关系数临界值表（附表16），得 $r_{0.05}$（8）$= 0.6319$，因 $|r| > r_{\frac{0.05}{2}}$（8），故 $P < 0.05$，以显著水平 $\alpha = 0.05$，拒绝 H_0，可以认为大白鼠的进食量与体重增加量之间存在显著的正相关。

2. $H_0: \rho = 0$ 的 t 检验

可以证明，在 $H_0: \rho = 0$ 为真的条件下，统计量

$$t = \frac{r - \rho}{\sqrt{\dfrac{1 - r^2}{n - 2}}} = \frac{r\sqrt{n - 2}}{\sqrt{1 - r^2}} \tag{8-5}$$

服从自由度 $f = n - 2$ 的 t 分布，根据 t 检验的方法，就可以进行 $H_0: \rho = 0$ 的假设检验。

例8-3　用 t 检验法检验例8-1中进食量与体重增加量间的相关系数的显著性。

解　$H_0: \rho = 0$；$H_1: \rho \neq 0$，$\alpha = 0.05$

由例1知 $r = 0.9395$，又

$$t = \frac{r\sqrt{n - 2}}{\sqrt{1 - r^2}} = 7.757$$

$a = 0.05$，$f = 10 - 2 = 8$，查 t 分布临界值表（附表5）得 $t_{\frac{0.05}{2}}$（8）$= 2.3060$，$t_r > t_{\frac{0.05}{2}}$（8），$P < 0.05$，以显著水平 $\alpha = 0.05$，拒绝 H_0，可以认为大白鼠的进食量与体重增加量之间存在显著的正相关。与例8-2中的结论相一致。

第二节　直线回归

一、直线回归的概念

在上一节讨论了直线相关，这种关系既可能是依存的因果关系，也可能是相互伴随的数量关系。当这样的两个变量之间存在直线关系时，不仅可以用相关系数 r 表示变量 Y 与 X 线性关系的密切程度，我们还希望能用一个直线方程把它们的相关关系表示出来，以便达到由一个变量推算出另一个变量的目的，这便是直线回归分析。

在图8-1中体重增加量随进食量的增大而增大，我们看到体重增加量与进食量的变化呈直线趋势，但10个坐标点并非完全在一条直线上，一般而言，进食量越大其体重增加量亦大，但很难说吃进一定量的食物，体重会增加多少。这种关系与一般数学意义上严格的直线函数关系有所不同，它有某种不确定性，这种近似的线性数量关系，称为直线回归或简单回归，其统计学模型为

$$\mu_{Y/X} = \alpha + \beta X \tag{8-6}$$

上述模型假定对于 X 确定取值，相应的 Y 值总体为正态分布，其均数 $\mu_{Y/X}$ 是 X 取值对应的最可能值，其中 α 为该回归直线的截距参数，β 为回归直线的斜率参数。模型（8-6）称为总体回

归方程，有时也可写成 $Y = \alpha + \beta X + \varepsilon$，其中 ε 为误差，且 $\varepsilon \sim N(0, \sigma^2)$，实际问题中，$\alpha$、$\beta$ 的值常常是未知的。通常情况下，研究者只能获取一定数量的样本数据，此时，用该样本数据建立的 Y 关于 X 变化的直线回归方程表达式为

$$\hat{Y} = a + bX \tag{8-7}$$

式中的 $\hat{Y}$ 实际上是 X 所对应的 Y 的总体均数 $\mu_{Y/X}$ 的一个估计值，称为回归方程的预测值。而 a、b 分别为 α、β 的估计值。其中 a 称为常数项，是回归直线在 Y 轴上的截距，其统计意义是当 X 取值为 0 时相应 Y 的均数估计值；b 称为回归系数，是直线的斜率，其统计意义是当 X 变化一个单位时 Y 的平均改变的估计值。

二、直线回归方程的建立

在公式（8-7）中，回归系数 b 和常数项 a 是方程中两个待定的参数。如何利用样本资料计算这两个参数呢？若对应于 X_i 的实测值为 Y_i，由试验可获得 n 对样本数据 (X_1, Y_1)，(X_2, Y_2)，$\cdots$，(X_n, Y_n)，怎样选择 a 和 b 的值，使得回归直线 $\hat{Y}_i = a + bX_i$ 能更好表达实测数据所反映出的直线趋势呢？

如果令

$$Q = \sum_{i=1}^{n} (y_i - \hat{y}_i)^2 = \sum_{i=1}^{n} (y_i - a - bx_1)^2 \tag{8-8}$$

则 Q 的意义是很明显的，它等于各实测点到回归直线的纵向距离的平方和，反映了各点关于直线的偏离情况。这个偏差越小，回归直线 $\hat{Y}_i = a + bX_i$ 越能更好表达实测数据所反映出的直线趋势。这就是通常所说的最小离差平方和原理，又称最小二乘法原理。

根据微积分学知识，Q 有极小值的必要条件是

$$\begin{cases} \dfrac{\partial Q}{\partial a} = -2 \sum_{i=1}^{n} (y_i - a - bx_i) = 0 \\ \dfrac{\partial Q}{\partial b} = -2 \sum_{i=1}^{n} x_i(y_i - a - bx_i) = 0 \end{cases}$$

这样就得到关于 a 和 b 的线性方程组

$$\begin{cases} na + b \sum_{i=1}^{n} x_i = \sum_{i=1}^{n} y_i \\ a \sum_{i=1}^{n} x_i + b \sum_{i=1}^{n} x_i^2 = \sum_{i=1}^{n} x_i y_i \end{cases}$$

这个方程组通常称为线性回归的正规方程，解此方程组得

$$b = \frac{\sum\limits_{i=1}^{n} x_i y_i - \frac{1}{n} \left(\sum\limits_{i=1}^{n} x_i \right) \left(\sum\limits_{i=1}^{n} y_i \right)}{\sum\limits_{i=1}^{n} x_i^2 - \frac{1}{n} \left(\sum\limits_{i=1}^{n} x_i \right)^2} = \frac{l_{XY}}{l_{XX}} \tag{8-9}$$

$$a = \bar{y} - b \cdot \bar{x} \tag{8-10}$$

将 a 和 b 的值代入式（8-7）中，就可以得到回归方程 $\hat{Y} = a + bX$。

例 8-4 求例 8-1 中体重增加量 Y 关于进食量 X 的回归方程。

解 由例 8-1 中知 $\bar{y} = 154.3$，$\bar{x} = 773.6$，$l_{XY} = 16843.2$，$l_{XX} = 75906.4$，$l_{YY} = 4234.1$，所以

$$b = \frac{l_{xy}}{l_{xx}} = \frac{16843.2}{75906.4} = 0.2219$$

$$a = \bar{Y} - b \cdot \bar{X} = 154.3 - 0.2219 \times 773.6 = -17.362$$

体重增加量关于进食量的回归方程为

$$\hat{Y} = -17.362 + 0.2219X$$

按求得的回归方程，在 X 实测值的范围内（本例为 639 ~ 934）任取两个相距较远的点 A $(X_1, \hat{Y}_1)$、B $(X_2, \hat{Y}_2)$，连接 A、B 两点即得到回归直线。本例可参见图 8 - 1。

由图 8 - 1 可见，散点呈直线趋势，但并不完全在一条直线上。说明体重增加量除了受进食代乳粉量的影响外，还有其他随机因素起作用。

三、直线回归方程的假设检验

无论两组样本资料是否存在线性关系，都可以根据公式（8 - 9）与（8 - 10）建立的回归方程，所以，对于两变量间是否存在确切的直线回归关系还需进行推断，也就是对总体回归方程 $\mu_{Y/X} = \alpha + \beta X$ 做假设检验。应该注意，总体回归系数 β 是总体回归方程有无意义的关键。如果 $\beta = 0$，那么，$\mu_{Y/X} = \alpha$ 是个常数，无论 X 如何变化，不会影响 $\mu_{Y/X}$，回归方程也就无意义。如果总体回归系数 β 为 0，由样本资料计算的回归系数 b 也可能不为 0。所以，对两组样本资料建立的线性回归方程必须进行假设检验，就是要检验 b 是否为 $\beta = 0$ 的总体中的一个随机样本。该假设检验通常用方差分析或者 t 检验，两者的检验效果等价。

1. $H_0: \beta = 0$ 的 F 检验

Y 值的变异可用式 $\sum_{i=1}^{n} (y_i - \bar{y})^2$ 来反映，而 $y_i - \bar{y}$ 可分解为下式：

$$y_i - \bar{y} = (y_i - \hat{y}) + (\hat{y} - \bar{y})$$

可以证明：$\sum_{i=1}^{n} (y_i - \hat{y})(\hat{y} - \bar{y}) = 0$，则有

$$\sum_{i=1}^{n} (y_i - \bar{y})^2 = \sum_{i=1}^{n} (y_i - \hat{y})^2 + \sum_{i=1}^{n} (\hat{y} - \bar{y})^2 \tag{8 - 11}$$

$\sum_{i=1}^{n} (y_i - \bar{y})^2$ 用 $SS_{总}$ 表示，称为总平方和；$\sum_{i=1}^{n} (\hat{y} - \bar{y})^2$ 可用 $SS_{回}$ 表示，称为回归平方和；$\sum_{i=1}^{n} (y_i - \hat{y})^2$ 可用 $SS_{残}$ 表示，称为残差平方和或剩余平方和。

回归系数检验的基本思想是，如果 X 与 Y 之间无线性回归关系 $\beta = 0$，则 $SS_{回}$ 与 $SS_{残}$ 都是其他随机因素对 Y 的影响，它们应近似相等，$SS_{回}/SS_{残} \approx 1$，反之，则认为 $\beta \neq 0$。

可以证明：$\dfrac{SS_{回}/1}{SS_{残}/n - 2} = \dfrac{MS_{回}}{MS_{残}} = F \sim F (1, n - 2)$

于是，可用 F 检验对 X 与 Y 之间存在线性回归关系进行检验。

回归系数的假设检验可用下面简化公式计算：

$$SS_{总} = \sum_{i=1}^{n} (y_i - \bar{y})^2 = l_{yy} \tag{8 - 12}$$

$$SS_{回} = \sum_{i=1}^{n} (\hat{y} - \bar{y})^2 = bl_{XY} = \frac{l_{xy}^2}{l_{xx}} \tag{8 - 13}$$

$$SS_{残} = SS_{总} - SS_{回} = l_{yy} - bl_{xy} \tag{8 - 14}$$

这三个平方和的自由度分别为：

$$f_{总} = n - 1 , \quad f_{回} = 1 , \quad f_{残} = n - 2$$

可得：

$$F = \frac{SS_{回}/1}{SS_{残}/n-2} = \frac{MS_{回}}{MS_{残}} \tag{8-15}$$

统计量 F 服从自由度为 $f_{回} = 1$，$f_{残} = n - 2$ 的 F 分布，求出 F 值后，查附表 6，得 F 临界值，按所取检验水准做出推断结论。

2. $H_0 : \beta = 0$ 的 t 检验

回归系数 t 检验的 t 值可按下式计算。

$$t = \frac{b - \beta}{s_b} = \frac{b - 0}{\sqrt{SS_{残}/f_{残}} \big/ \sqrt{l_{xx}}} , \quad f = n - 2 \tag{8-16}$$

其中，s_b 为样本回归系数的标准差，反映样本回归系数抽样分布的标准差。求得 t 值后，查 t 临界值表，按所取检验水准做出推断结论。

例 8-5 对例 8-4 中所求得的直线回归方程进行假设检验。

解 （1）方差分析，$\alpha = 0.01$

$H_0 : \beta = 0$，即体重增加量与进食量之间无直线关系；

$H_1 : \beta \neq 0$，即体重增加量与进食量之间有直线关系。

按公式（8-12）~（8-15）

$$SS_{总} = l_{yy} = 242319 - \frac{1543^2}{10} = 4234.1$$

$$SS_{回} = \frac{l_{xy}^2}{l_{xx}} = \frac{16843.2^2}{75906.4} = 3737.4106$$

$$SS_{残} = SS_{总} - SS_{回} = 4234.1 - 3737.4106 = 496.689$$

$$F = \frac{MS_{回}}{MS_{残}} = \frac{SS_{回}/1}{SS_{残}/n-2} = \frac{3737.4106/1}{496.689/8} = 60.1972$$

$f_{回} = 1$，$f_{残} = 8$，查 F 临界值表，得 $F_{0.01}(1, 8) = 11.26$，$F > F_{0.01}(1, 8)$，$P < 0.01$，拒绝 H_0，接受 H_1，可以认为体重增加量与进食量之间存在线性回归关系。

列出方差分析表如表 8-2 所示：

表 8-2 方差分析表

变异来源	自由度	SS	MS	F	P
总变异	9	4234.1			
回归	1	3737.4106	3737.4106	60.1972	$p < 0.01$
残差	8	496.689	62.0861		

（2）t 检验，$\alpha = 0.01$

$H_0 : \beta = 0$，即体重增加量与进食量之间无直线关系；

$H_1 : \beta \neq 0$，即体重增加量与进食量之间有直线关系。

令 $\alpha = 0.05$，按公式（8-16）计算

$$t = \frac{b - 0}{\sqrt{MS_{残}} \big/ \sqrt{l_{xx}}} = \frac{0.2219}{\sqrt{62.0861} \big/ \sqrt{75906.4}} = 7.7587$$

根据 $f = n - 2 = 8$，查 t 临界值表，得 $t_{\frac{0.01}{2}}(8) = 3.355$，$P < 0.01$，拒绝 H_0，接受 H_1，结论同上。

注意：本例 $\sqrt{F} = \sqrt{60.1972} = 7.7587 = t$。实际上直线回归中对回归系数的 t 检验与 F 检验等价。

四、直线回归方程的应用

当回归方程通过显著性检验，就可以用该回归方程进行预测与控制。由自变量值 X_0 推算对应值 $\hat{Y}_0$ 或对应置信区间，称为点预测或区间预测；由因变量值的取值区间（Y_1，Y_2）推算 X 应控制在什么范围内，称为控制。

1. Y 值的预测区间

给定 X 的数值 X_0，由样本回归方程算出的 $\hat{Y}_0$ 只是相应 Y 值的一个点估计。$\hat{Y}_0$ 会因样本而异，存在抽样误差。

给定 $X = X_0$ 时，Y 值的 $1 - \alpha$ 可信区间为

$$\hat{Y}_0 \pm t_{\frac{\alpha}{2}}(n-2) \times S_{\hat{Y}_0} \qquad (8-17)$$

其中，
$$S_{\hat{Y}_0} = \sqrt{MS_{残}} \times \sqrt{1 + \frac{1}{n} + \frac{(x_0 - \bar{x})^2}{l_{xx}}} \qquad (8-18)$$

预测区间的宽度 $t_{\frac{\alpha}{2}}(n-2) \times S_{\hat{Y}}$ 影响预测精度，可以看出，预测区间的宽度与 n，α，x_0，l_{xx} 有关。

（1）样本容量 n 越大，预测区间越窄，预测就越精确；

（2）α 越大，$t_{\frac{\alpha}{2}}(n-2)$ 就越小，从而预测区间就越精确；

（3）样本容量 n 和置信度 α 不变时，x_0 越靠 $\bar{x}$，预测区间就越精确；

（4）自变量 x 取值越分散，l_{xx} 越大，预测区间就越精确。

例 8-6 用例 8-4 所得直线回归方程，计算当 $X_0 = 800$ 时，相应 Y 值的 95% 预测区间。

解 由例 8-4 得到回归方程 $\hat{Y} = -17.362 + 0.2219X$，$\bar{X} = 773.6$，$l_{xx} = 75906.4$；当 $X_0 = 800$ 时，$\hat{Y} = -17.362 + 0.2219 \times 800 = 160.158$。由例 8-5 得到 $\sqrt{MS_{残}} = 7.8795$。按公式（8-17）

$$S_{Y_0} = 7.8795 x \sqrt{1 + \frac{1}{10} + \frac{(800 - 773.6)^2}{75906.4}} = 8.2985$$

前已查得 $t_{\frac{0.05}{2}}(8) = 2.306$，故按公式（8-17），$X_0 = 800$ 时，体重增加值的 95% 可信区间为（$160.158 - 2.306 \times 8.2985$，$160.158 + 2.306 \times 8.2985$）=（141.022，179.294），即当进食量为 800g 时，有 95% 大白鼠的体重增加量在 $141.022 \sim 179.294$ g。

2.（Y_1，Y_2）的控制区间

控制是预测的反问题，利用已建立的回归方程由因变量值 Y_0 推算 X_0，若要求应变量 Y 取值区间为（Y_1，Y_2）推算 X 应控制在什么范围内，通过控制 X 值达到调整 Y 的目的。

因为 Y 值的 $1 - \alpha$ 可信区间为 $\hat{Y}_0 \pm t_{\frac{\alpha}{2}}(n-2) \times S_{\hat{Y}_0}$，只须控制 x 满足以下两个不等式

$$\begin{cases} \hat{Y}_0 - t_{\frac{\alpha}{2}}(n-2) \times S_{\hat{Y}_0} \geq Y_1 \\ \hat{Y}_0 + t_{\frac{\alpha}{2}}(n-2) \times S_{\hat{Y}_0} \leq Y_2 \end{cases} \qquad (8-19)$$

一般来说，从方程组（8-19）解出 x_1，x_2 相当复杂，当样本容量 n 较大（$n > 50$），且 x_0 在 $\bar{x}$ 附近取值时，$t_{\frac{\alpha}{2}}(n-2) \approx u_{\frac{\alpha}{2}}$，$\sqrt{1 + \frac{1}{n} + \frac{(x_0 - \bar{x})^2}{l_{xx}}} \approx 1$

此时，$\hat{Y}_0 \pm t_{\frac{\alpha}{2}}(n-2) \times S_{\hat{Y}} \approx \hat{Y}_0 \pm u_{\frac{\alpha}{2}} \sqrt{MS_{残}}$，方程组（8-19）可近似表达为

$$\begin{cases} a + bx_1 - u_{\frac{\alpha}{2}}\sqrt{MS_{\text{残}}} = y_1 \\ a + bx_2 + u_{\frac{\alpha}{2}}\sqrt{MS_{\text{残}}} = y_2 \end{cases} \qquad (8-20)$$

从方程组（8-20）解出 x_1，x_2，得到控制区间（x_1，x_2）

例 8-7　随机测量 200 名糖尿病患者的血糖水平 y（mmol/L）与胰岛素含量 x（mol/L），建立血糖水平 y 关于胰岛素含量 x 的回归方程 $\hat{y} = 18.965 - 0.463x$，$\sqrt{MS_{\text{残}}} = 1.4795$。若要使一名糖尿病患者的血糖水平保持在正常值范围的上限 6.72mmol/L 以内时，应控制血中胰岛素在什么水平？

解　这里 $n = 200$ 充分大，且糖尿病患者的血糖水平 x_0 在正常值 $\bar{x}$ 附近取值，采用方程组（8-20）。因为 $b = -0.436 < 0$，是负相关，上、下限需要互换，令 $\alpha = 0.05$，所以有

$$a + bx + u_{\frac{\alpha}{2}}\sqrt{MS_{\text{残}}} \leqslant 6.72$$

即　　　　　　　　　　$18.965 - 0.436x + 1.96 \times 1.4795 \leqslant 6.72$

解得 $x \geqslant 34.74$，若要使一名糖尿病患者的血糖水平保持在正常值范围的上限 6.72mmol/L 以内时，应控制血中胰岛素在 34.74mmol/L 以上。

这里要特别指出，为使控制区间有效，（Y_1，Y_2）的区间长度必须大于 $2 \times u_{\frac{\alpha}{2}}\sqrt{MS_{\text{残}}}$；当 $b < 0$ 时，方程组（8-20）x_1，x_2 的位置要互换。

第三节　曲线回归

实际研究工作中，两个因素之间的关系有时不是呈直线而是呈曲线关系，如药物在体内的浓度与时间的关系，剂量与致死率的关系，放射性同位素依时间而衰减的关系等，都不是简单的直线关系，直线关系是曲线中的一种特殊情形。

一、曲线回归的基本步骤

从计算方面考虑，曲线方程可分为：易于线性化与难以线性化两种。对于易于线性化的曲线回归方程，通常经过某种数据转换使曲线回归方程转变为直线方程。然后用一元回归方程的最小二乘法原理求解。

对于难以线性化的曲线性方程，计算过程比较复杂，一般需用数值解法来完成。这里重点介绍可以线性化的曲线回归方程。

曲线回归的基本步骤为：

1. 用实测数据绘制散点图，从这些观测点的分布趋势，做一条光滑的虚线，以观察两变量相关变化的曲线类型。

2. 根据两变量之间的曲线类型选择适当的曲线回归方程。

3. 用实测数据求出方程中参数估计值（通常是将曲线直线化后用最小二乘法求解）。

4. 将自变量的实测值代入方程中算出估计值，并画出回归曲线与实测点的散点图，如果曲线配合欠佳，应另选曲线类型，重新进行配合。

二、指数曲线回归

指数曲线的方程形式为：$y = ae^{bx}$

例8－8 静脉推注西索米星，血药浓度 c 与时间 t 可用关系式 $c = \dfrac{D}{V} e^{-kt}$ 表示，其中 D 为所给剂量，V 为表现分布容积，K 为消除速率常数。如果给体重20g的小鼠注射西索米星0.32mg后，测得一定时间内的血药浓度如表8－3：

表8－3 时间与血药浓度数据

时间 t（min）	20	40	60	80	100	120	140	160
血药浓度 c（μg/mL）	32.75	16.5	9.2	5	2.82	1.37	0.76	0.53

试确定 c 与 t 实测数据的指数曲线表达式。

解 作（t,c）散点图8－3，曲线趋势为指数曲线。

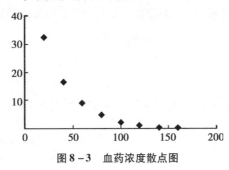

图8－3 血药浓度散点图

首先，将 $c = \dfrac{D}{V} e^{-kt}$ 直线化

$\ln c = \ln \dfrac{D}{V} - kt$，令

$Y = \ln c$，$X = t$，$a = \ln \dfrac{D}{V}$，$b = -k$，，则有直线方程

$$Y = a + bX$$

表8－3的数据可转换为表8－4：

表8－4 时间与血药浓度转换数据

$X = t$	20	40	60	80	100	120	140	160
$Y = \ln c$	3.49	2.80	2.22	1.61	1.04	0.31	-0.27	-0.63

利用直线回归的方法，得到回归方程：$\hat{Y} = 4.028 - 0.0301X$，经过 F 检验，回归方程是显著的。

由 $a = \ln \dfrac{D}{V}$，$b = -k$，可得到指数曲线回归方程 $\hat{c} = 56.10 e^{-0.0301t}$

也可以直接使用 Excel 统计软件（参阅第十章），所求的指数曲线回归方程为：

$$\hat{c} = 56.10 e^{-0.0301t}$$

三、幂曲线回归

幂曲线的方程形式：$y = k + ax^b$

例8－9 二酰肼生成率（%）y 受压力（mmHg）x 的影响，测定结果见表8－5。

表8－5 二酰肼生成率与压力的测定数据

压力 x（mmHg）	15	30	50	100	300	760
生成率 y（%）	48	38	25	17.5	9.6	2.6

试拟合幂曲线 $y = ax^b$

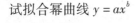

解 将 $y = ax^b$ 直线化，$\ln y = \ln a + b\ln x$

表 8-5 的数据可转换为表 8-6：

表 8-6 二酰肼生成率与压力的转换数据

$X = \ln x$	2.71	3.40	3.91	4.61	5.70	6.63
$Y = \ln y$	3.87	3.64	3.22	2.86	2.26	0.96

利用直线回归的方法，得到回归方程：$\hat{Y} = 5.9969 - 0.711X$，经过 F 检验，回归方程是显著的。

由 $\ln a = 5.9969$，$b = -0.711$，可得到幂曲线回归方程 $y = 402.18x^{0.711}$

也可以直接使用 Excel 统计软件（参阅第十章），所求的幂曲线回归方程：

$$y = 402.18x^{0.711}$$

四、多项式曲线回归

多项式曲线的公式：$y = a + b_1 x + b_2 x^2 + \cdots + b_p x^p$，如图 8-4。

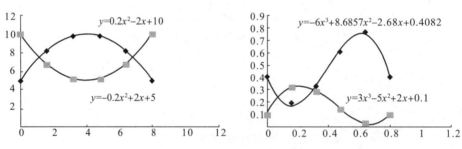

图 8-4 多项式曲线

例 8-10 大白鼠在不同缺氧程度 x（mmHg）条件下，受相同剂量放射线照射后骨髓内的坏死灶 y（个/50 个视野）亦不同，数据如下表 8-7：

表 8-7 不同缺氧程度 x 照射后骨髓内的坏死灶 y 观测数据

x（mmHg）	300	400	500	600	700	760
y（个/50 个视野）	214.5	87.5	92.5	136.6	180.2	212

按其趋势试拟合二次多项曲线。

解 建立 (x, y) 散点图 8-5。

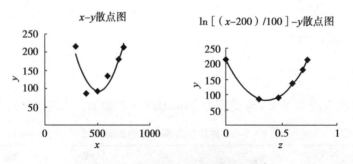

图 8-5 原始数据与转换数据散点图

原始观察点显然有部分点未落在二次多项曲线上，经尝试，令，

$$z = \ln\left(\frac{x-200}{100}\right)$$

以 z 为横坐标，y 为纵坐标，可以使坐标点达到较好落在二次多项曲线上。

使用 Excel 统计软件（参阅第十章），所求的二次多项式曲线回归方程：

$$\hat{y} = 174.6z^2 - 301.23z + 213.96$$

求抛物线的极小值：$z = 0.5626$ 代入 $z = \ln\left(\frac{x-200}{100}\right)$，得 $x = 436.9$，$y = 84.0$

表示当 $x = 436.9$ mmHg 压力时，骨髓坏死灶最少，平均 84.0/50 个视野。

*第四节　多元线性回归

前面我们介绍的直线回归是研究一个因变量与一个自变量间的线性趋势的数量关系。在医药科学研究中也常会遇见一个因变量与多个自变量数量关系的问题，如食物中各微量元素摄入量与心血管病发病率的关系，血清中高、低密度脂蛋白与各载脂蛋白的关系，复方中多种药物间的配伍用量关系等。而多元线性回归分析就是研究一个因变量与多个自变量间线性关系的统计学方法。

一、多元线性回归方程模型和条件

设有 m 个自变量 X_1，X_2，$\cdots$，X_m，一个因变量 Y，实验观察了 n 组数据，数据格式如表 8-8 所示。

表 8-8　多元线性回归数据格式

	X_1	X_2	$\cdots$	X_m	Y
1	X_{11}	X_{12}	$\cdots$	X_{1m}	Y_1
2	X_{21}	X_{22}	$\cdots$	X_{2m}	Y_2
$\vdots$	$\vdots$	$\vdots$	$\cdots$	$\vdots$	$\vdots$
n	X_{n1}	X_{n2}	$\cdots$	X_{nm}	Y_n

因变量 Y 与自变量 X_1，X_2，$\cdots$，X_m 间的多元线性回归方程的一般形式为

$$Y = \beta_0 + \beta_1 X_1 + \beta_2 X_2 + \cdots + \beta_m X_m + \varepsilon$$

其中 β_0 为常数项或称截距，β_i 称为偏回归系数或简称回归系数，表示在其他自变量不变的情况下，X_i 增加或减少一个单位时 Y 的平均变化量；而 ε 表示去除 m 个自变量对 Y 的影响后的随机误差，也称残差。β_0，β_1，$\cdots$，β_m 一般是未知的，若我们根据样本观测数据拟合回归系数的估计值，可以得到样本的线性回归方程一般形式为

$$\hat{Y} = b_0 + b_1 X_1 + b_2 X_2 + \cdots + b_m X_m \tag{8-21}$$

多元线性回归分析的主要任务：一是根据样本的资料求出上述回归方程，即求得 b_0，b_1，b_2，$\cdots$，b_m；二是对求得的回归方程和各自变量进行假设检验。

二、多元线性回归方程的建立

与一元回归分析类似，多元线性回归方程中参数的估计也可采用最小二乘法得到。最小二乘法要求残差平方和

$$Q = \sum (Y_i - \hat{Y}_i)^2 = \sum [Y_i - (b_0 + b_1 X_{1i} + \cdots + b_m X_{mi})]^2$$

达到最小。根据微分知识，回归系数应满足下列方程组

$$\frac{\partial Q}{\partial b_0} = 0, \quad \frac{\partial Q}{\partial b_1} = 0, \quad \cdots, \quad \frac{\partial Q}{\partial b_m} = 0 \tag{8-22}$$

由上述等式组成方程组可求得 b_0，b_1，…，b_m。

例 8-11 有研究认为，血清中高密度脂蛋白降低是引起动脉硬化的一个重要原因，现测量了30名被怀疑患有动脉硬化的就诊患者的载脂蛋白AI、载脂蛋白B、载脂蛋白E、载脂蛋白C和高密度脂蛋白中的胆固醇含量，资料见表8-9，试分析四种载脂蛋白对高密度脂蛋白中胆固醇含量的影响。

表8-9 30名患者载脂蛋白和高密度脂蛋白中胆固醇含量的测量结果

编号	载脂蛋白AI（mg/dL）	载脂蛋白B（mg/dL）	载脂蛋白E（mg/dL）	载脂蛋白C（mg/dL）	高密度脂蛋白（mg/dL）
1	173	106	7.0	14.7	62
2	139	132	6.4	17.8	43
3	198	112	6.9	16.7	81
4	118	138	7.1	15.7	39
5	139	94	8.6	13.6	51
6	175	160	12.1	20.3	65
7	131	154	11.2	21.5	40
8	158	141	9.7	29.6	42
9	158	137	7.4	18.2	56
10	132	151	7.5	17.2	37
11	162	110	6.0	15.9	70
12	144	113	10.1	42.8	41
13	162	137	7.2	20.7	56
14	169	129	8.5	16.7	58
15	129	138	6.3	10.1	47
16	166	148	11.5	33.4	49
17	185	118	6.0	17.5	69
18	155	121	6.1	20.4	57
19	175	111	4.1	27.2	74
20	136	110	9.4	26.0	39
21	153	133	8.5	16.9	65
22	110	149	9.5	24.7	40
23	160	86	5.3	10.8	57
24	112	123	8.0	16.6	34
25	147	110	8.5	18.4	54
26	204	122	6.1	21.0	72
27	131	102	6.6	13.4	51
28	170	127	8.4	24.7	62
29	173	123	8.7	19.0	85
30	132	131	13.8	29.2	38

由于多元回归分析的计算复杂，一般都是用计算机统计软件来完成。在本例中样本数 $n=30$，自变量数 $m=4$，通过统计软件计算可建立多元线性回归方程：

$$\hat{Y} = -2.1323 + 0.4833X_1 - 0.0527X_2 - 0.2944X_3 - 0.4150X_4$$

三、回归方程的线性假设检验

对多元线性回归方程的显著性检验就是看各自变量从整体上对随机变量 Y 是否有明显的影响。为此提出原假设

$$H_0: \beta_1 = \beta_2 = \cdots = \beta_m = 0 \quad H_1: \text{各} \beta_j \text{不全为0}$$

如果 H_0 被接受，则表明随机变量 Y 与 X_1，X_2，…，X_m 之间的关系由线性回归方程表示不合适。类似一元回归方程的检验，将因变量 Y 的总变异分解为两部分，即

$$SS_{总} = \sum_{i=1}^{n} (Y_i - \bar{Y})^2 = \sum_{i=1}^{n} (\hat{Y}_i - \bar{Y})^2 + \sum_{i=1}^{n} (Y_i - \hat{Y}_i)^2 \qquad (8-23)$$

其中 $\sum_{i=1}^{n} (\hat{Y}_i - \bar{Y})^2$ 为回归平方和，记为 $SS_{回}$，自由度为 m；$\sum_{i=1}^{n} (Y_i - \hat{Y}_i)^2$ 为残差平方和，记为 $SS_{残}$，自由度为 $n-m-1$。

则公式（8-23）可简写为

$$SS_{总} = SS_{回} + SS_{残} \qquad (8-24)$$

构造 F 检验统计量

$$F = \frac{SS_{回}/m}{SS_{残}/(n-m-1)} = \frac{MS_{回}}{MS_{残}} \sim F(m, n-m-1) \qquad (8-25)$$

如果 $F \geqslant F_{\alpha(m,n-m-1)}$，则在 α 水平上拒绝 H_0，接受 H_1，认为因变量 Y 与 m 个自变量 X_1，X_2，…，X_m 之间存在线性回归关系。方差分析表见表 8-10。

表 8-10　方差分析表

变异来源	自由度	平方和	均方	F 值	P 值
回归	m	$SS_{回}$	$SS_{回}/m$	$\dfrac{SS_{回}/m}{SS_{残}/(n-m-1)}$	$P(F > F\text{值}) = P\text{值}$
残差	$n-m-1$	$SS_{残}$	$SS_{残}/(n-m-1)$		
总变异	$n-1$	$SS_{总}$			

例 8-12　对例 8-11 中所求得的直线回归方程进行假设检验。

解　假设 H_0：$\beta_1 = \beta_2 = \beta_3 = \beta_4 = 0$，即高密度脂蛋白与载脂蛋白之间无直线关系。

通过统计软件计算

$$SS_{总} = 5613.467, \qquad df_{总} = n-1 = 30-1 = 29$$

$$SS_{回} = 4392.581, \qquad df_{回} = m = 4$$

$$SS_{残} = SS_{总} - SS_{回} = 5613.467 - 4392.581 = 1220.886, \qquad df_{残} = n-m-1 = 25$$

$$F = \frac{MS_{回}}{MS_{残}} = \frac{SS_{回}/m}{SS_{残}/n-m-1} = \frac{3737.4106/4}{496.689/25} = 22.487$$

方差分析表见表 8-11。

表 8-11　方差分析表

变异来源	自由度	平方和	均方	F 值	P
回归	4	4392.581	1098.145	22.487	$p < 0.01$
残差	25	1220.886	48.835		
总变异	29	5613.467			

$F = 22.487 > F_{0.01}(4, 25) = 4.18$，$P < 0.01$，即在 $\alpha = 0.01$ 水平上拒绝 H_0，接受 H_1，认为高密度脂蛋白与载脂蛋白之间存在线性回归关系。

第五节　常见问题的辨析

一、过定点 (x_0, y_0) 的线性回归方程

医药实验中在应用直线回归时，经常要求所拟合的直线必须经过某定点 (x_0, y_0)，这些情况在应

用光电比色、荧光分析、火焰光度测定以及同位素测定等来绘制标准直（曲）线时经常遇到。这时，需用另一套专用计算公式。根据最小二乘法原理，过定点 (x_0, y_0) 的回归方程 $\hat{y} - y_0 = b(x - x_0)$

回归系数 b 的计算公式 $b = \dfrac{\sum\limits_{i=1}^{n}(x_i - x_0)(y_i - y_0)}{\sum\limits_{i=1}^{n}(x_i - x_0)^2}$

b 的显著性检验公式为 $t = \dfrac{b}{\sqrt{\dfrac{\sum\limits_{i=1}^{n}(y_i - \hat{y}_i)^2}{(n-1)\sum\limits_{i=1}^{n}(x_i - x_0)^2}}}$

自由度 $df = n - 1$

例 8 - 13 在人血浆蛋白的双缩脲呈色反应中，将不同浓度 x（μg/mL）的血浆蛋白，经双缩脲试剂呈色后，在 SP - 500Unican 分光光度计上选取波长为 310 ~ 390nm 的波段，测其光密度，结果如表 8 - 12：

表 8 - 12　不同浓度 x（μg/mL）的血浆蛋白的光密度

血浆蛋白浓度	0.5	1	1.5	2	2.5
波长 310nm	0.210	0.462	0.639	0.910	1.215
波长 390nm	0.024	0.048	0.064	0.101	0.131
y（nm）	0.186	0.414	0.575	0.809	1.084

y 为 310nm 与 390nm 时所测得光密度的差值，Y 与 X 呈线性关系，求 X 与 Y 的回归方程（实验操作规定浓度 $X = 0$ 时，必须将 Y 值调整为 0）。

$$b = \frac{\sum\limits_{i=1}^{n} x_i y_i}{\sum\limits_{i=1}^{n} x_i^2} = \frac{5.6975}{13.75} = 0.41441$$

$$t = \frac{0.4144}{0.0097} = 42.7216, \quad f = n - 1$$

$t_{\frac{0.01}{2}}(4) = 8.610$，$|t| > t_{\frac{0.01}{2}}(4)$，回归方程有显著意义。

二、关于回归方程的假设检验

相关表示相互关系，回归表示从属关系。一般来说，须先确定有相关存在，进而做回归分析。对于一元线性回归方程显著性的检验，我们介绍的一个主要方法是 F 检验法，当假设 $H_0: \beta = 0$ 被拒绝时，如果没有其他信息，仅凭拒绝 H_0，只能认为因变量 y 对自变量 x 的线性回归是有效的，但是还没有说明回归的有效程度，更不能断言 y 与 x 之间就一定是线性相关关系，而不是曲线关系或其他的关系。为了说明上述问题，1973 年安斯科姆构造了四组数据（表 8 - 13）：

表 8 - 13　四组相关性数据

第 1 组		第 2 组		第 3 组		第 4 组	
x	y	x	y	x	y	x	y
4	4.26	4	3.1	4	5.39	8	6.58
5	5.68	5	4.74	5	5.73	8	5.76

续表

第1组		第2组		第3组		第4组	
x	y	x	y	x	y	x	y
6	7.24	6	6.13	6	6.08	8	7.71
7	4.82	7	7.26	7	6.44	8	8.84
8	6.95	8	8.14	8	6.77	8	8.47
9	8.81	9	8.77	9	7.11	8	7.04
10	8.04	10	9.14	10	7.46	8	5.25
11	8.33	11	9.26	11	7.81	8	5.56
12	10.84	12	9.13	12	8.15	8	7.91
13	7.58	13	8.74	13	12.74	8	6.89
14	9.96	14	8.1	14	8.84	19	12.5

四组数据的回归方程、相关系数、显著性检验基本相同（表8-14）。

表8-14　四组数据的相关性指标值

组号	表达式	相关系数	F 值	显著性
1	$y = 0.5001x + 3.0001$	$R^2 = 0.6665$	17.99	$P < 0.05$
2	$y = 0.5x + 3.0009$	$R^2 = 0.6662$	17.97	$P < 0.05$
3	$y = 0.4994x + 3.0075$	$R^2 = 0.666$	17.95	$P < 0.05$
4	$y = 0.4999x + 3.0017$	$R^2 = 0.6667$	18	$P < 0.05$

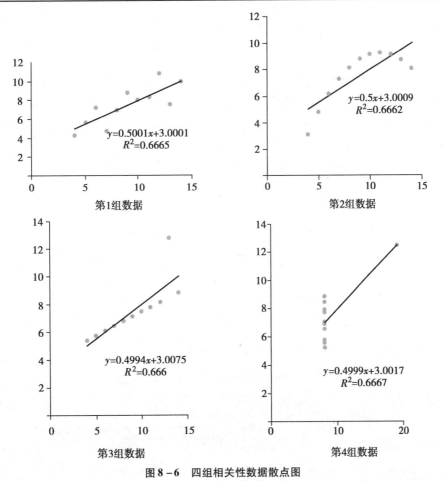

图8-6　四组相关性数据散点图

由上述四组数据的散点图可以看到，变量 y 与 x 之间的关系是很不相同的。推断变量 y 与 x 之间回归的有效程度，还需要借助决定系数、散点图、残差图等工具进一步分析。

*第六节　实例分析：药物有效期预测

药物及其制剂储存期限长短是药物的一个重要的质量标志。药物及其制剂在储存过程中，由于水解、氧化等化学过程而含量逐渐下降，外观色泽变化，疗效降低，甚至产生毒性等。药物有效期一般规定为室温下药物分解 10% 所需时间。药物储存期限（即出厂负责期或失效期），过去多用室温留样观察法，即在室温留样观察，定期观察色泽及含量等变化，直接得出失效时间，但因留样观察需留样观察至失效，所需时间至少 1 年以上或更长的时间，不利于药物的实际使用。19 世纪 50 年代以来，Garrett 提出的经典恒温法、化学动力学方法成功地应用于药物稳定性预测，统计学分析的引入为有效期的预测提供了一个更为可靠的工具。

这里，我们介绍预测药物有效期的经典恒温法。此方法的理论依据是阿累尼乌斯（Arrhenius）方程的指数定律

$$k = Ae^{-\frac{ER}{T}}$$

其中，k 为降解速率常数，A 为频率因子，E 为反应活化能，R 为气体常数。

一、预测药物有效期的实施步骤

1. 分解反应为一级反应速度，降解速率常数为 k，在 t 时刻，降解后的有效含量为 c，则有：

$$\frac{dc}{dt} = -kt \quad 当 t = 0 时，c(0) = c_0$$

解微分方程，得：$\qquad c(t) = c_0 e^{-kt}$ 　　　　　　　　　　　（8-26）

若能知道室温下（$T = 25℃$）时，一级反应速度 k 值的大小，我们就可以预测药物分解 10% 所需时间 t，从而获得药物有效期预测值。

2. 为了获得室温下一级反应速度 k 值的大小，在热破坏反应条件下，设定系列较高温度，通过一定时间测定药物分解率，由公式（8-26）计算得到每个温度下的 k 值，得到系列温度 T 与速率常数 k 的系列对应值。然后，依据 Arrhenius 的指数定律

$$k = Ae^{-\frac{ER}{T}}$$

得到温度 T 与速率常数 k 的具体表达式。

设定由 Arrhenius 具体表达式可计算温度 T 为室温度时的 k 值。

3. 将室温度时的 k 值代入公式（8-26），令 $c = 90\%$，可推断有效期 $t_{0.9} = \dfrac{0.105}{k}$。

二、胸腺五肽粉针剂有效期的预测

（文献来源：符小文，郭幼莹，林连波. 经典恒温法与简化法预测药物有效期 [J]. 海南医学院学报，1988，4（4）：147-149.）

表 8-15　胸腺五肽粉针剂不同温度下时间与残存率

70℃		80℃		90℃		100℃	
t（h）	C（%）	t（h）	C（%）	t（h）	C（%）	t（h）	C（%）
0	100.0000	0	100.0000	0	100.0000	0	100.0000
24	96.8367	16	96.7431	8	96.4295	4	91.3524

续表

70℃		80℃		90℃		100℃	
t（h）	C（%）	t（h）	C（%）	t（h）	C（%）	t（h）	C（%）
36	95.3213	26	94.3909	16	91.2116	8	83.3067
60	93.2932	36	91.8671	32	79.3158	12	75.6241

将公式（8-26）转换为线性回归方程，$\ln c = \ln c_0 - kt$

令 $Y = \ln c$，$X = t$，$a = \ln c_0$，$b = -k$，则有线性回归方程 $Y = a + bX$

由实验测定的四组数据，可利用过定点（0，$\ln c_0 = 4.6$）建立的线性回归方程得到表 8-16。

表 8-16　不同温度下的一级反应速度常数

温度℃	k	r
70	0.00116	0.9941
80	0.00235	0.9978
90	0.00739	0.9918
100	0.02326	0.9998

同理，可以将阿累尼乌斯方程转换为线性回归方程

$$\ln k = \ln A - ER\frac{1}{T}$$

令 $Y = \ln k$，$X = \dfrac{1}{T}$，$a = \ln A$，$b = -ER$，则有线性回归方程 $Y = a + bX$

表 8-17　绝对温度倒数与一级反应速度常数的对数值

$1/T$	0.0037	0.0037	0.0037	0.0037
k	0.0012	0.0024	0.0074	0.0233
$\ln k$	-6.7593	-6.0533	-4.9076	-3.7610

使用表 8-17 数据建立 $\ln k$ 与 $1/T$ 线性回归方程，得到

$$\ln k = 30.814 - 12947 \times \frac{1}{T} \tag{8-27}$$

令 $T = 273.15 + 25 = 298.15$，代入（8-27）表达式，计算得到 $k = 3.3494 \times 10^{-6}$

将此 K 值代入公式（8-26），令 $C/C_0 = 0.9$，注意常数 k 的单位换算，可计算得到时间 $t = 3.59$（年）

即在室温条件下，胸腺五肽粉针剂的有效期大约是 3.59 年。

本章小结

在客观世界里存在着一些尚不能唯一对应的"因果关系"，如人的年龄与血压，身高与体重，剂量与疗效等，显然不是函数关系。我们称这类非确定性关系为相关关系。相关与回归分析的基本内容就是运用数学手段，在大量统计资料中找出这种相关性，并做定量的统计分析。一般说来，相关是研究随机变量之间相关的密切程度，回归是研究随机变量与非随机变量之间的数量依存关系。在实际工作中，回归比相关应用得更为广泛。

本章学习的主要内容总结如下：

本章只是重点讨论了两个变量的回归问题，即回归方程仅含有一个自变量（回归变量），这

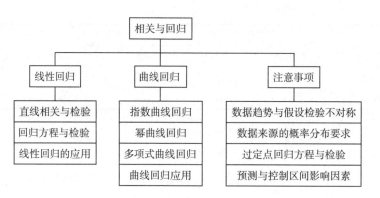

图 8 - 7　本章知识点框架图

是最简单的情况，然而在实际工作中经常涉及多个变量的情况，因此，多元线性回归是实际工作需要掌握的统计方法，多元线性回归与一元线性回归的基本思想相同，进一步的深入学习可参阅有关的教材自学。

思考与练习八

一、判断题

1. 若变量 X，Y 的总体线性相关系数 $\rho = 0$，说明 X，Y 不相关。（　　）

2. 假设变量 x 与 y 的相关系数 r_1 是 0.7，变量 m 与 n 的相关系数是 -0.8，则 x 与 y 的相关密切程度更高。（　　）

3. 回归分析和相关分析一样所分析的两个变量都一定是随机变量。（　　）

4. 直线回归反映两变量间的依存关系，而直线相关反映两变量间的直线关系的密切程度。（　　）

5. 进行线性回归时，样本量越大，回归方程的效果越好。（　　）

6. 线性相关系数显著性检验的原假设 H_0 是总体相关系数 $\rho \neq 0$。（　　）

7. 一组双变量正态分布资料，用最小二乘法建立回归方程：$\hat{y} = a_1 + b_1 x$；$\hat{x} = a_2 + b_2 y$，计算得到的相关系数为 r，则 $|b_1| = |b_2|$。（　　）

8. 在线性回归方程的显著性检验中，如果 $F > F_{1-\alpha}(1, n-2)$（或 $P < \alpha$）时，表示线性回归方程是两个变量不相关。（　　）

9. 一元线性回归方程显著性的 F 检验，统计量 F 的自由度是（1，$n-1$）。（　　）

10. 回归系数的假设检验可用 r 检验代替 t 检验。（　　）

二、计算题

1. 10 名 20 岁男青年身高与前臂长的数据见表 8 - 18，试检验两者有无相关？

表 8 - 18　10 名 20 岁男青年身高与前臂长

编号	1	2	3	4	5	6	7	8	9	10
身高（cm）	170	173	160	155	173	188	178	183	180	165
前臂长（cm）	45	42	44	41	47	50	47	46	49	43

2. 某医师为了探讨缺碘地区母婴 TSH（促甲状腺素）水平的关系，应用免疫放射分析测定了 160 名孕妇（15～17 周）及其分娩时脐带血 TSH 水平（mU/L），现随机抽取 10 对数据如下。

表 8 - 19　母血与新生儿脐带血 TSH 水平

编号	1	2	3	4	5	6	7	8	9	10
母血 TSH 水平 X	1.21	1.30	1.39	1.42	1.47	1.56	1.68	1.72	1.98	2.10
脐带血 TSH 水平 Y	3.90	4.50	4.20	4.83	4.16	4.93	4.32	4.99	4.70	5.20

（1）试求脐带血 TSH 水平 Y 对母血 TSH 水平 X 的直线回归方程并对回归系数做假设检验；

（2）计算当母血 TSH 水平为 $X_0 = 1.5$ （mU/L）时，脐带血相应 Y 的 95% 预测区间。

3. 研究中国林蛙不同温度和其心律之间的关系，数据见表 8 - 20。

表 8 - 20　中国林蛙不同温度下的心律（次/min）

温度 x	2	4	6	8	10	12	14	16	18
心率 y	5	11	13	14	22	23	32	29	32

试求心率 y 对温度 x 的直线回归方程并对回归系数做假设检验。

4. 某血吸虫防治站调查 10 个乡的钉螺密度（只/m^2）与居民血吸虫感染率（%），数据见表 8 - 21：

表 8 - 21　钉螺密度与居民血吸虫感染率（%）

钉螺密度 x	33	52	22	42	35	49	31	39	45	43
感染率 y	17	24	13	27	19	23	18	18	24	20

试问钉螺密度与居民血吸虫感染率是否有关?

5. 阿司匹林的不同浓度溶液用分光光度计在 530nm 波长下测定吸收度，资料列于表 8 - 22：

表 8 - 22　不同浓度阿司匹林溶液光吸收度数据

样品编号	阿司匹林浓度 x（pg/mL）	光吸收度 y
1	5.0	0.045
2	10.0	0.087
3	15.0	0.135
4	20.0	0.170
5	25.0	0.221
6	30.0	0.258
7	35.0	0.315
8	40.0	0.352
9	45.0	0.392
10	50.0	0.445

求配合通过原点的回归方程并对回归系数做假设检验。

6. 在蒙药无味甘露胶囊的提取工艺研究中，测得芦丁对照浓度与吸光度数据见表 8 - 23：

表 8 - 23　蒙药无味甘露胶囊芦丁对照浓度与吸光度数据

浓度	0.212	0.424	0.636	0.848	1.060	1.720
吸光度	0.099	0.199	0.293	0.400	0.508	0.615

折线图呈幂函数回归 $y = ax^b$ 曲线。试建立芦丁吸光度关于浓度的幂曲线回归方程。

7. 在石杉碱提取工艺研究中，资料见表 8 - 24，折线图呈指数曲线 $y = ae^{bx}$。

表 8 – 24　石杉碱提取工艺中 Hup – A 浓度与盐酸 pH 值测定

盐酸 pH 值	1.0	1.5	2.0	2.5	3.0	3.5
Hup – A 浓度	19.3	19.4	20.1	21.3	23	25.7

试建立 Hup – A 浓度关于盐酸 pH 值的指数回归方程。

8. 为研究大气对日光紫外线辐射的影响，在某晴天测得不同时间紫外线辐射强度 [0.01N $KMnO_4mL/$ (100cm^2 · min)] 见表 8 – 25。

表 8 – 25　大气对日光紫外线辐射的影响研究

时间 x	9	10	11	12	13	14	15
紫外线强度 y	0.47	0.57	0.68	0.73	0.67	0.55	0.38

试根据散点图建立回归方程。

9. 选用某医院 1980~1999 年门诊人次、入院患者数、平均病床周转次数 3 项医疗指标，试运用多元线性回归分析及预测的方法，揭示 3 因素之间的相互关系和相互作用。

表 8 – 26　某医院 1980~1999 年有关指标

年份	入院患者数（千人）	门诊人次（万人）	病床周转次数
1980	8.12	40.92	17.53
1981	8.43	37.66	17.85
1982	8.23	38.34	18.17
1983	7.75	33.30	17.26
1984	6.77	27.42	15.43
1985	7.15	32.39	15.78
1986	8.87	38.77	16.13
1987	9.74	40.43	17.08
1988	10.08	44.24	17.04
1989	10.39	47.19	17.60
1990	10.79	52.33	18.07
1991	10.69	55.08	17.99
1992	10.73	58.86	14.03
1993	10.64	57.59	12.71
1994	11.00	67.29	12.69
1995	12.09	68.58	13.81
1996	12.66	68.82	14.53
1997	12.75	72.74	14.66
1998	12.33	81.32	14.18
1999	12.10	82.16	14.10
合计	201.31	1045.33	316.64
平均数	10.07	52.27	15.83

四、讨论题

对于一批数据可以用统计推断的方法确定是否为正态分布？

某工厂产品所需的零件由某供应商提供，合格零件标准长度为 8.5 ± 0.1cm，即长度在 8.4 ~ 8.6cm 的零件是合格的。为评估近来供应的零件是否合格，随机抽取了 100 个零件，它们的长度数据如下：

8.503	8.508	8.498	8.374	8.494	8.500	8.498	8.500	8.502	8.501
8.502	8.503	8.501	8.505	8.492	8.497	8.150	8.496	8.501	8.498
8.505	8.501	8.500	8.499	8.490	8.493	8.501	8.497	8.501	8.489
8.510	8.499	8.489	8.496	8.500	8.503	8.497	8.504	8.503	8.506
8.345	8.310	8.489	8.499	8.492	8.497	8.506	8.502	8.505	8.489
8.501	8.499	8.804	8.505	8.504	8.499	8.506	8.499	8.493	8.494
8.511	8.502	8.505	8.503	8.782	8.502	8.509	8.499	8.498	8.493
8.493	8.494	7.780	8.509	8.499	8.503	8.494	8.511	8.501	8.497
8.495	8.461	8.504	8.691	8.504	8.497	8.505	8.507	8.492	8.505
8.501	8.491	8.506	8.503	8.497	8.503	8.490	8.897	8.493	8.504

经计算，100 个抽样零件的平均长度 $\bar{X} = 8.4958$cm，标准差为 $S = 0.1047$cm。一般来说，产品的质量指标往往服从正态分布，所以，不妨令零件长度 $x \sim M(\mu, \sigma^2)$

两个参数虽然未知，可检验 $H_0 : \mu = 8.5$，$H_1 : \sigma^2 = 0.1$

$$t = \frac{x - \mu}{S / \sqrt{n}} = \frac{8.4958 - 8.5}{0.1047 / \sqrt{100}} = -0.4011$$

因为，$|t| < t_{\frac{0.05}{2}}(99) = \mu_{\frac{0.05}{2}} = 1.96$，95% 的可能性认为 $\mu = 8.5$

$$\chi^2 = \frac{(n-1)S^2}{\sigma^2} = \frac{99 \times 0.1047^2}{0.1^2} = 108.52$$

查表可知，$\chi^2_{0.025}(99) = 128.42$，$\chi^2_{0.925}(99) = 73.36$

所以，95% 的可能性认为 $\sigma^2 = 0.1$

$$P(8.4 \leqslant x \leqslant 8.6) = F(8.6) - F(8.4)$$

若令零件长度 $x \sim N(\mu, \sigma^2)$，其中 $\mu = 8.5$，$\sigma = 0.1$，则有

$$P(8.4 \leqslant x \leqslant 8.6) = F(8.6) - F(8.4) = \Phi\left(\frac{8.6 - \mu}{\sigma}\right) - \Phi\left(\frac{8.4 - \mu}{\sigma}\right) \approx 68\%$$

有大约三分之一不合格，看来该工厂真的需要更换供应商了！

为了慎重起见，经过细心核实发现，供应商的 100 个抽样零件中有 92 只是合格的，统计推断的错误是检验者主观臆断零件的质量指标服从正态分布。可否用回归分析的方法推断数据是否符合正态分布？（提示：从正态分布函数入手，可利用回归方程的假设检验实现之）

设 $F(x)$ 为正态分布函数，其值代表不超过 x 的累积百分率。

因为有 $F(x) = \Phi\left(\frac{x - \mu}{\sigma}\right)$，求出反函数，可整理得到

$$x = \sigma \times \Phi^{-1}(F) + \mu$$

由此建立了 $\Phi^{-1}(F)$ 关于 x 的回归方程，即可检验正态分布的可靠程度。

以上述数据为例，按照回归方程建立和检验的方法，说明供货商数据是否适合区间估计的方法推断合格率？

第九章

试验设计方法

扫一扫，查阅本章数字资源，含PPT、音视频、图片等

在医药科学研究和生产实践中，试制新产品、改革工艺、寻求好的生产条件等，都需要做许多试验（或者实验）。如果试验安排得好，且试验数据分析得当，就能以较少的试验次数、较短的试验时间、较低的费用，得到较满意的方案；反之，则浪费人力、物力、财力，难以达到预期的结果。

试验设计方法主要是研究如何应用数学和统计学方法去科学合理地安排试验，并能严格控制试验误差，从而有效地获得数据资料的方法，然后对取得的数据进行综合的科学分析，从而达到尽快获得最优方案的目的。试验设计起源于 20 世纪初的英国，最早由英国统计学家费希尔（R. A. Fisher）提出，并用来解决农田试验中如"最佳施肥"的依据等农业生产问题，现已应用于医药、农业、工业等科学领域，成为数理统计中非常重要的一个分支。常见的试验设计有单因素方差分析、两因素方差分析、析因试验设计、正交试验设计、均匀试验设计、星点试验设计等。良好的试验设计方法，既可以减少试验次数，缩短试验时间和避免试验的盲目性，又能迅速得到有效的结果。总之，试验设计就是试验的最优化设计。

本章重点介绍单因素方差分析、两因素方差分析、正交试验设计、均匀试验设计。这四种方法在医药领域有着广泛的应用。

第一节　试验设计的基本要素

在试验中，我们将影响试验结果的原因和条件称为因素，将因素的不同状态和位级称为该因素的水平，衡量试验结果好坏的标准叫作试验效应。试验因素、试验对象、试验效应就构成了试验的三个基本要素。

一、试验效应

试验效应，亦称为试验考察指标，常用 y 表示。在制定试验方案的同时，就应根据试验目的，确定出最能客观反映试验结果好坏的一个或几个考察指标。由于试验研究的内容和对象不同，其指标也是各种各样。从评定方法来讲，有定量指标和定性指标之分。凡是靠客观衡器度量得到的指标称为定量效应，如收率、含量、容量、容积等。而靠人的感觉器管评定的，称为定性效应，如产品的颜色、光泽、气味、结晶粗细等。

二、试验因素

试验因素常用大写字母 A，B，$C\cdots$表示。

例如，根据长期实践得知，从延胡索中提取生物碱的关键条件是所用酸的种类、乙醇渗漉液的浓度以及乙醇的用量。如果掌握不好，往往影响生物碱盐的收率和质量。其中，酸的种类、乙醇浓度和用量，是要考察的因素，可分别表示为 A、B、C。

三、因素的水平

在试验中因素所处状态的不同，往往会导致不同的试验结果。我们把因素在试验中可能处的状态称作因素的水平。常用表示该因素的字母加上脚标表示。如以上例酸的种类（A）来说，是用盐酸好还是硫酸好？盐酸和硫酸就是酸的种类（A）的两个水平，分别标为 A_1 和 A_2。本例因素水平的选择情况，可归纳为因素水平，见表 9 – 1。

表 9 – 1　因素水平表

水平	因素		
	酸的种类（A）	乙醇浓度（B）	乙醇用量（C）
1	盐酸（A_1）	60%（B_1）	5 倍量（C_1）
2	硫酸（A_2）	45%（B_2）	8 倍量（C_2）

因素的水平选取适当与否，将直接影响试验的质量。初次试验，每个因素以 2~3 个水平为宜。各因素的水平数可以相等，也可以不等。重要因素或特别希望详细了解的因素，水平数可多一些，其余可少一些。对于用数量表示水平的因素（如本例的 B 和 C），各水平间的距离要定得恰当。距离过近，结果差异不显著，试验意义不大；距离过远，有可能漏掉两水平之间的信息。

四、交互作用

在多因素试验中，不仅各因素单独对指标起作用，有时还可能存在因素之间的联合作用，这种联合作用称为交互作用。

例 9 – 1　为提高某中药注射液有效成分的含量，对沉降时是否加乙醇和是否调 pH 值进行考察。在其他条件完全相同的情况下，安排了 4 组试验，试验结果（含量）见表 9 – 2。

表 9 – 2　两因素交互作用

B	A	
	不用醇沉（A_1）	用醇沉（A_2）
不调 pH 值（B_1）	① 5.6	② 7.8
调 pH 值至 9（B_2）	③ 7.4	④ 12.1

由表可见：

①不调 pH 值、不用醇沉，含量为 5.6。

②只用醇沉，含量为 7.8，提高 2.2 是醇沉的单独作用。

③只调 pH 值，含量为 7.4，提高 1.8 是调 pH 值的单独作用。

④既调 pH 值又用醇沉，含量为 12.1，提高了 6.5，从 6.5 中除去醇沉的单独作用 2.2 和调 pH 值的单独作用 1.8，还有 2.5，显然这是醇沉和调 pH 值的联合作用，即交互作用。

在医药实践中，人们非常重视交互作用。例如，中医学讲究药物配伍。一个复方的功效应是方中各药的单独作用和药物之间交互作用的叠加。本例在不用醇沉时，调 pH 值能使含量提高 7.4 – 5.6 = 1.8，而在用醇沉同时，调 pH 值能使含量提高 12.1 – 7.8 = 4.3。这就表明两因素间存在交互作用。因此，当两个因素间存在交互作用时，其水平搭配非常重要。

为了准确考察因素不同水平所产生的效应，在试验设计中应注意以下基本原则：

1. 试验的随机化

统计学方法要求观测值是独立分布的随机变量，所以在试验中要尽量做到试验材料分配和试验顺序都是随机确定的。

2. 试验的重复化

在相同条件下对每个试验独立进行多次，以避免试验次数太少导致的非试验因素偶然出现造成的极端误差影响数据结果。

3. 试验的区组化

这种差异性有时会很显著，为了避免这种差异性对试验效应带来的影响，可事先将差异进行区别对待，分成不同部分进行相应试验，即区组化。区组化是用来提高试验精度的一种设计技术，用来减少或消除不感兴趣的因素带来的差异性。

第二节 单因素方差分析

方差分析方法是英国统计学家费希尔在 1923 年最早提出的可同时比较多个正态总体均数是否相等的试验设计方法。其目的是通过探讨不同因素、不同水平之间效应的差异，推断各因素对试验效应是否有显著影响。在试验中，如果我们把其他因素都安排在固定不变的状态，只就某一个因素进行试验，推断该因素对试验结果的影响大小，这种试验方法称为单因素试验。

一、单因素方差分析的基本原理和步骤

例 9 - 2 为考察提取工艺对花粉中氨基酸百分含量的影响，某药厂用四种不同工艺对花粉进行处理，测得氨基酸百分含量如表 9 - 3。试判断四种不同工艺处理的氨基酸百分含量有无显著性差异。

表 9 - 3　不同处理工艺因素水平表

试验号	工艺			
	（Ⅰ）	（Ⅱ）	（Ⅲ）	（Ⅳ）
	酸处理	碱处理	破壁	水浸后醇提取
1	4.636	3.581	4.650	3.449
2	4.620	3.651	4.728	3.474
3	4.545	3.507	4.604	3.384
4	4.695	3.538	4.697	3.343

这是一个单因素（工艺）4 水平（酸处理，碱处理，破壁，水浸后醇提取）的问题。试验设计是在每一个水平里做 4 次重复试验，以推断该因素对试验结果"花粉中的氨基酸百分含量"的影响是否显著。

我们把上述实际问题概括为如下统计模型：

把要考察的因素 A 分成 k 个水平 $A_1, A_2, \cdots, A_k$，这相当于有 k 个总体 $X_1, X_2, \cdots, X_k$，假定 $X_i \sim N(\mu_i, \sigma^2)$（$i = 1, 2, \cdots, k$），而每个水平，我们做 n_i 次试验，假定试验都是独立的，于是就可以得到样本观测值 $X_{ij} \sim N(\mu_i, \sigma^2)$（$i = 1, 2, \cdots, k, j = 1, 2, \cdots, n_i$），试验结果数据常用下表 9 - 4 表示：

表9-4　单因素试验安排模式

试验号	因素 A					
	A_1	A_2	…	A_i	…	A_k
1	x_{11}	x_{21}	…	x_{i1}	…	x_{k1}
2	x_{12}	x_{22}	…	x_{i2}	…	x_{k2}
…	…	…	…	…		
n_i	x_{1n1}	x_{2n2}	…	x_{ini}	…	x_{knk}
平均值	$\bar{x}_1$	$\bar{x}_2$	…	$\bar{x}_i$	…	$\bar{x}_k$

注：为使用方便，本表没有按数学中严格的行列标号排列。

我们的任务是根据 k 个水平的样本观测值来检验因素的影响是否显著。也就是检验假设 H_0：$\mu_1 = \mu_2 = \cdots = \mu_k$。

实际上就是检验 k 个具有相同方差的正态总体，其均数是否相等的问题，若不能拒绝检验假设 H_0，表明水平的变化对试验指标的影响不明显，由此可推断该因素对试验指标无影响；反之，则可推断该因素对试验指标有显著影响。

根据上述思路我们可以得到方差分析的方法和步骤：

1. 提出假设

H_0：$\mu_1 = \mu_2 = \cdots = \mu_k$，即因素不同水平对试验结果无显著影响；

H_1：至少有两个 μ_i 不相等（$i = 1, 2, \cdots, k$），即因素的不同水平对试验结果有显著影响。

2. 方差分解

设试验总次数为 N，则 $N = \sum_{i=1}^{k} n_i$。

设第 i 个总体的样本均数为 $\bar{x}_i$，则 $\bar{x}_i = \frac{1}{n_i} \sum_{j=1}^{n_i} x_{ij}$。于是，全体样本的总均数为

$$\bar{x} = \frac{1}{N} \sum_{i=1}^{k} \sum_{j=1}^{n_i} x_{ij} = \frac{1}{N} \sum_{i=1}^{k} n_i \bar{x}_i$$

所有样本值 x_{ij} 与其总均数 $\bar{x}$ 之差的平方和，称为总离差平方和 SS，它的大小反映了整批数据总体的变异程度。

$$SS = \sum_{i=1}^{k} \sum_{j=1}^{n_i} (x_{ij} - \bar{x})^2 = \sum_{i=1}^{k} \sum_{j=1}^{n_i} \left[(x_{ij} - \bar{x}_i) + (\bar{x}_i - \bar{x}) \right]^2$$

可以证明

$$\sum_{i=1}^{k} \sum_{j=1}^{n_i} (x_{ij} - \bar{x}_i)(\bar{x}_i - \bar{x}) = 0$$

所以

$$SS = \sum_{i=1}^{k} \sum_{j=1}^{n_i} (x_{ij} - \bar{x}_i)^2 + \sum_{i=1}^{k} n_i (\bar{x}_i - \bar{x})^2 = SS_e + SS_A$$

其中

$$SS_e = \sum_{i=1}^{k} \sum_{j=1}^{n_i} (x_{ij} - \bar{x}_i)^2 = \sum_{i=1}^{k} \sum_{j=1}^{n_i} x_{ij}^2 - \sum_{i=1}^{k} \frac{\left(\sum_{j=1}^{n_i} x_{ij} \right)^2}{n_i}$$

称为组内离差平方和，它表示各个样本值 x_{ij} 对本组均数 $\bar{x}_i$ 的离差平方和的总和。它的大小反映了重复试验中随机误差的大小。

$$SS_A = \sum_{i=1}^{k} n_i (\bar{x}_i - \bar{x})^2 = \sum_{i=1}^{k} \frac{\left(\sum_{i=1}^{n_i} x_{ij} \right)^2}{n_i} - \frac{1}{N} \left(\sum_{i=1}^{k} \sum_{j=1}^{n_i} x_{ij} \right)^2$$

称为组间离差平方和，它表示各组均数 $\bar{x}_i$ 对总均数 $\bar{x}$ 的离差平方和的总和。它的大小除了反映随机误差外，主要还反映因素 A 的不同水平产生的差异大小。

从上式可以看出，总离差平方和 SS 可以分解为有确定意义两项离差平方之和，$SS = SS_e + SS_A$。

3. F 统计量

当 $H_0: \mu_1 = \mu_2 = \ldots = \mu_k$ 成立时，且各水平的试验数据来自独立同方差的正态总体，由第四章第二节可知

$$SS_e/\sigma^2 \sim \chi^2 \ (N-k)$$
$$SS_A/\sigma^2 \sim \chi^2 \ (k-1)$$

根据 F 分布的定义，得到

$$F = \frac{SS_A/\sigma^2 \cdot \dfrac{1}{k-1}}{SS_e/\sigma^2 \cdot \dfrac{1}{N-k}} = \frac{(N-k)SS_A}{(k-1)SS_e} \sim F(k-1, \ N-k)$$

SS_e 的自由度为 $N-k$，SS_A 的自由度为 $k-1$，所以组内方差 S_e^2 和组间方差 S_A^2 分别为

$$S_e^2 = \frac{SS_e}{(N-k)}, \quad S_A^2 = \frac{SS_A}{(k-1)}$$

即 $F = \dfrac{S_A^2}{S_e^2} \ (k-1, \ N-k)$。

4. 统计推断结论

在假设 H_0 成立时，由组内方差 S_e^2 和组间方差 S_A^2 产生的原因可知，组内方差 S_e^2 必小于组间方差 S_A^2，因而统计量 F 值一般不会小于 1，所以，在方差分析中，我们总是利用单侧的临界值 $F_\alpha \ (k-1, \ N-k)$ 与统计量 F 值比较，可以做出是否拒绝原假设 H_0 的判断，见图 9-1。

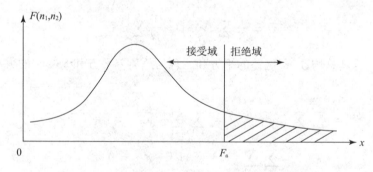

图 9-1 F 检验示意图

若 $F > F_\alpha \ (k-1, \ N-k)$，则拒绝原假设 H_0，表明各总体的均数之间的差异显著，因素 A 对试验指标有显著影响；

若 $F < F_\alpha \ (k-1, \ N-k)$，则不能拒绝原假设 H_0，表明各总体的均数之间的差异不显著，因素 A 对试验指标没有显著影响。

上述方差分析的方法可以列成一张标准形式的表格，这种表格称为方差分析表，详见表 9-5。

表 9-5 单因素方差分析表

方差来源	离差平方和	自由度	方差	F 值	拒绝域（显著水平 α）
组间	$SS_A = \sum_{i=1}^{k} n_i(\bar{x}_i - \bar{x})^2$	$k-1$	$S_A^2 = \dfrac{SS_A}{k-1}$	$\dfrac{S_A^2}{S_e^2}$	$F \geq F_\alpha \ (k-1, \ N-k)$ （显著水平 α）

续表

方差来源	离差平方和	自由度	方差	F 值	拒绝域（显著水平 α）
组内	$SS_e = \sum\limits_{i=1}^{k} \sum\limits_{j=1}^{n_i} (x_{ij} - \bar{x}_i)^2$	$N-k$	$S_e^2 = \dfrac{SS_e}{N-k}$		
总和	$SS = \sum\limits_{i=1}^{k} \sum\limits_{j=1}^{n_i} (x_{ij} - \bar{x})^2$	$N-1$			

在科学研究中，常用方差分析表来全面表达单因素对试验效应的推断结果。

例 9 - 3　试判断例 9 - 2 所涉及的 4 种不同工艺处理的氨基酸百分含量有无显著性差异？

解　（1）检验假设 $H_0 : \mu_1 = \mu_2 = \mu_3 = \mu_4$

（2）计算离差平方和、方差及统计量 F 值

$$\Big(\sum_{i=1}^{4} \sum_{j=1}^{4} x_{ij} \Big)^2 = 65.102^2 = 4238.270$$

$$n_1 = n_2 = n_3 = n_4 , \quad k = 4 , \quad N = 4 \times 4 = 16$$

$$f_A = k - 1 = 4 - 1 = 3 , \quad f_e = N - k = 16 - 4 = 12$$

所以

$$SS_A = \sum_{i=1}^{4} \frac{\Big(\sum\limits_{j=1}^{4} x_{ij} \Big)^2}{4} - \frac{1}{16} \Big(\sum_{i=1}^{4} \sum_{j=1}^{4} x_{ij} \Big)^2 = \frac{1}{4} \times 1081.161 - \frac{1}{16} \times 4238.270 = 5.398$$

$$S_A^2 = \frac{SS_A}{k-1} = \frac{5.398}{3} = 1.799$$

$$SS_e = \sum_{i=1}^{4} \sum_{j=1}^{4} x_{ij}^2 - \sum_{i=1}^{4} \frac{\Big(\sum\limits_{j=1}^{4} x_{ij}^2 \Big)^2}{4} = 270.333 - \frac{1}{4} \times 1081.161 = 0.043$$

$$S_e^2 = \frac{SS_e}{N-k} = \frac{0.043}{12} = 0.003580$$

统计量

$$F = \frac{S_A^2}{S_e^2} = \frac{1.799}{0.00358} = 502.514$$

（3）在显著水平 $\alpha = 0.05$，自由度 $f_A = 3$，$f_e = 12$，查附表 6 得临界值 $F_{0.05}(3, 12) = 3.49$，在 $\alpha = 0.01$，自由度 $f_A = 3$，$f_e = 12$，查附表 6 得临界值 $F_{0.01}(3, 12) = 5.95$。

（4）统计结论：因 $F = 502.514 > 5.95$，所以拒绝 H_0，$P < 0.01$，认为工艺对花粉中氨基酸百分含量影响极显著。列出方差分析如表 9 - 6。

表 9 - 6　方差分析表

方差来源	离差平方和	自由度	方差	F 值	临界值	结论
组间	$SS_A = 5.398$	3	1.799	502.514	5.95	＊ ＊
组内	$SS_e = 0.043$	12	0.00358			
总和	$SS = 5.441$	15				

注：在方差分析表结论栏内，习惯上做如下规定：如果取 $\alpha = 0.01$ 时，拒绝 H_0，则称因素的影响有极显著性，用双星号 "＊＊" 表示；如果取 $\alpha = 0.05$ 时，拒绝 H_0，但取 $\alpha = 0.01$ 时不拒绝 H_0，则称因素对试验指标的影响有显著性，用单星号 "＊" 表示。

二、两两间多重比较的检验法

在单因素方差分析时，如果各水平间差异无显著意义，那么不需做进一步统计处理，如果否定了假设 H_0，意味着 μ_1，$\mu_2 \cdots \mu_k$ 中至少有两个水平差异显著，但是哪些水平间的差异显著，哪些水平间的差异不显著，方差分析不能做结论。这就需要同时在多个水平均数之间两两比较哪些差异有显著意义，这种比较称为多重比较。

对于推断两个水平差异显著的问题，大家自然会想到可用 t 检验来解决，即在这些水平之间两两比较用 t 检验来判断。事实上，k 个总体中任取两个总体进行比较可以构成 C_k^2 个假设，多个总体均数间的两两比较实际上是对 C_k^2 个假设同时进行检验，如果仍用 t 检验可能增加犯推断错误的概率，以 $k = 5$，显著水平 $\alpha = 0.05$ 为例，经过 10 次检验后犯推断错误的概率为 $1 - (1 - 0.05)^{10} = 0.4013$，这是推断假设不能接受的。因此，我们讨论两个以上总体间两两比较的假设检验问题，t 检验方法就不再适用了，这需要用方差分析的多重比较方法来解决。

多重比较的方法很多，下面介绍两种主要的方法。

1. q 检验法（Tukey HSD 法）

该法是由 John Tukey 于 1953 年所提出的"真实显著性差异检验"，简称为 q 检验法。当因素取 k 个水平，每个水平都做 n 次试验，其组内方差为 S_e^2，自由度为 $f_e = N - k$，方差分析的结果是总体均数间差异有显著意义，我们将用 q 检验法进行两两均数间是否差异显著的检验。

设 S_e^2 为组内方差，其自由度为 f_e，记极差

$$R = \max_{i,j} \{ \mid \bar{x}_i - \bar{x}_j \mid \}$$

统计量 $$q = \frac{R}{S_e / \sqrt{n}} \sim q(k, f_e)$$

对于给定的显著水平 α，可从 q 分布的临值表（附表 7）查得。

$q_\alpha(k, f_e)$，当 $q > q_\alpha(k, f_e)$ 时，

便可以认为 $\mu_i \neq \mu_j$。

这样，多重比较的 q 检验就十分简单了，归纳步骤如下：

（1）计算 k 个总体样本均数 $\bar{x}_1$，$\bar{x}_2$，……，$\bar{x}_k$ 和样本的组内方差 S_e^2，其自由度为 f_e。

（2）给定显著水平 α，根据 k 和 f_e 从 q 表中查出临界值 $q_\alpha(k, f_e)$。

（3）以 $T = q_a(k, f_e) \times \frac{S_e}{\sqrt{n}}$ 为标准衡量所有的 $\mid \bar{x}_h - \bar{x}_l \mid$，凡某两个样本均数之差的绝对值超过 T 者，便可以认为相应的两总体均数有显著性差异。反之，两总体均数无显著性差异。

例 9 - 4 对例 9 - 2 中 4 种水平（工艺）下花粉的氨基酸百分含量做两两多重比较。

解 题中 $\bar{x}_1 = 4.624$，$\bar{x}_2 = 3.569$，$\bar{x}_3 = 4.670$，$\bar{x}_4 = 3.412$，组内方差 $S_e^2 = 0.00358$，$k = 4$，$n = 4$，$N = 16$，$f_e = 16 - 4 = 12$，查多重比较中 q 表（附表 14），得 $q_{0.05}(4, 12) = 4.20$，$q_{0.01}(4, 12) = 5.50$，计算 T 值。

当 $\alpha = 0.05$ 时，$T = q_a(k, f_e) \times \frac{S_e}{\sqrt{n}} = 4.02 \times \frac{\sqrt{0.00358}}{\sqrt{4}} = 0.126$

当 $\alpha = 0.01$ 时，$T = q_a(k, f_e) \times \frac{S_e}{\sqrt{n}} = 5.50 \times \frac{\sqrt{0.00358}}{\sqrt{4}} = 0.165$

现将四个均数两两间差数的绝对值列表如下（表 9 - 7），逐个比较，以免漏掉或重复。

表 9-7　两两水平间差数的绝对值

$\|\bar{x}_h - \bar{x}_l\|$	$\bar{x}_2 = 3.569$	$\bar{x}_3 = 4.670$	$\bar{x}_4 = 3.412$
$\bar{x}_1 = 4.624$	1.055**	0.046	1.212**
$\bar{x}_2 = 3.569$		1.107**	0.157*
$\bar{x}_3 = 4.670$			1.258**

标"**"，表示相应两工艺间的差异有极显著意义（$\alpha = 0.01$），标"*"表示相应两工艺间差异有显著意义（$\alpha = 0.05$），没有记号表示相应两工艺间的差异无统计学意义。

2. S 检验法（LSD 检验法）

用 q 检验法做两两间多重比较，要求各水平的重复试验次数必须相等才能使用，对于不同水平的试验次数不等的情况我们这里介绍由 R. A. Fisher 提出的"最小显著性差异法"。

令 H_0 成立，我们采用统计量

$$S = \frac{\mid \bar{x}_i - \bar{x}_j \mid}{S_e \sqrt{\dfrac{1}{n_i} + \dfrac{1}{n_j}}}$$

在显著水平 α 下，由多重比较中的附表 8 可查得临界值 $S_\alpha (k-1, f_e)$，使

$$P \left\{ S > S_\alpha (k-1, f_e) \right\} = \alpha$$

若 $S = \dfrac{{}_{i,j} \mid \bar{x}_i - \bar{x}_j \mid}{S_e \sqrt{\dfrac{1}{n_i} + \dfrac{1}{n_j}}} > S_a (k-1, f_e)$

则以显著水平 α 拒绝 H_0。

类似 q 检验法，我们将 S 检验法归纳成以下几个步骤：

（1）计算 k 个总体的样本均数 $\bar{x}_1$，$\bar{x}_2 \cdots \bar{x}_k$ 和组内方差 S_e^2，其自由度为 f_e；

（2）给定显著水平 α，从 S 表（附表 8）中查出 $S_\alpha (k-1, f_e)$；

（3）以 $D_{hl} = S_e \sqrt{\dfrac{1}{n_i} + \dfrac{1}{n_j}} \cdot S_\alpha (k-1, f_e)$ 衡量 $\mid \bar{x}_h - \bar{x}_l \mid$，如果超出 D_{hl} 者，便可以认为相应的两个总体均数有显著性差异。

三、方差齐性检验

在方差分析中，要考察的因素 A 分成 k 个水平 A_1，A_2，$\cdots$，A_k，这相当于有 k 个总体 X_1，X_2，$\cdots$，X_k，要保证方差分析结论可靠，数据来源必须满足两个前提条件：

（1）$X_i \sim N (\mu_i, \sigma_i^2)$（$i = 1, 2, \cdots, k$），且各总体都是独立的。

（2）$\sigma_1^2 = \sigma_2^2 = \cdots\cdots = \sigma_k^2 = \sigma^2$

即数据来源必须是相互独立且等方差正态总体。因此在进行方差分析前应先进行方差齐性检验。

对于方差分析前是否先进行方差齐性检验有两种不同意见，一种是方差分析前先要进行方差齐性检验，如方差不齐，那么不能用方差分析法；如方差齐，则可进行方差分析。如不问是否齐性，就进行方差分析，就会得出不切实际的结果。另一种意见是 Bartlett 方差齐性检验法，并不十分理想，所以对方差齐性不必太苛求。我们主张前者。

第三节 两因素方差分析

进行两因素方差分析的目的，是要检验两个因素及其交互作用（因素之间的联合作用）对试验结果有无影响。若因素间的交互作用可以忽略不计，我们就可考虑无重复试验的情况。

一、无重复试验

这里将因素 A 分成 r 个水平，因素 B 分成 S 个水平，而对因素 A、B 的每一个水平的一对组合（ A_i,B_j ）（ $i=1,2,\cdots,r,j=1,2,\cdots,s$ ），只进行一次试验（无重复试验），则得到了 $r\times s$ 个试验结果 x_{ij}，现将试验结果列成表（表9-8）：

表9-8 两因素无重复试验安排模式

因素 A	因素 B					
	B_1	B_2	$\cdots$	B_j	$\cdots$	B_s
A_1	x_{11}	x_{12}	$\cdots$	x_{1j}	$\cdots$	x_{1s}
A_2	x_{21}	x_{22}	$\cdots$	x_{2j}	$\cdots$	x_{2s}
$\vdots$	$\vdots$	$\vdots$		$\vdots$		$\vdots$
A_i	x_{i1}	x_{i2}	$\cdots$	x_{ij}	$\cdots$	x_{is}
$\vdots$	$\vdots$	$\vdots$		$\vdots$		$\vdots$
A_r	x_{r1}	x_{r2}	$\cdots$	x_{rj}	$\cdots$	x_{rs}

注：其中 x_{ij} 表示用因素 A 的第 i 个水平和因素 B 的第 j 个水平进行试验所得到的试验结果。

根据表中情况，可得

$$\bar{x}_{i.} = \frac{1}{s}\sum_{j=1}^{s}x_{ij} \quad (i=1,2,\cdots,r)$$

$$\bar{x}_{.j} = \frac{1}{r}\sum_{i=1}^{r}x_{ij} \quad (j=1,2,\cdots,s)$$

$$\bar{x} = \frac{1}{n}\sum_{i=1}^{r}\sum_{j=1}^{s}x_{ij} \quad 这里 n=r\times s$$

我们依旧假设因素 A、因素 B 都满足单因素方差分析中的前提条件。

两因素方差分析，如果目的要判断因素 A 的影响是否显著，则要检验假设 H_{0A}：$\mu_{1j}=\mu_{2j}=\cdots=\mu_{ij}=\cdots=\mu_{rj}$（ $j=1,2,\cdots,s$ ），如果假设成立，则可以认为因素 A 的影响不显著。

类似地，如果要判断因素 B 的影响是否显著，则要检验假设 H_{0B}：$\mu_{i1}=\mu_{i2}=\cdots=\mu_{ij}=\cdots=\mu_{is}$（ $i=1,2,\cdots,r$ ）。

与单因素方差分析的检验方法一样，首先把总的离差平方和 SS 进行分解，分解成三部分，即因素 A、B 和随机误差所产生的离差平方和，分别记为 SS_A,SS_B,SS_e，然后进行比较，得到关于假设 H_{0A}，H_{0B} 的检验方法。

下面我们来讨论其方法与步骤，首先计算总离差平方和 SS 。

$$SS = \sum_{i=1}^{r}\sum_{j=1}^{s}(x_{ij}-\bar{x})^2 = \sum_{i=1}^{r}\sum_{j=1}^{s}[(x_{ij}-\bar{x}_{i.}-\bar{x}_{.j}+\bar{x})+(\bar{x}_{i.}-\bar{x})+(\bar{x}_{.j}-\bar{x})]^2 =$$

$$\sum_{i=1}^{r}\sum_{j=1}^{s}(x_{ij}-\bar{x}_{i.}-\bar{x}_{.j}+\bar{x})^2 + \sum_{i=1}^{r}\sum_{j=1}^{s}(\bar{x}_{i.}-\bar{x})^2 + \sum_{i=1}^{r}\sum_{j=1}^{s}(\bar{x}_{.j}-\bar{x})^2$$

$$SS_e = \sum_{i=1}^{r}\sum_{j=1}^{s}(x_{ij}-\bar{x}_{i.}-\bar{x}_{.j}+\bar{x})^2, SS_A = s\sum_{i=1}^{r}(\bar{x}_{i.}-\bar{x})^2, SS_B = r\sum_{j=1}^{r}(\bar{x}_{.j}-\bar{x})^2$$

可以证明得到 $SS = SS_e + SS_A + SS_B$

如果 H_{0A} 和 H_{0B} 都成立，则有 $\mu_{ij} = \mu$，对所有的 $i = 1, 2, \cdots, r$ 及 $j = 1, 2, \cdots, s$ 都成立，也就是说 $r \times s$ 个样本来自同一个总体，与单因素的分析一样，可以得到

$$SS_A/\sigma^2 \sim \chi^2(r-1) \qquad SS_B/\sigma^2 \sim \chi^2(s-1)$$

$$SS_e/\sigma^2 \sim \chi^2(r-1)(s-1) \quad SS/\sigma^2 \sim \chi^2(n-1)$$

而且 SS_e、SS_A、SS_B 相互独立。选取统计量

$$F_A = \frac{SS_A/\sigma^2 \ (r-1)}{SS_e/\sigma^2 \ (r-1)\ (s-1)} = \frac{(s-1)\ SS_A}{SS_e}$$

同理可得

$$F_B = \frac{(r-1)\ SS_B}{SS_e}$$

如果假设 H_{0A} 成立，则

$$F_A \sim F\ ((r-1),\ (r-1)\ (s-1))$$

如果假设 H_{0B} 成立，则

$$F_B \sim F\ ((s-1),\ (r-1)\ (s-1))$$

对于给定的 α，可以通过（附表 6）查到 F 临界值，当 $F_A > F_\alpha\ ((r-1),\ (r-1)\ (s-1))$ 时，拒绝假设 H_{0A}；当 $F_B > F_\alpha\ ((s-1),\ (r-1)\ (s-1))$ 时，拒绝假设 H_{0B}；反之，皆不能否定原假设。

与单因素方差分析一样，为了便于计算，常采用方差分析表 9 - 9 列出计算结果：

表 9 - 9　两因素无重复方差分析表

方差来源	离差平方和	自由度	F 的值	F 临界值	结论
因素 A	$SS_A = S\sum\limits_{i=1}^{r}\ (\ \bar{x}_{i\cdot} - \bar{x}\ )^2$	$r-1$	$F_A = \dfrac{(s-1)\ SS_A}{SS_e}$	$F_\alpha\ ((r-1),\ (r-1)\ (s-1))$	
因素 B	$SS_B = r\sum\limits_{j=1}^{s}(\bar{x}_{\cdot j} - \bar{x})^2$	$s-1$	$F_B = \dfrac{(r-1)\ SS_B}{SS_e}$	$F_\alpha\ ((s-1),\ (r-1)\ (s-1))$	
误差	$SS_e = \sum\limits_{i=1}^{r}\sum\limits_{j=1}^{s}(x_{ij} - \bar{x}_{i\cdot} - \bar{x}_{\cdot j} + \bar{x})^2$	$(r-1)\ (s-1)$			
总和	$SS_T = \sum\limits_{i=1}^{r}\sum\limits_{j=1}^{s}(x_{ij} - \bar{x})^2$	$rs-1$			

例 9 - 5　据推测，原料的粒度和水分可能影响某片剂的储存期，现留样考察粗粒和细粒两种规格，有含水 5%、3% 和 1% 三种情况，抽样测定恒温加热 1 小时后的剩余含量，数据如表 9 - 10，试判断这两个因素对片剂的储存期是否有影响？

表 9 - 10　原料的粒度和水分影响片剂的储存期数据记录

含水量（%）	粒度		$T_{i\cdot} = \sum\limits_{j=1}^{2} x_{ij}$	$\sum\limits_{j=1}^{2} x_{ij}^2$	$T_{i\cdot}^2$
0	粗（1）	细（2）			
5	86.88	84.83	171.71	14744.2633	29484.324
3	89.86	85.86	175.72	15446.7592	30877.5184
1	89.91	84.83	174.74	15279.9370	30534.0676
$T_{\cdot j} = \sum\limits_{i=1}^{3} x_{ij}$	266.65	255.52	522.17	45470.9595	90895.910
$\sum\limits_{i=1}^{3} x_{ij}^2$	23706.7621	21764.1974			
$T_{\cdot j}^2$	71102.2225	65290.4704	136392.6929		

解这里 $r=3$，$s=2$。根据计算公式，得

$$SS = \sum_{i=1}^{3} \sum_{j=1}^{2} x_{ij}^2 - \frac{T^2}{3 \times 2} = 45470.96 - \frac{(522.17)^2}{6} = 27.38$$

$$SS_A = \frac{1}{2} \sum_{i=1}^{3} T_{i\cdot}^2 - \frac{T^2}{3 \times 2} = \frac{1}{2} \times 90895.910 - \frac{(522.17)^2}{6} = 4.37$$

$$SS_B = \frac{1}{3} \sum_{j=1}^{2} T_{\cdot j}^2 - \frac{T^2}{3 \times 2} = \frac{1}{3} \times 136392.6929 - \frac{(522.17)^2}{6} = 20.65$$

$$SS_e = SS - SS_A - SS_B = 27.38 - 4.37 - 20.65 = 2.36$$

列方差分析表如表 9 – 11：

表 9 – 11 两因素方差分析表

方差来源	离差平方和	自由度	方差	F 值	F 临界值	结论
含水量 A	$SS_A = 4.37$	2	2.19	$F_A = 1.864$	$F_{0.05}\,(2,\,2) = 19.00$	$P > 0.05$
粒度 B	$SS_B = 20.65$	1	20.65	$F_B = 17.574$	$F_{0.05}\,(1,\,2) = 18.51$	$P > 0.05$
误差 e	$SS_e = 2.36$	2				

结论：含水量和粒度两因素在 $\alpha = 0.05$ 时对某片剂的储存期都没有显著影响。

二、有重复试验

前面介绍的两因素方差分析时，认为两因素 A 与 B 之间是独立的，但在实际中，两因素通常不是独立的，有时可能存在因素间的联合作用，这种作用称为交互作用。如果要考察两个因素 A、B 之间是否存在交互作用的影响，则需要对两个因素各种水平的组合（A_i, B_j）进行重复试验，比如每个组合都重复试验 t 次（$t > 1$）。现将实验结果列成记录表如下（表 9 – 12）：

表 9 – 12 两因素有重复试验安排模式

因素 A	因素 B				
	B_1	⋯	B_j	⋯	B_s
A_1	$x_{111} \cdots x_{11t}$	⋯	$x_{1j1} \cdots x_{1jt}$	⋯	$x_{1s1} \cdots x_{1st}$
⋮					
A_i	$x_{i11} \cdots x_{i1t}$	⋯	$x_{ij1} \cdots x_{ijt}$	⋯	$x_{is1} \cdots x_{ist}$
⋮					
A_r	$x_{r11} \cdots x_{r1t}$	⋯	$x_{rj1} \cdots x_{rjt}$	⋯	$x_{rs1} \cdots x_{rst}$

x_{ijk} 表示对因素 A 的第 i 个水平，因素 B 的第 j 个水平的第 k 次试验结果。设

$$SS_A = \frac{1}{s} \sum_{i=1}^{r} T_{i\cdot}^2 - \frac{T^2}{r \times s}$$

$$SS_B = \frac{1}{r} \sum_{j=1}^{s} T_{\cdot j}^2 - \frac{T^2}{r \times s}$$

$$\overline{x}_{ij\cdot} = \frac{1}{t} \sum_{k=1}^{t} x_{ijk}, \quad \overline{x}_{i\cdot\cdot} = \frac{1}{st} \sum_{j=1}^{s} \sum_{k=1}^{t} x_{ijk}$$

$$\overline{x}_{\cdot j\cdot} = \frac{1}{rt} \sum_{i=1}^{r} \sum_{k=1}^{t} x_{ijk}, \quad \overline{x} = \frac{1}{rst} \sum_{i=1}^{r} \sum_{j=1}^{s} \sum_{k=1}^{t} x_{ijk}$$

于是总离差平方和可以分解为

$$SS = \sum_{i=1}^{r}\sum_{j=1}^{s}\sum_{k=1}^{t}(x_{ijk}-\bar{x})^2 = \sum_{i=1}^{r}\sum_{j=1}^{s}\sum_{k=1}^{t}[(\bar{x}_{i.}-\bar{x})+(\bar{x}_{.j}-\bar{x})+$$
$$(\bar{x}_{ij.}-\bar{x}_{i..}-\bar{x}_{.j.}+\bar{x})+(x_{ijk}-\bar{x}_{ij.})]^2$$

由于等式右端中各交叉乘积的和为零，所以有

$$SS = SS_A + SS_B + SS_I + SS_e$$

其中

$$SS_A = st\sum_{i=1}^{r}(\bar{x}_{i..}-\bar{x})^2$$
$$SS_B = rt\sum_{j=1}^{s}(\bar{x}_{.j.}-\bar{x})^2$$
$$SS_I = t\sum_{i=1}^{r}\sum_{j=1}^{s}(\bar{x}_{ij.}-\bar{x}_{i..}-\bar{x}_{.j.}-\bar{x})^2$$
$$SSe = \sum_{i=1}^{r}\sum_{j=1}^{s}\sum_{k=1}^{t}(x_{ijk}-\bar{x}_{ij.})^2$$

它们分别表示因素 A、B、A 与 B 的交互作用以及随机误差产生的离差平方和，给定显著水平 α，如果考察因素 A 的影响，查 F 临界值分布表（附表6）得临界值 $F_{A\alpha}((r-1), rs(t-1))$，$FA > F_{A\alpha}((r-1), rs(t-1))$，则认为因素 A 影响显著，否则认为影响不显著。对因素 B 也类似。

如果考察因素 A 与 B 的交互作用的影响，那么同样方法得临界值 $F_{I\alpha}((r-1)(s-1), rs(t-1))$，若 $F_I > F_{I\alpha}((r-1)(s-1), rs(t-1))$ 则认为因素 A、B 交互作用显著，否则认为交互作用不显著。相应的重复试验双因素方差分析见表 9-13。

表 9-13 两因素有重复方差分析表

方差来源	离差平方和	自由度	方差	F 值	F 临界值
因素 A	$SS_A = st\sum_{i=1}^{r}(\bar{x}_{i..}-\bar{x})^2$	$r-1$	$\dfrac{SS_A}{r-1}$	$F_A = \dfrac{rs(t-1)SS_A}{(r-1)SS_e}$	$F_{A\alpha}((r-1),\ rs(t-1))$
因素 B	$SS_B = rt\sum_{j=1}^{s}(\bar{x}_{.j.}-\bar{x})^2$	$s-1$	$\dfrac{SS_B}{S-1}$	$F_B = \dfrac{rs(t-1)SS_B}{(S-1)SS_e}$	$F_{B\alpha}((s-1),\ rs(t-1))$
A 与 B 交互作用	$SS_I = t\sum_{i=1}^{r}\sum_{j=1}^{s}(\bar{x}_{ij.}-\bar{x}_{i..}-\bar{x}_{.j.}+\bar{x})^2$	$(r-1)(s-1)$	$\dfrac{SS_B}{(r-1)(s-1)}$	$F_I = \dfrac{rs(t-1)SS_I}{(t-1)(s-1)SS_e}$	$F_{I\alpha}((r-1)(s-1),\ rs(t-1))$
剩余误差	$SS_e = \sum_{i=1}^{r}\sum_{j=1}^{s}\sum_{k=1}^{t}(x_{ijk}-\bar{x}_{ij.})^2 = SS-SS_A-SS_B-SS_I$	$rs(t-1)$	$\dfrac{SS_e}{rs(t-1)}$		
总和	$SS = \sum_{i=1}^{r}\sum_{j=1}^{s}\sum_{k=1}^{t}(x_{ijk}-\bar{x})^2$	$rst-1$			

例 9-6 为探讨某化学反应中温度和催化剂对收率的影响，有人选了 4 种温度（A）和三种不同的催化剂（B），对所有可能的组合在相同条件下都重复 2 次试验，所得数据如表 9-14，试判断温度、催化剂的作用以及它们之间的交互作用对收率是否有显著影响？

表 9-14 温度和催化剂对收率的影响

催化剂种类 B	温度 A			
	70℃	80℃	90℃	100℃
甲	61, 63	64, 66	65, 66	69, 68
乙	63, 64	66, 67	67, 69	68, 71
丙	75, 67	67, 68	69, 70	72, 74

解 这里 $r=3$，$s=4$，$t=2$。根据计算公式，得方差分析表如表 9-15。

表 9 – 15　温度和催化剂对收率影响的方差分析表

方差来源	离差平方和	自由度	方差	F 值	F 临界值	结论
温度 A	$SS_A = 80.46$	3	26.82	6.775	$F_{0.01}(3, 12) = 5.95$	＊＊
种类 B	$SS_B = 104.08$	2	52.04	13.147	$F_{0.01}(2, 12) = 6.93$	＊＊
交互作用 AB	$SS_{AB} = 33.92$	6	5.652778	1.42807	$F_{0.1}(6, 12) = 2.33$	$P > 0.1$
误差 e	$SS_e = 47.50$	12	3.958333			
总和	$SS = 265.96$	23				

可以认为因素 A 与 B 对收率有极显著影响，而 A 与 B 的交互作用对其影响不显著。

第四节　正交试验设计

单因素和两因素方差分析都是安排各水平进行了全面试验，在多因素、多水平试验中，如果对每个因素每个水平都互相搭配进行全面试验，需要做的试验次数就会很多。比如对三个因素 7 个水平的试验，如果要进行全面试验，就要做 $7^3 = 343$ 次试验，要花费大量的人力、物力，还要用相当长的时间，显然要进行如单因素和两因素方差分析的全面试验是非常困难的。有时，我们应当在不影响试验效果的前提下，尽可能地减少试验次数，正交设计就是解决这个问题的有效方法。正交设计的主要工具是正交表，用正交表可以科学安排与分析因素个数超过 3 个的多因素试验问题，是一种较好的试验设计方法，在实践中已得到广泛的应用。

一、正交表

正交表是正交试验设计的基本工具，它是利用数论的正交性原理生成的一套规格化的表格。利用正交表能够科学安排与分析的多因素试验问题，其符号为 $L_n(t^s)$ 或者 $L_n(m^h \times t^s)$。$L_n(t^s)$ 称为等水平正交表，$L_n(m^h \times t^s)$ 称为混合水平正交表，其中 m 和 t 表示因袭的水平数，h 和 s 表示正交表的列数。现以两水平正交表 $L_4(2^3)$ 为例，见图 9 – 2，说明正交表符号的含义。

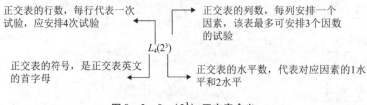

图 9 – 2　$L_4(2^3)$ 正交表含义

由此看来，$L_4(2^3)$ 是一张安排 3 因素 2 水平做 4 次试验的正交表，见表 9 – 16。

又如 $L_9(3^4)$ 是一张 4 因素 3 水平 9 次试验的正交表，见表 9 – 17。

表 9 – 16　$L_4(2^3)$

试验号	列号		
	1	2	3
1	1	1	1
2	1	2	2
3	2	1	2
4	2	2	1

表 9 – 17　$L_9(3^4)$

试验号	列号			
	1	2	3	4
1	1	1	1	1
2	1	2	2	2
3	1	3	3	3
4	2	1	2	3
5	2	2	3	1
6	2	3	1	2
7	3	1	3	2
8	3	2	1	3
9	3	3	2	1

正交表根据水平数的不同,可分为 2 水平表、3 水平表等。书末附表 17 提供了常用的正交表,可根据试验因素水平情况选用。

正交表具有两个特点:

(1)任何一列,各水平出现的次数都相等。例如 $L_4(2^3)$ 中每列的不同数码是 1 和 2,各出现 2 次。说明水平整齐可比。

(2)任意两列的同行数码构成的有序数对包含了该水平下所有可能的搭配,并且每种数对出现的次数一样多。如 $L_4(2^3)$ 中第 1、2 两列构成的有序数对是:(1,1),(1,2),(2,1),(2,2),各出现一次。第 1、3 两列或第 2、3 两列,也是如此。这表明正交表中各因素间水平的搭配非常均衡。

二、用正交表安排试验

对于一项研究,首先应根据试验目的拟出要考察的试验因素和水平,确定试验指标。然后进行试验设计。本节将通过实例介绍正交试验设计的方法。

1. 交互作用可忽略的多因素试验

例 9 - 7 为提高穿心莲内酯的提取收率,根据实践经验,对工艺中四个因素各取两个水平进行考察。试用正交表安排试验方案,其因素水平如表 9 - 18。

表 9 - 18 因素水平表

水平	因素			
	乙醇浓度（A）	溶剂用量（B）	浸渍温度（C）	浸渍时间（D）
1	95%	300mL	70℃	10h
2	80%	500mL	50℃	15h

首先要选用一张合适的正交表,本例是一个从 2 水平正交表 $L_4(2^3)$,$L_8(2^7)$,$L_{12}(2^{11})$ 中选出的一张较合适的表,$L_4(2^3)$ 只能安排三个因素,而该试验中包含四个因素,$L_4(2^3)$ 不适合,$L_8(2^7)$ 较合适。其次要把试验要考察的因素安排在正交表上,即要进行表头设计。本例有 A、B、C、D 四个因素,每个因素都是二水平,选用正交表 $L_8(2^7)$,随机地将 A、B、C、D 填在正交表 $L_8(2^7)$ 1、2、4、7 列上。见表 9 - 19。

表 9 - 19 $L_8(2^7)$ 正交表安排试验

试验号	列号							试验方案	试验结果
	A	B		C			D		
	1	2	3	4	5	6	7		
1	1 (95%)	1 (300mL)	1	1 (70℃)	1	1	1 (10h)	$A_1B_1C_1D_1$	
2	1	1	1	2 (50℃)	2	2	2 (15h)	$A_1B_1C_2D_2$	
3	1	2 (500mL)	2	1	1	2	2	$A_1B_2C_1D_2$	
4	1	2	2	2	2	1	1	$A_1B_2C_2D_1$	
5	2 (80%)	1	2	1	2	1	2	$A_2B_1C_1D_2$	
6	2	1	2	2	1	2	1	$A_2B_1C_2D_1$	
7	2	2	1	1	2	2	1	$A_2B_2C_1D_1$	
8	2	2	1	2	1	1	2	$A_2B_2C_2D_2$	

表 9 – 19 中各列的数字 "1" "2" 分别代表该列所填因素的相应水平，而每一行相对应的水平组合就是一种试验方案。如第 1 号试验方案是 $A_1B_1C_1D_1$，即用 95% 的乙醇 300mL 在 70℃ 下浸渍 10 小时进行试验。再如第 6 号试验方案是 $A_2B_1C_2D_1$，即用 80% 的乙醇 300mL 在 50℃ 下浸渍 10 小时，依次类推。表中共 8 行，需做 8 次试验。这 8 次试验代表了全面的 16 次试验结果全貌。

需要指出的是：表 9 – 19 的每个因素列的安排是随机定位的，不同的位置会影响具体的试验方案，所以，应在用正交表安排试验前先确定。

在不考虑交互作用时，3 水平的试验设计方法与 2 水平基本相同。

2. 存在交互作用的多因素试验

例 9 – 8 在例 9 – 7 提取穿心莲内酯的工艺试验中，如果除考察 A、B、C、D 四个因素外，还要考察交互作用 $A×B$、$A×C$ 及 $B×C$，试用正交表安排试验方案。

正交表中，列的离差平方和正好反映了所在列因素的不同水平之间的差异程度。而每两个因素的交互作用的差异程度也正好是正交表中另一些列的离差平方和，那些列就称为这两个因素所在列的交互作用列。许多正交表下面都附有相应的交互作用列表，利用这张表就可以找出正交表中任意两列的交互作用列。

对有交互作用的试验，做表头设计时因素不能任意安排，必须利用交互作用表把因素和要考察的交互作用安放在适当的列上，不能使不同的因素或交互作用同处一列，以免造成混杂。设计时，一般应先安排涉及交互作用多的因素，然后安排涉及交互作用少的因素，最后安排不涉及交互作用的因素。就本例而言，可先把因素 A、B 分别安排在第 1、2 两列，由 $L_8(2^7)$ 的交互作用表（表 9 – 20）查出 1、2 两列的交互作用反映在第 3 列，所以 $A×B$ 要放在第 3 列；然后把 C 排在第 4 列，则第 1、4 两列的交互作用在第 5 列；而 2、4 两列的交互作用在第 6 列。所以，$A×C$ 放第 5 列，$B×C$ 应放第 6 列。D 就放在剩下的第 7 列，见表 9 – 21。

表 9 – 20　两水平列之间的交互作用安排表

列号	1	2	3	4	5	6	7
1	(1)	3	2	5	4	7	6
2		(2)	1	6	7	4	5
3			(3)	7	6	5	4
4				(4)	1	2	3
5					(5)	3	2
6						(6)	1
7							(7)

表 9 – 21　正交试验安排表

| 试验号 | 列号 | | | | | | | 试验方案 | 试验结果 |
	A 1	B 2	$A×B$ 3	C 4	$A×C$ 5	$B×C$ 6	D 7		
1	1 (95%)	1 (300mL)	1	1 (70℃)	1	1	1 (10h)	$A_1B_1C_1D_1$	72
2	1	1	1	2 (50℃)	2	2	2 (15h)	$A_1B_1C_2D_2$	82
3	1	2 (500mL)	2	1	1	2	2	$A_1B_2C_1D_2$	78
4	1	2	2	2	2	1	1	$A_1B_2C_2D_1$	80
5	2 (80%)	1	2	1	2	1	2	$A_2B_1C_1D_2$	80

试验号	列号							试验方案	试验结果
	A	B	$A \times B$	C	$A \times C$	$B \times C$	D		
	1	2	3	4	5	6	7		
6	2	1	2	2	1	2	1	$A_2 B_1 C_2 D_1$	81
7	2	2	1	1	2	2	1	$A_2 B_2 C_1 D_1$	69
8	2	2	1	2	1	1	2	$A_2 B_2 C_2 D_2$	74

提取穿心莲内酯的试验最佳工艺条件为 2 号试验，试验方案是 $A_1 B_1 C_2 D_2$，即用 95% 的乙醇 300mL，在 70℃下浸渍 15 小时，穿心莲内酯的得率为 82%。

三、正交试验的数据分析

试验方案确定，就应该按各号试验条件严格进行试验，并记录试验所得结果。接下来的工作就是分析试验所得数据以获得最优决策。下面介绍两种分析正交试验数据的方法：直观分析法和方差分析法。前者直观、简单，但过于粗糙；后者能提供更详细的有关结论，但计算量稍大。

1. 试验结果的直观分析

正交试验数据的分析，要解决如下三个问题：一是确定因素各水平的优劣；二是分析因素的主次；三是确定最佳试验方案。现就本节例 9 - 7，介绍试验结果的直观分析法。

例 9 - 9 按表 9 - 22 提供的试验方案进行试验，把各号试验结果填在表中最后一列，得到表 9 - 22。

表 9 - 22 正交试验结果直观分析表

试验号	列号							试验方案	试验结果 Y%
	A	B		C			D		
	1	2	3	4	5	6	7		
1	1 (95%)	1 (300mL)	1	1 (70℃)	1	1	1 (10h)	$A_1 B_1 C_1 D_1$	72
2	1	1	1	2 (50℃)	2	2	2 (15h)	$A_1 B_1 C_2 D_2$	82
3	1	2 (500mL)	2	1	1	2	2	$A_1 B_2 C_1 D_2$	78
4	1	2	2	2	2	1	1	$A_1 B_2 C_2 D_1$	80
5	2 (80%)	1	2	1	2	1	2	$A_2 B_1 C_1 D_2$	80
6	2	1	2	2	1	2	1	$A_2 B_1 C_2 D_1$	81
7	2	2	1	1	2	2	1	$A_2 B_2 C_1 D_1$	69
8	2	2	1	2	1	1	2	$A_2 B_2 C_2 D_2$	74
I_i	312	315		299			302		
II_i	304	301		317			314		
$\overline{I}_j$	78	78.75		74.75			75.50		
$\overline{II}_j$	76	75.25		79.25			78.50		
R_i	2	3.5		4.5			3		

根据正交表的正交性，用各水平试验数据的平均值分析试验数据。寻求最佳试验条件。

（1）计算各因素水平的综合平均值及极差：以例 9 - 9 的因素 A 为例，用 I_1 表示包含 A_1 水平的 4 个试验结果之和；用 II_1 表示包含 A_2 水平的 4 个试验结果之和。其平均值：

$$\bar{I}_1 = \frac{1}{4}(y_1 + y_2 + y_3 + y_4) = \frac{1}{4}(72 + 82 + 78 + 80) = 78$$

$$\bar{II}_1 = \frac{1}{4}(y_5 + y_6 + y_7 + y_8) = = \frac{1}{4}(80 + 81 + 69 + 74) = 76$$

$\bar{I}_1$ 和 $\bar{II}_1$ 称为 A_1 水平 A_2 水平的综合平均值。它们分别反映了 A_1 水平、A_2 水平的试验的平均效果。

因素水平中最大的综合平均值与最小的综合平均值之差称为因素的极差，用 R_j 表示第 j 列因素的极差。极差的大小反映了因素水平变动对试验指标影响的程度。如因素 A 的极差 $R_1 = 78 - 76 = 2$。

同样可得 B、C、D 的各水平综合平均值和极差，结果列于表 9 - 22 的下半部分。

由于 A 在第 1 列，且 $\bar{I}_1 > \bar{II}_1$，表明 A_1 比 A_2 好。同理：

$\bar{I}_2 > \bar{II}_2$，表明 B_1 比 B_2 好；

$\bar{I}_4 > \bar{II}_4$，表明 C_2 比 C_1 好；

$\bar{I}_7 > \bar{II}_7$，表明 D_2 比 D_1 好。

（2）**极差大小决定因素影响的顺序**：因素极差越大，说明因素的水平改变对试验结果影响也越大，表明该因素对试验指标的影响越重要。这样，由极差 R_j 的大小，找出因素的主次顺序如下：

$$\text{主} \xrightarrow[\ \ C \quad B \quad D \quad A \ \ ]{} \text{次}$$

应该注意：因素主次的排序不是固定的，它与因素所考察的水平有关。当试验水平或试验条件改变时，其主次关系有可能随之改变。

（3）**确定最佳试验方案**：综合平均值越大，水平越优，各因素最优水平组合在一起就是最佳试验方案。如本章第一节例 9 - 1 中 C 应取 C_2，B 取 B_1，D 取 D_2，因素 A 原则上可以任取一水平，但取 A_1 要比 A_2 好些，故取 A_1 较佳工艺条件是 $A_1B_1C_2D_2$，即用 95% 的乙醇 300mL，控制温度 50℃浸渍 15 小时。可以证明，如果各因素间确实不存在交互作用时，所得到的这个最佳工艺条件就是全面试验中的最佳条件（证明略）。

例 9 - 10 在例 9 - 8 提取穿心莲内酯的工艺试验中，如果除考察 A、B、C、D 四个因素外，还要考察交互作用 $A \times B$、$A \times C$ 及 $B \times C$，试用直观分析法寻找最佳工艺条件。

解 对有交互作用的试验，做表头设计，安排试验方案，记录试验结果见表 9 - 23。

用直观分析的方法，计算各列各水平综合平均值和极差，结果列于表 9 - 23 的下半部分。

由表中末行极差看出，$A \times C$ 及 $B \times C$ 的 R 值较小，说明这两个交互作用都很小，可以认为是误差引起的。这里由于 $A \times B$ 的 R 值很大，表明 A 和 B 的交互作用很大，甚至超过 A、B 的单独作用，这时必须考虑 A 和 B 水平的最优搭配。

表 9 - 23 正交试验有交互作用存在的直观分析表

| 试验号 | 列号 | | | | | | | 试验方案 | 试验结果 |
	A 1	B 2	$A \times B$ 3	C 4	$A \times C$ 5	$B \times C$ 6	D 7		
1	1（95%）	1（300mL）	1	1（70℃）	1	1	1（10h）	$A_1B_1C_1D_1$	72
2	1	1	1	2（50℃）	2	2	2（15h）	$A_1B_1C_2D_2$	82
3	1	2（500mL）	2	1	1	2	2	$A_1B_2C_1D_2$	78
4	1	2	2	2	2	1	1	$A_1B_2C_2D_1$	80
5	2（80%）	1	2	1	2	1	2	$A_2B_1C_1D_2$	80

续表

| 试验号 | 列号 | | | | | | | 试验方案 | 试验结果 |
	A 1	B 2	$A \times B$ 3	C 4	$A \times C$ 5	$B \times C$ 6	D 7		
6	2	1	2	2	1	2	1	$A_2B_1C_2D_1$	81
7	2	2	1	1	2	2	1	$A_2B_2C_1D_1$	69
8	2	2	1	2	1	1	2	$A_2B_2C_2D_2$	74
I_j	312	315	297	299	305	306	302		
II_j	304	301	319	317	311	310	314		
$\overline{I}_j$	78	78.75	74.25	74.75	76.25	76.5	75.5		
$\overline{II}_j$	76	75.25	79.75	79.25	77.75	77.5	78.5		
R_j	2	3.5	5.5	4.5	1.5	1	3		

为此根据表中试验结果，列出下面二元表（表9-24）。

表9-24　二元交互作用分析表

| 因素 A | 因素 B | |
	B_1	B_2
A_1	$\dfrac{72+82}{2}=77$	$\dfrac{78+80}{2}=79$
A_2	$\dfrac{70+81}{2}=80.5$	$\dfrac{69+74}{2}=71.5$

比较 A、B 各水平的4种搭配，以 A_2B_1 的平均收率最高。于是，当有交互作用 $A \times B$、$A \times C$ 及 $B \times C$ 存在时，最佳试验方案应为 $A_2B_1C_2D_2$。这个试验方案在所安排的8次试验中是没有的。这说明用正交表安排试验，虽然只做了全面试验的一部分，但也可能会漏掉好的试验条件。由于这个方案没有做过试验，可安排几次试验加以验证。

2. 试验结果的方差分析

直观分析法简单、直观，计算量较少，便于普及和推广，但它不能区别试验结果的差异是由因素改变所引起的，还是试验的随机波动所引起的。为解决这个问题，需要对试验结果做方差分析。

方差分析法的基本思想是把由于因素（含交互作用）水平变化所引起试验结果的差异与试验随机误差分开，如果某因素水平的变化所引起试验结果的变动与试验随机误差相差不大，则可认为该因素对试验结果的影响不显著；反之，就可判断该因素对试验结果有显著影响。下面结合实例分两种情况介绍方差分析方法。

例9-11　某药厂为了优化经典名方四物汤提取工艺，提高药材的有效成分提取率，以药材多糖成分含量为试验效应，生产实践经验确定了3个主要影响试验指标的因素：回流提取时间，加水倍量，提取次数。归纳出如下试验因素水平表（表9-25）。

表9-25　因素水平表

| 水平 | 因素 | | |
	提取时间 A（h）	加水量 B（倍数）	提取次数 C（次）
1	0.5	1:10	1
2	1.0	1:15	2
3	1.5	1:20	3

利用正交试验设计来优化提取工艺，选用正交表 $L_9(3^4)$ 安排试验，并将试验结果记录在表 9-26 的最后一列上。

表 9-26　正交试验设计安排表

试验号	列号				试验结果 y_i
	A	**B**	**C**	空白列	多糖含量（mg/g）
	1	2	3	4	
1	1	1	1	1	13.71
2	1	2	2	2	17.39
3	1	3	3	3	17.65
4	2	1	2	3	25.07
5	2	2	3	1	24.95
6	2	3	1	2	19.03
7	3	1	3	2	25.43
8	3	2	1	3	19.24
9	3	3	2	1	25.56
I_j	48.75	64.21	51.98	64.22	
II_j	69.05	61.58	68.02	61.85	
III_j	70.23	62.24	68.03	61.96	
R_j	21.48	2.63	16.05	2.26	CT = 3928.365

由表 9-26 看出，9 次试验结果参差不齐。一方面，参差不齐的程度可用其离均差平方和来衡量。另一方面，考虑到引起各次试验结果差异的原因，不外两种可能：一是由于各因素水平变化造成，二是试验随机误差的存在。即

$$SS_{总} = SS_{因} + SS_e$$

其中 SS_e 为随机误差离差平方和。

根据方差分析的思想，首先需要计算出这些离均差平方和，然后进行显著性检验。具体步骤如下：

（1）计算离均差平方和：为不失一般性，假设共做 n 次试验，每次试验结果为 y_i（$i = 1$, 2, $\cdots$, n）。则总离差平方和为

$$SS_{总} = \sum_{i=1}^{n} (y_i - \bar{y})^2 = \sum_{i=1}^{n} y_i^2 - CT$$

其中

$$CT = \frac{1}{n} \left(\sum_{i=1}^{n} y_i \right)^2$$

自由度

$$f_{总} = n - 1$$

$SS_{总}$ 反映了 n 次试验结果的总差异。

排在第 j 列的因素（含交互作用）共有 k 个水平，每列同水平重复数为 m，j 列各水平对应试验结果的平均值为 $\bar{s}_k$，如果用 K_1 代替该列中各个"1"水平对试验效应影响的总和，用 K_2 代替各个"2"水平对试验效应影响的总和，由于 $\bar{K}_1 = \bar{s}_1$、$\bar{K}_1 = \bar{s}_2$ 的综合可比性，故可用它们与总均数 $\bar{y}$ 的离均差平方和（SS_j）来表示因素 j 各水平变化引起试验结果的差异，即

$$SS_j = \sum_{i=1}^{k} m(\bar{s}_i - \bar{y})^2$$

其中

$$\bar{y} = \frac{1}{n}\sum_{i=1}^{n} y_i, \quad CT = \frac{1}{n}\left(\sum_{i=1}^{n} y_i\right)^2$$

化简后得到

$$SS_j = \frac{\sum_{i=1}^{k} K_i^2}{m} - CT$$

具体到本例

$$CT = \frac{1}{9}\left(\sum_{i=1}^{9} y_i\right)^2 = \frac{188.03^2}{9} = 3928.363$$

$$SS_{总} = \sum_{i=1}^{9} y_i^2 - CT = 4085.233 - 3928.365 = 156.8586$$

$$f_{总} = 9 - 1 = 8$$

$$SS_j = \frac{I_j^2 + II_j^2 + III_j^2}{3} - CT$$

根据各因素所在列的列号和表 9-26 下栏数据，利用上述公式，分别计算出各因素的离均差平方和：

$$SS_1\ (SS_A) = \frac{(I_A^2 + II_A^2 + III_A^2)}{3} - CT = 97.2076$$

同理

$$SS_2\ (SS_B) = 1.2477, \quad SS_3\ (SS_C) = 57.2089$$

相应自由度

$$f_j = 3 - 1 = 2 \quad j = 1,\ 2,\ 3$$

对于正交表中的空白列，也可用上述方法计算离均差平方和。显然，它们不是因素或交互作用水平变化引起的，可以看作试验随机误差的离差平方和。所以，计算误差离差平方和，只需把所有空白列的离差平方和相加。其自由度也应把这些空白列的自由度相加。

$$SS_e\ (SS_4) = \frac{(I_D^2 + II_D^2 + III_D^2)}{3} - CT = 1.1925$$

$$f_e = 2$$

根据方差分析的原理应有

$$SS_{总} = SS_A + SS_B + SS_C + SS_e$$

上式可帮助检查各种离均差平方和的计算结果是否正确。

在计算中，有时非空白列的离均差平方和比误差的离均差平方和还要小，这表明该因素或交互作用对试验结果没有影响或影响甚微，可以认为该列的离均差平方和主要是试验误差引起的。为了提高分析精度，常把它们合并在误差离均差平方和中一起作为试验误差，相应自由度也应合并在一起。

（2）显著性检验：因素及交互作用是否显著，可通过 F 检验得出结论。各因素及误差的方差等于其离差平方和除以相应的自由度，由此，再分别计算 F 值。

$$F = \frac{SS_{因}/f_{因}}{SS_e/f_e}$$

如对本例

$$F_A = \frac{SS_A/f_A}{SS_e/f_e} = \frac{97.2076/2}{1.1925/2} = 81.5158$$

同理

$$F_C = 11.91, \quad F_D = 11.46, \quad F_{C \times E} = 14.75$$

查 F 分布临界值表（附表6）得 $F_{0.05}$ （2，2）=19.00，$F_{0.01}$ （2，2）=99.00，把上面计算结果列入方差分析表（表9 - 27）。

表9 - 27　正交试验方差分析表

方差来源	离均差平方和	自由度	方差	F 值	显著性
A	97.21	2	48.60	81.52	$P < 0.05$
B	1.25	2	0.62	1.05	$P > 0.05$
C	57.21	2	28.60	47.97	$P < 0.05$
误差 e	1.19	2	0.60		
总和	156.86	8			

分析表明，因素 A、C 对试验结果有显著的影响，而 B 的影响不显著。

从正交试验观点来看，不显著的因素，原则上可以根据实际条件（如节约、省时等）酌情确定一个水平。如本例，B 可取 B_1 或者 B_2，A 取 A_3，C 取 C_2 或者 C_3。

综合上述分析，得到最佳方案为 $A_3B_2C_2$ 或者 $A_3B_2C_3$ 或者 $A_3B_1C_2$ 或者 $A_3B_1C_3$，若不考虑节约、省时成本，最佳方案也可为 $A_3B_3C_2$，即表9 - 26 试验中的 7 号和 9 号方案也是统计推断的最佳试验方案，而 $A_3B_2C_2$ 或者 $A_3B_2C_3$、$A_3B_1C_2$、$A_3B_1C_3$，均不在表9 - 26 的试验方案中，统计推断认为这三个方案是否为最佳方案，可以重新安排试验进一步验证之。

＊第五节　均匀试验设计

均匀设计是在正交试验设计的基础上，创造出的一种新的适用于多因素、多水平试验的试验设计方法。用正交设计安排试验，其试验次数至少为因素水平数平方的整数倍。当科学试验需要考虑水平数较大时，用正交设计安排的试验次数也随之以平方倍增加，有时在实际中往往难以实现。例如，对于 6 水平的多因素、多水平试验，试验次数至少为 36 的整数倍，这在实际试验中往往是不实际的。1980 年，我国数学工作者方开泰将数论用于试验设计，舍去正交设计的"整齐可比性"，让试验点在其试验范围内充分"均匀分散"，这样每个试验点就可以有更好的代表性，试验次数大幅度减少。这种单纯从均匀分散性出发的试验设计称为均匀设计。它特别适合需要考察因素较多，且每个因素变化范围较大的试验设计问题。

一、均匀设计及均匀表的使用

均匀设计的基本思想就是抛开正交设计的"整齐可比"性的特点而只考虑试验点的"均匀分散"性，让试验点在所考察的试验范围内尽量均匀分布，为了达到该目的，与正交设计类似，可以使用均匀设计表（简称均匀表）附表18 安排试验。

均匀表具有以下特点：

1. 任何一列，各水平仅出现一次。

2. 任何两列的同行数码构成的有序数对仅出现一次。

3. 均匀表中任何两列组成的试验方案并不等价。试验点散布并不均匀，因此，每个均匀表都附加了使用表，以说明如何挑选相应的列安排试验。

4. 当因素的水平数增加时，试验按水平数的增加量增加，由于这个特点，使均匀设计更便于使用。

在均匀设计表 $U_n(t^s)$ 中 n 体现了实验组数（次数），t 体现了水平数，s 表示最大可安排的因素数。但均匀设计表只是按均匀原则，选择布点的基础，尚不能直接使用，因为均匀表的各列是不平等的，当水平数相同而因素不同时，挑选的列也不相同，需要查找使用表。使用表最多可安排的因素数都比均匀表列数少。故用均匀设计表安排试验时，不是有多少列就能安排多少因素，而是比列数少。如 $U_5(5^4)$ 表最多可安排 3 个因素。$U_7(7^6)$ 表最多可安排 4 个因素。这是因为均匀设计是数论和多元统计相结合的产物，在数据分析时，依照最小二乘法原理进行回归分析。通常要求均匀满秩。故均匀设计表只能安排（$s/2+1$）个因素（s 为 $U_n(t^3)$ 表中的因素个数）。例如 $U_5(5^4)$ 表最多安排 $s/2+1=4$ 个因素，$U_{11}(11^{10})$ 均匀表最多可安排 $s/2+1=6$ 个因素。

如何选择均匀表呢？根据试验设计中要考察的因素数决定。若考察的因素数为 6，根据 $s/2+1=6$ 求出，应选择均匀表 $U_{11}(11^{10})$ 可使试验次数最少，再查与之配套的使用表，选择其中的 1，2，3，5，7，10 六列组成 $U_{11}(11^6)$ 均匀表安排试验。若因素数为 5，则 $s/2+1=5$ 求出，因无 $U_9(9^8)$ 均匀表，只有 $U_9(9^6)$ 表，而 $U_9(9^6)$ 均匀表最多只能均匀表安排试验。然 $s/2+1$ 个因素，故仍选择 $U_{11}(11^{10})$ 表。再根据使用表，选择 1，2，3，5，7 列组成 $U_{11}(11^5)$ 均匀表安排试验。然后根据各因素的考察范围确定水平数，若水平数太小，可通过拟水平处理（即将水平少者循环一次或几次达到要求的水平数）。还可以适当调整因素的水平，避免各因素的高档次水平（或低档次水平）相遇。为了使考察因素不疏漏最佳试验条件，可以多做些试验点，如三因素试验可用 $U_5(5^4)$ 表，也可用 $U_7(7^6)$ 表甚至可用 $U_{11}(11^{10})$ 表，一般来说试验点划分得愈细，均匀性愈好。

二、用均匀表安排试验

利用均匀设计表来安排试验，其步骤和正交设计很相似，通常有如下步骤：

1. 根据试验的目的，确定考察的指标。

2. 选择合适的因素和因素的考察范围。

3. 选择合适该项试验的均匀表，然后根据该表的使用表从中选出列号，将因素分别安排到相应的列号上。

4. 确定各因素的水平，并将这些因素的水平按所在列的指示分别对号入座。最后进行试验。

5. 对实验结果进行分析，确定最佳的试验方案。

三、例题分析

现用实例说明均匀设计的试验安排。

例 9–12　在阿魏酸的合成工艺考察中，选取原料配比、吡啶量、反应时间三个因素进行考察，试验的考察指标是阿魏酸的收率。因素的变化范围如下：

原料配比 A：1.0～3.4

吡啶量 B：10～28（mL）

反应时间 C：0.5~3.5（h）

试用均匀设计安排试验。

对于三个因素，$s/2+1=3$，求出 $s=4$ 或 5，考虑试验的承受程度，选用 $U_7(7^6)$ 均匀表安排试验，根据各因素的变化范围，划分因素水平表（表 9-28）：

表 9-28　因素水平表

因素 \ 水平	1	2	3	4	5	6	7
A	1.0	1.4	1.8	2.2	2.6	3.0	3.4
B	10	13	16	19	22	25	28
C	0.5	1.0	1.5	2.0	2.5	3.0	3.5

由 $U_7(7^6)$ 均匀表的配套使用表可知，应选 1，2，3 列，因而得下面的试验设计表（表 9-29）：

表 9-29　均匀试验设计表

试验号 \ 列号	1	2	3
1	1	2	3
2	2	4	6
3	3	6	2
4	4	1	5
5	5	3	1
6	6	5	4
7	7	7	7

将各因素所对应的水平值填入表中，得试验表（表 9-30）：

表 9-30　试验安排表

试验号 \ 因素	原料配比 A	吡啶量 B（mL）	反应时间 C（h）	试验结果（收率%）
1	1.0	13	1.5	0.330
2	1.4	19	3.0	0.366
3	1.8	25	1.0	0.294
4	2.2	10	2.5	0.476
5	2.6	16	0.5	0.209
6	3.0	22	2.0	0.451
7	3.4	28	3.5	0.482

按试验表中每个试验的条件安排试验，将所得结果填入表最右列。

直观上看，试验收率最高为 0.482，如果对试验数据不进行统计分析处理，可以认为最优试验方案就是第 7 号试验，即配比为 3.4，吡啶量 28mL，反应时间 3.5h。由于均匀设计保证所设计的试验点均匀分布，水平数取得多，间隔不大，因此，真正的最优条件肯定与此相差下大。如果用正交设计安排这样一个七水平试验，则至少要做 49 次试验，而全面考察试验点则要 43 次试验，而均匀设计仅用 7 次试验就初步完成了考察工作。

均匀设计的特点之一是水平数要大于等于因素个数。因此，如果影响试验的因素较多，水平就应取得多些，而某些试验受条件的限制不可以取那么多水平，这时可采用拟水平法，就是某一因素的各水平重复使用几次。

例 9 – 13 用石墨炉原子吸收测定铂，选取灰化温度、灰化时间、原子化温度、原子化时间四个因素进行考察，试验的考察指标是测定物质的吸光度。因素的变化范围如下：

灰化温度 A：100 ~ 1900（℃）

灰化时间 B：10 ~ 60（S）

原子化温度 C：2500 ~ 3000（℃）

原子化时间 D：4 ~ 9（S）

试用均匀设计安排试验。

解 根据 $s/2 + 1 = 4$ 求得 $s = 6$ 或 7，为使试验点多些，结果更可靠，选用 4 因素 12 水平，根据试验条件，除灰化温度外，其他各因素采用拟水平法，将各因素模拟为 12 个水平，得下表（表 9 – 31）：

表 9 – 31 因素水平表

因素 \ 水平	1	2	3	4	5	6	7	8	9	10	11	12
A	100	300	500	700	900	1000	1200	1400	1500	1600	1700	1900
B	10	10	20	20	30	30	40	40	50	50	60	60
C	2500	2500	2600	2600	2700	2700	2800	2800	2900	2900	3000	3000
D	4	4	5	5	6	6	7	7	8	8	9	9

用均匀表 $U_{12}(12^{13})$ 安排试验，根据使用表选择 1，6，8，10 列组成 $U_{12}(12^4)$，试验安排表如下（表 9 – 32）：

表 9 – 32 均匀试验设计表

试验号 \ 列号	1	2	3	4
1	1	6	8	10
2	2	12	3	7
3	3	5	11	4
4	4	11	6	1
5	5	4	1	11
6	6	10	9	8
7	7	3	4	5
8	8	9	12	2
9	9	2	7	12
10	10	8	2	9
11	11	1	10	6
12	12	7	5	3

将各因素所对应的水平值填入表中，按试验表中每个试验的条件安排试验，将所得结果填入表（表 9 – 33）最右列。

表 9 – 33　均匀试验安排表

试验号 \ 因素	灰化温度 A	灰化时间 B	原子化温度 C	原子化时间 D	吸光度
1	100	30	2700	8	0.029
2	300	60	2900	7	0.047
3	500	30	2500	5	0.007
4	700	60	2800	4	0.007
5	900	20	3000	9	0.048
6	1000	50	2600	7	0.009
7	1200	20	2900	6	0.04
8	1400	50	2500	4	0.009
9	1500	10	2700	9	0.022
10	1600	40	3000	8	0.047
11	1700	10	2600	6	0.011
12	1900	40	2800	5	0.027

　　直观上看，试验吸光度最高为 0.048，如果对试验数据不进行统计分析处理，可以认为最优试验方案就是第 5 号试验。

四、试验数据的统计分析

　　前面已经提到，如果试验数据不经统计处理从已做过的试验中挑选结果最好的试验作为最优方案，一般会得到满意的结果，但对试验数据进行统计处理则有希望得到更为有用的信息。均匀设计由于每个因素水平较多，而试验次数又较少，且均匀设计不再具有"整齐可比"的特点，因而分析试验结果时不能采用一般的方差分析法。

　　利用均匀设计多因素多水平的特点，我们常用多元回归分析（多元逐步回归方法）建立试验结果与多因素之间的回归方程，结合实践经验及专业知识，分析各因素对试验结果的影响。若需要考察因素间交互作用，一般用二次回归分析试验结果与多因素之间的因果关系。

　　例 9 – 14　试对例 9 – 13 均匀设计的试验数据进行分析，推断测定物质铂吸光度的最优试验方案。

　　解　由于试验结果与多因素之间的因果关系复杂，我们尝试建立多元线性回归方程。在本例中样本数 $n = 12$，自变量数 $m = 4$，通过统计学软件计算可建立多元线性回归方程：

$$\hat{Y} = -0.186 - 1.97 \times 10^{-6} X_1 - 3.87 \times 10^{-5} X_2 + 7.31 \times 10^{-5} X_3 + 0.0021 X_4$$

　　考察各因素（自变量）从整体上对试验结果（随机变量 Y）是否有明显的影响。即对多元线性回归方程进行显著性检验，得方差分析表（9 – 34）：

表 9 – 34　回归方程方差分析表

变异来源	平方和	自由度	均方	F 值	P 值
回归	0.00257372	4	0.0006434		
残差	0.00053253	7	0.00007608	8.4577	$P = 0.008 < 0.05$
总变异	0.00310625	11			

　　方差分析表显示：各因素（自变量）从整体上对试验结果（随机变量 Y）有显著的影响。即多元线性回归方程显著反映试验结果与多因素之间的因果关系。

表 9 – 35 回归系数表

变量	回归系数	标准回归系数	t 值	P 值	显著性
常数项	– 0.186		– 4.441	0.003	< 0.05
X_1	$– 1.97 \times 10^{-6}$	– 0.068	– 0.385	0.712	> 0.05
X_2	$– 3.87 \times 10^{-5}$	– 0.041	– 0.199	0.848	> 0.05
X_3	7.31×10^{-5}	0.776	4.104	0.005	< 0.05
X_4	0.0021	0.228	1.028	0.338	> 0.05

回归系数表显示：变量 X_3（原子化温度）对试验结果（随机变量 Y）有显著的影响。且是正线性关系。根据多元线性回归方程回归系数的符号取值，可推断测定物质铂吸光度的最优试验方案 $X_1 = 100$，$X_2 = 10$，$X_3 = 3000$，$X_4 = 9$。理论上推断，测定物质铂吸光度 $Y = 0.0516$。

用均匀设计得到的最佳条件进行试验，测定了铂水溶液的检出限 $Pt = 2.25 \times 10^{-10}$（g），所得到的检出限结果，接近于文献值 $Pt = 2 \times 10^{-10}$（g）。

思考与练习九

一、填空题

1. 单因素方差分析中，当 $F > F_\alpha(k - 1, N - k)$（或 $P < \alpha$）时，可认为_____。

2. 单因素方差分析中，K 个组方差齐性检验拒绝 H_0，可认为_____。

3. 对于单因素方差分析，在选择方差分析方法进行分析时，需考虑_____，_____，_____。

4. 单因素方差分析中，若试验数据总数为 N，各水平重复试验数相等，对于 K 个水平的单因素方差分析，其随机误差离差平方和的自由度为_____。

5. 在正交试验设计中，影响试验指标的原因和条件，我们将其称为_____。

二、计算题

1. 用四种不同的饲料喂养大白鼠，每组 4 只，然后测其肝重占体重的比值（%），数据如表 9 – 36，试比较四组比值的均数有无显著差异。

表 9 – 36 四种不同的饲料喂养大白鼠其肝重占体重的比值（%）

饲料种类	A	B	C	D
肝重比值	2.62	2.82	2.91	3.92
	2.23	2.76	3.02	3.02
	2.36	2.43	3.28	3.30
	2.40	2.73	3.18	3.04

2. 对四个药厂生产的阿司匹林片测定片剂的溶出度，每个样品进行五次试验，以溶出 63% 所需要时间的对数作为指标，测得结果如表 9 – 37，问四个工厂产品的平均溶出度是否不同？如有差异，做多重比较。

表 9 – 37 四个药厂阿司匹林片溶出 63% 所需要时间的对数值

药片（粒）	厂家			
	甲	乙	丙	丁
1	0.91	0.65	0.82	0.98
2	0.96	0.49	0.82	0.98

续表

药片（粒）	厂家			
	甲	乙	丙	丁
3	1.13	0.61	0.82	0.89
4	1.28	0.81	0.66	0.78
5	1.23	0.31	0.72	0.77

3. 为考察三棱莪术液有无抑癌作用，某药物研究院做了如下的药理试验，将35只小白鼠随机分成四组，分别为8只、9只、9只、9只，接种活肿瘤后，注射不同剂量的三棱莪术注射液，半个月后称量瘤重，其数据如表9-38，表中Ⅰ组为接种后不加任何处理（空白对照组），Ⅱ组、Ⅲ组、Ⅳ组分别为接种后注射0.5mL、10mL和1.5mL三棱莪术液，试比较各组瘤重有无差别？如有，进行两两间多重比较。

表9-38 35只小白鼠半个月后称量瘤重值（mg）

	Ⅰ组	Ⅱ组	Ⅲ组	Ⅳ组
x_{ij}	3.6	3.0	0.4	3.3
	4.5	2.3	1.7	1.2
	4.2	2.4	2.3	0.0
	4.4	1.1	4.5	2.7
	3.7	4.0	3.6	3.0
（瘤重）	5.6	3.7	1.3	3.2
	7.0	2.7	3.2	0.6
	5.0	1.9	3.0	1.4
		2.6	2.1	1.2

4. 表9-39中列出了患两种不同白血病的鼠脾脏和正常鼠脾脏中DNA的含量，现用方差分析来判断是否有显著差异。

表9-39 两种不同白血病的鼠脾和正常鼠脾中DNA的含量

组类	正常脾	Ⅰ号白血病	Ⅱ号白血病
	12.3	10.8	9.3
	13.2	11.6	10.3
	13.7	12.3	11.1
观测次数	15.2	12.7	11.7
	15.4	13.5	12.0
	15.8	13.5	12.3
	16.9	14.8	12.4
	17.3		13.6

5. 香附为妇科常用药，有调经止痛等功效。对肝气郁结所致的月经不调、痛经、腹痛等症最为适宜。本实验以香附的不同炮制品（醋香附、酒香附、生香附）与空白对照洛氏液，对雌性未孕大鼠的在体子宫平滑肌收缩强度影响进行比较。选用180~220g健康雌性未孕大鼠40只，随机均分为4组，即洛氏液组、生香附组、醋香附组、酒香附组。按在体子宫实验法，记录子宫的收缩强度和频率，数据如表9-40，试推断香附不同炮制方法对雌性未孕大鼠在体子宫平滑肌

收缩强度是否有显著影响。

表 9 - 40 香附不同炮制品对在体大鼠子宫平滑肌收缩的影响

试验号	洛氏液	生香附	醋香附	酒香附
1	2.97	3.57	2.03	5
2	2.9	3.07	2.23	2.63
3	2.33	2.37	1.8	2.3
4	2.87	2.7	2.3	2.3
5	5.07	2.43	2.03	2.07
6	2.6	2.4	2.23	2.83
7	2.67	2.33	1.93	3
8	2.73	3.83	2.27	3.03
9	2.63	2.37	2.37	2.63
10	2.5	3.13	2.23	2.17

资料来源：孙秀梅，张兆旺，程艳芹，等. 香附不同饮片规格的药理实验比较 [J]. 中药材，2007, 30 (10)：1219 - 1221.

6. 1% 盐酸丁卡因注射液是临床常用的局麻药。其含量测定方法采用永停滴定法或酸碱滴定法。前法操作较麻烦费时，而后法仅是测定盐基，且终点变化不明显。为此，又根据有关资料采用紫外分光光度法，选出较好的质控方法。现对 1% 盐酸丁卡因注射液含量测定进行了 3 种方法的比较试验，试验数据见表 9 - 41，试推断 3 种测定方法是否有差异？哪种方法更优？

表 9 - 41 测定 1% 盐酸丁卡因含量的实验数据

组类	紫外分光光度法	永停滴定法	酸碱滴定法
观测次数	0.971	0.955	0.978
	0.983	0.975	0.995
	1.025	1.012	1.034
	1.013	1.03	1.018
	1.015	1.041	1.051
	1.089	1.039	1.04
	1.049	1.022	1.088
	0.971	0.955	0.978

7. 红果枸杞味甘，性平，含有多种维生素及甜茶碱，具有安神、补肾益精、润肺养肝之功效。西医学研究表明，枸杞还具有抗衰延寿的作用。以小鼠肝细胞总 SOD 活性为指标，研究其煎剂对小鼠抗氧化、延缓衰老的功能。取健康小鼠 32 只，随机分为 4 组，每组 8 只（雌雄各半）分笼适应饲养一周后，一组为对照组，灌胃生理盐水，其余的三组分别灌胃 100%、75% 和 50% 的红果枸杞煎剂，每天一次，每次 0.5mL，共灌胃 20 天，取出肝脏进行处理，用 722 型分光光度计测定其 OD 值（550nm），并计算出 SOD 活性，数据如表 9 - 42。请与对照组进行比较，试推断红果枸杞 100% 浓度、75% 浓度和 50% 浓度是否会使小鼠肝细胞总 SOD 活性明显升高？

表 9 - 42 红果枸杞不同浓度的小鼠肝细胞总 SOD 活性值（U/mgprot）

试验号	100%	75%	50%	对照组
1	103.821	104.146	107.889	99.92
2	104.472	104.146	107.889	104.8

续表

试验号	100%	75%	50%	对照组
3	104.797	103.495	108.377	96.34
4	106.262	105.285	107.238	96.66
5	103.658	103.333	107.075	89.18
6	105.285	104.309	107.564	89.5
7	104.472	103.821	110.004	96.5
8	106.099	107.889	108.865	92.76

资料来源：汪建红，成飞，陈晓琴，等．枸杞煎剂对小鼠肝细胞总 SOD 活性影响的研究［J］．新疆师范大学学报（自然科学版）2006，25（4）：58-60.

8. 提高袋泡剂中药材浸出率是制备袋泡剂的技术关键。故此，我们探讨浸泡时间和温度两因素与浸出率的关系，六味木香袋泡剂在不同时间和温度与浸出率的试验数据见表9-43，试寻找制备六味木香袋泡剂的最佳工艺。

表9-43　六味木香袋泡剂在不同时间和温度与浸出率的试验数据（%）

温度 B	浸泡时间 A			
	5min	10min	15min	20min
80℃	24.04	37.91	38.52	39.7
	24.2	39.55	41.62	41.53
90℃	20.61	36.63	40.17	41.32
	23.66	36.62	35.47	41.21
100℃	31.2	42.08	44.25	41.64
	29.4	41.46	42.57	42.91

资料来源：杨来秀，景舒，鞠爱华，等．六味木香袋泡剂工艺条件的实验研究［J］．中国民族医药杂志，1998，4（3）：40-41.

9. 用中药和西药治疗儿童缺铁性贫血。48 名病情接近的同龄男性患儿随机等分为四组。治疗方案及疗程结束后测得血红蛋白增加量（g/dL）如表9-44，试问两药各自疗效如何？联合用药效果如何？

表9-44　两种药物使血红蛋白增加量（g/dL）

中药	西药			
	用		不用	
用	2.5	2.3	1.2	0.9
	2.2	2.2	1.0	1.2
	2.3	2.1	1.0	1.3
	2.0	2.2	1.0	1.3
	2.5	2.1	1.2	1.0
	2.1	2.2	1.1	1.3
不用	0.9	1.0	0.7	0.4
	1.0	1.0	0.4	0.6
	1.2	1.0	0.7	0.6
	1.2	1.1	0.5	0.4
	1.1	1.2	0.3	0.6
	1.3	0.9	0.2	0.4

资料来源：马斌荣．医学科研中的统计方法［M］．北京：科学出版社，2005.

10. 研究雌螺产卵的最优条件，在 20cm² 的泥盒里饲养同龄雌螺 10 只，试验条件有 4 个因素见表 9 – 45，每个因素 2 个水平。试在考虑温度与含氧量对雌螺产卵有交互作用的情况下安排正交试验。

表 9 – 45 雌螺产卵条件因素与水平

水平	A 温度（℃）	B 含氧量（%）	C 含水量（%）	D pH 值
1	5	0.5	10	6.0
2	25	5.0	30	8.0

11. 乙醇胺苯磺化反应试验，试验目的在于提高乙醇胺苯的收率，因素和水平见表 9 – 46：

表 9 – 46 因素水平表

水平	反应温度 A	反应时间 B	硫酸浓度 C	操作方法 D
1	50C	1 小时	17%	搅拌
2	70C	1 小时	27%	不搅拌

选用正交表 $L_8(2^7)$，试验安排表与试验结果见表 9 – 47：试进行实验数据分析，找出提高乙醇胺苯收率的最佳工艺。

表 9 – 47 试验安排表与试验结果：

	1 (A)	2 (B)	3 (A*B)	4 (C)	5 (A*C)	6 (空白)	7 (D)	产率（%）
1	1	1	1	1	1	1	1	65
2	1	1	1	2	2	2	2	74
3	1	2	2	1	1	2	2	71
4	1	2	2	2	2	1	1	73
5	2	1	2	1	2	1	2	70
6	2	1	2	2	1	2	1	73
7	2	2	1	1	2	2	1	62
8	2	2	1	2	1	1	2	67

12. 运用正交试验优选 PVP（碘固体分散物）的制备工艺。选用的因素和水平见表 9 – 48：

表 9 – 48 因素水平表

水平	溶剂 A	PVP 用量 B（g）	碘用量 C（g）
1	三氧甲烷	15	2.5
2	95% 乙醇	20	3.0
3	50% 乙醇	25	4.0

试验的考核指标是有效碘的百分量。选用正交表 $L_9(3^4)$。试验的安排及结果见表 9 – 49：

表 9 – 49 正交试验的安排表

水平	1 (A)	2 (B)	3 (C)	有效碘含量
1	1	3	1	4.56
2	2	2	2	6.82
3	3	1	3	11.00
4	1	2	2	6.33

续表

水平	1（A）	2（B）	3（C）	有效碘含量
5	2	1	3	9.04
6	3	2	1	6.39
7	1	2	3	5.32
8	2	3	1	8.99
9	3	1	2	9.29

试对试验结果运用方差分析法，确定因素的主次及最优试验方案。

13. 为了提高紫草油的质量，用正交试验优化制备工艺，选用的因素和水平见表 9 – 50：

表 9 – 50　因素水平表

水平	植物油种类（A）	浸渍温度（B）	紫草种类（C）	紫草粉碎度（D）	浸渍时间（E）	搅拌情况（F）	投料比（G）
1	大豆油	70℃	新疆	枝	0.5	搅拌	1：10
2	芝麻油	120℃	内蒙古	小段	1	不搅拌	1：6.6
3	花生油	150℃	辽宁	粗粉	2	纱布包扎	1：4

浸渍时间与浸渍温度存在交互作用，问应选用哪份正交表合适？并用正交表安排试验。

14. 影响阿克拉霉素聚氰基丙烯酸异丁酯毫微粒制备工艺的主要因素及范围如下：

A：聚氰基丙烯酸异丁酯浓度（%）0.4 ~ 2.0

B：阿克拉霉素（ACM）浓度（%）0.04 ~ 0.20

C：聚醚 F68 浓度（%）0.50 ~ 2.50

D：稳定剂 I 浓度（%）0.02 ~ 0.18

E：稳定剂 II 浓度（%）0.2 ~ 1

F：无水硫酸铜浓度（%）0.80 ~ 3.20

G：溶液 pH 值 1.5 ~ 3.5

将各因素的范围等分为 5 个水平，并将各水平循环两次成 15 水平（拟水平处理）试：

（1）列出因素和水平表。

（2）列出均匀试验设计方案表，并说明选择均匀设计表的依据及因素安排的列号。

15. 阿苯达唑透皮吸收制剂配方的优化，根据文献及预先试验结果，确定下列因素及考察范围：

A：DMSO 的用量（mL）2.0 ~ 4.5

B：聚乙二醇酯的用量（g）0.1 ~ 0.6

C：聚山梨酯 80 的用量（滴）3 ~ 8

将各因素等分成 6 个水平，试选择均匀设计表，列出均匀试验设计方案。

Excel 是 Microsoft 公司开发的 office 办公软件中最重要的组件之一，由于其采用电子表格技术，从诞生起便与数据统计有着必然的联系。随着 Excel 版本的逐渐提高，统计分析功能也逐渐强大，其中专为统计设计的各类函数简化了计算，而且通过加载宏添加的数据分析工具更是使复杂的统计分析过程变得快捷和易于实现。

Excel 软件的最大优点是普及率高，容易得到，使用简单，不用记许多特殊指令，同时它也能覆盖常用的统计方法，可满足一般工作的需要。另一方面，与许多著名的统计软件（如 SPSS，SAS 等）相比，它也有一些明显的缺点，如自动化程度不高，需要掌握一些基本统计公式，功能不够强大，有些统计计算不能直接计算完成等。

本章使用 Excel 2010，并假设读者对 Excel 有一定的了解，因此不再介绍 Excel 的基本用法，主要介绍几种常用的统计计算。

第一节　用 Excel 进行数据整理与统计作图

描述统计是对数据最简单的汇总，也是对数据最初始的认识。由于其应用广泛，Excel 在分析工具中专门编写了"描述统计"宏来实现快捷和智能化的计算。

一、调用 Excel 软件【数据分析】加载宏

单击【文件】/【选项】，在【Excel 选项】对话框中选择【加载项】/【管理】/【Excel 加载项】，单击【转到】，出现【加载宏】对话框，选择【分析工具库】【分析工具库 - VBA 函数】，单击【确定】。再单击【数据】菜单，在工具栏处出现【数据分析】选项。如图 10 -1 所示。

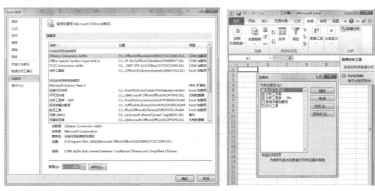

图 10 - 1　加载数据分析功能示意图

二、数据的描述性统计

例 10 – 1 某班 20 名学生考试成绩单加载如表 10 – 1 所示，试用分析工具中的描述统计对班级成绩进行分析汇总，并给出相关统计指标。

表 10 – 1 某班学生成绩

学号	成绩	学号	成绩	学号	成绩	学号	成绩
308101	85	308106	83	308111	83	308116	78
308102	88	308107	69	308112	84	308117	79
308103	92	308108	84	308113	90	308118	86
308104	90	308109	84	308114	91	308119	84
308105	78	308110	87	308115	95	308120	83

具体操作步骤如下：

（1）新建一个工作表，输入表 10 – 1 中的学生的学号和成绩。

（2）单击【数据】/【数据分析】，出现【数据分析】对话框，选择【描述统计】，单击确定，如图 10 – 2 所示，出现【描述统计】对话框。

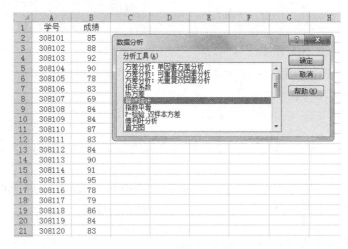

图 10 – 2 描述统计功能示意图

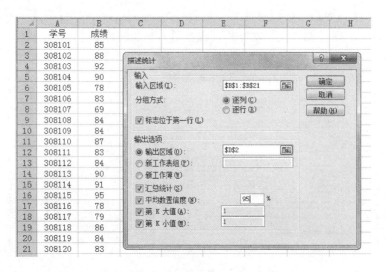

图 10 – 3 描述统计对话框

（3）在【描述统计】对话框中，"输入区域"选择 B1：B21 单元格区域数据（单击【输入区域】，鼠标移到 B1 单元格，点击按住并向下拖动至 B21 单元格，松开鼠标），"分组方式"选中"逐列"，选中"标志位于第一行"，单击选中"输出区域"，鼠标移到并选中 D2 单元格，选中"汇总统计"，选中"平均数置信度"，采用默认给出的 95%，如图 10 - 3 所示，完成后单击【确定】按钮。

（4）最终结果如图 10 - 4 所示。

从图 10 - 4 可以看出，采用分析工具中的描述统计功能，不必利用统计函数或者公式去求解一个统计量，而能直接将平均数、标准差、偏度、峰度等观测数一次给出，使得对数据的统计特性全面且明了，大大提高统计分析的效率。

	A	B	C	D	E	F
1	学号	成绩				
2	308101	85		成绩		
3	308102	88				
4	308103	92		平均	84.65	
5	308104	90		标准误差	1.310434	
6	308105	78		中位数	84	
7	308106	83		众数	84	
8	308107	69		标准差	5.860438	
9	308108	84		方差	34.34474	
10	308109	84		峰度	1.52911	
11	308110	87		偏度	-0.7249	
12	308111	83		区域	26	
13	308112	84		最小值	69	
14	308113	90		最大值	95	
15	308114	91		求和	1693	
16	308115	95		观测数	20	
17	308116	78		最大(1)	95	
18	308117	79		最小(1)	69	
19	308118	86		置信度(95	2.74277	
20	308119	84				
21	308120	83				

图 10 - 4　描述统计结果显示图

三、样本直方图

在实际问题中，总体的分布情况往往是不清楚的，利用样本资料做出适当的统计图可以直观观察，当总体的数量指标是连续型随机变量时，可做出样本频率分布密度的直方图，作为总体概率密度函数的近似。

例 10 - 2　100 包颗粒剂每包称重的数据（g）如下，试推断每包颗粒剂重量的概率分布情况。

0.89	0.92	0.98	0.91	0.85	0.93	0.89
0.89	0.86	0.87	0.93	0.88	0.82	0.95
0.86	0.85	0.82	0.93	0.96	0.91	0.98
0.95	0.9	0.87	0.88	0.86	0.9	1
0.9	0.95	0.95	0.87	0.87	0.87	0.92
0.95	0.84	0.94	0.92	0.87	0.91	0.86
0.97	0.92	0.89	0.87	0.91	0.92	0.93

续表

0.92	0.92	0.88	0.94	0.78	0.8	0.89
0.88	0.94	0.96	0.89	0.9	0.92	0.92
0.87	0.87	0.89	0.94	0.87	0.87	0.9
0.86	0.92	0.89	0.95	0.92	0.9	0.94
0.97	0.92	0.9	0.91	0.91	0.84	0.93
0.99	0.89	1.03	0.81	0.92	0.86	0.98
0.92	0.84	0.98	0.85	0.91	0.86	0.84
1.06	0.92					

我们可以按照下列步骤做出样本直方图：

解 （1）找出样本数据的最大值和最小值，这里是 1.06 和 0.78。

（2）确定分组的组距和组数，一般按等距分组，当样本容量小于 50 时分为 5 ~ 15 组，当样本容量为 100 左右时，分为 7 ~ 10 组，当样本容量很大时可分为 10 ~ 15 组，本例分为 10 组，$R = 1.06 - 0.78 = 0.28$，由于分 10 组，组距为 0.028，自 0.78 至 1.06 止，共分为 10 个小区间。

（3）新建一个工作表，输入数据，建立组距的起点数据组，如图 10 - 5 所示。

（4）单击【数据】/【数据分析】，出现【数据分析】对话框，选择【直方图】，单击【确定】按钮，出现如图 10 - 5 中所示对话框。

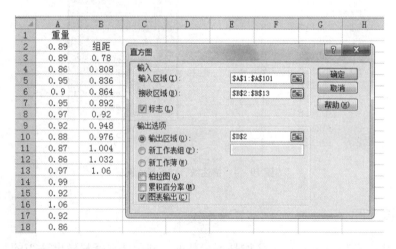

图 10 - 5　直方图对话框

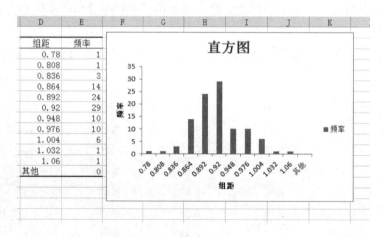

图 10 - 6　直方图结果显示图

（5）在【直方图】对话框中，"输入区域"选择 A1：A101 单元格区域数据，"接收区域"选择 B2：B13 单元格区域数据，选中"标志"选项，"输出区域"选中 D2 单元格，选中"图表输出"选项，单击【确定】按钮。

（6）最终结果如图 10-6 所示。

第二节　用 Excel 进行常用分布的概率计算

Excel 可以进行各种常用分布的概率计算，本节介绍二项分布、泊松分布、正态分布等三种常用分布的概率计算。

一、二项分布

Excel 提供了 BINOM. DIST 函数，可以计算二项分布的概率密度函数和累积分布函数。

函数 BINOM. DIST（number_s，trials，probability_s，cumulative）各参数的意义是：

Number_s 为试验成功的次数；

Trials 为独立试验的次数；

Probability_s 为每次试验中成功的概率；

Cumulative 为逻辑值，决定函数的形式。如果为 TRUE，函数 BINNOM. DIST 给出累计分布函数，即至多 number_s 次成功的概率；如果为 FALSE，返回概率密度函数，即 number_s 次成功的概率。

例 10-3　设某试验用老鼠正常情况下，受某种病毒感染的概率为 20%，现有 25 只健康老鼠，试分别求有 0~25 只老鼠受感染的概率是多少？

这就成为计算二项分布概率的问题。

可以采用以下步骤计算：

（1）建立受感染的老鼠只数（0~25）的列数据，如图 10-7。

（2）将鼠标单击"概率"列"0"行右侧的单元格，即 B2 单元格，计算有 0 只老鼠受感染的概率。单击菜单栏【公式】/【插入函数】，打开【插入函数】对话框，在【选择类别】后的下拉子菜单中单击【统计】，选择 BINOM. DIST 函数，出现【函数参数】对话框，如图 10-8。Number_s 为 A2，Trials 为 25，Probability_s 为 0.2，Cumulative 为 FALSE，单击【确定】可以计算出有 0 只老鼠感染的概率为 0.003777893。单击 B2 单元格，鼠标移到 B2 单元格的右下角，变成黑色 + 号，按下鼠标左键并向下拖动，在 25 只老鼠处松开左键，这样就可以依次计算出 1~25 只老鼠对应的概率，见表 10-2（所求概率保留三位小数）。从表 10-2 可以看出，正常情况下，按照 20% 的感染率，最可能受感染的只数是 5，概率为 0.196。

	A	B	C	D
1	受感染的老鼠只数	概率		
2	0			
3	1			
4	2			
5	3			
	......			
25	23			
26	24			
27	25			

图 10-7　例 10-3 数据录入格式

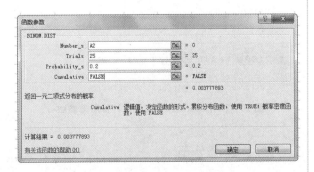

图 10-8　BINOM. DIST 函数计算过程

表 10 -2　25 只老鼠受感染的二项分布概率

受感染的老鼠只数	概率	受感染的老鼠只数	概率	受感染的老鼠只数	概率
0	0.004	9	0.029	19	0.000
1	0.024	10	0.012	20	0.000
2	0.071	11	0.004	21	0.000
3	0.136	12	0.001	22	0.000
4	0.187	13	0.000	23	0.000
5	0.196	14	0.000	24	0.000
6	0.163	15	0.000	25	0.000
7	0.111	16	0.000		
8	0.062	17	0.000		

二、泊松分布

Excel 提供了 POISSON. DIST 函数，可以计算泊松累积分布概率和概率密度函数。

函数 POISSON. DIST（x，mean，cumulative）各参数的意义是：

（1）X 为发生事件数；

（2）Mean 为期望值（泊松分布的均数 λ 期望值）；

（3）Cumulative 为逻辑值，确定计算的概率分布形式。如果 cumulative 为 TRUE，函数 POISSON 返回泊松累积分布概率，即随机事件发生的次数在 0 到 X 之间（包含 0 和 1）的概率；如果为 FALSE，则返回泊松概率密度函数，即随机事件发生的次数恰好为 X 的概率。

例 10 -4　某种彩票每周开奖一次，每次中大奖的概率为十万分之一，若你每周买一张彩票，坚持买了 10 年（1 年 52 周），试求你从未中过大奖的概率。

采用 Excel 计算步骤如下：

（1）在 sheet 中输入事件数（x）、买彩票次数（n）及每次中大奖的概率（P），利用 np 计算期望值 λ，如图 10 -9。

（2）鼠标点击"概率"列下的单元格，单击菜单【公式】/【插入函数】，打开【插入函数】对话框，在【选择类别】后的下拉子菜单中单击【统计】，选择 POISSON. DIST 函数，出现【函数参数】对话框，如图 10 -10。填入 x = 0，mean = 0.0052 或者依次选择 A2、D2 单元格，填入 FALSE（因为计算的是概率密度函数），结果为从未中大奖概率在 0.9948。

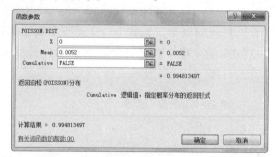

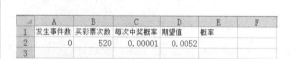

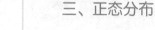

图 10 -9　POISSON 分布概率计算所需参数　　　　图 10 -10　POISSON 函数的概率计算过程

三、正态分布

Excel 中提供了 NORM. DIST 和 NORM. S. DIST 两个函数，分别计算正态分布和标准正态分布的概率；NORM. INV 和 NORM. S. INV 分别对应计算 NORM. DIST 和 NORM. S. DIST 的反函数，即 x 的取值。

函数 NORM. DIST （x，mean，standard_dev，cumulative）和 NORM. INV （probability，mean，standard_dev）各参数的意义是：

（1）X 为需要计算其分布的数值。

（2）Mean 为正态分布的均数。

（3）Standard_dev 为正态分布的标准差。

（4）Cumulative 为逻辑值，决定函数的形式。如果为 TRUE，则计算累计分布函数；如果为 FALSE，则计算概率密度函数。

（5）Probability 为正态分布的概率值。

函数 NORM. S. DIST （z，cumulative）和 NORM. S. INV （probability）的参数的意义是：

（1）Z 为需要计算其分布的数值，即从 $-\infty$ 到 Z 值的累积概率分布；

（2）Probability 为标准正态分布的概率值。

例 10 - 5 某省级高校高考采用标准化计分方法，并认为考生成绩近似服从正态分布 N （500，100），如果该省的本科生录取率为 42.5%，问①该省本科生录取分数线应该划定在多少分数线上？②600 以上的学生占的百分比为多少？

本例问题①是求正态分布概率分布对应的界值，因为 42.5% 是正态分布的右侧面积，1 - 42.5% = 57.5% 对应的界值即是所求的分数线；问题②是求界值对应的累积概率分布。用 Excel 可以非常简单地计算出。

具体计算步骤如下：

（1）将光标放在 Excel 任一空白单元格上，单击【公式】/【插入函数】/【选择类别】/【统计】，选择 NORM. INV，出现的 NORM. INV 对话框如图 10 - 11。依次填入 0.575、500、100。计算结果为 518.9，即该省本科生分数线应划定在 518 分以上。

（2）将光标放在 Excel 任一空白单元格上，单击【公式】/【插入函数】/【选择类别】/【统计】，选择 NORM. DIST，出现的 NORM. DIST 对话框如图 10 - 12。依次填入 600、500、100、TRUE（计算的累积概率）。计算结果为 0.8413，即该省本科生分数在 600 分以下的学生比例，那么 600 分以上的学生比例为 1 - 0.8413 = 0.1587，即 15.87%。

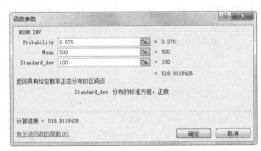

图 10 - 11 NORM. INV 函数的计算过程

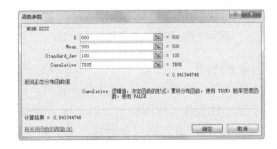

图 10 - 12 NORM. DIST 函数的计算过程

第三节 用 Excel 进行 χ^2 分布、F 分布的计算

χ^2 分布和 F 分布是常见的抽样分布，Excel 提供了 CHIDIST 和 CHIINV 分别计算 χ^2 分布的单尾概率及其反函数，并且提供了 CHITEST，进行简单的 χ^2 检验，提供了 FDIST 和 FINV 分别计算 F 分布的概率及其反函数。

一、χ^2 分布及 χ^2 检验

χ^2 分布是一种基于正态分布的抽样分布，其基本思想是实际频数与理论频数的接近程度。Excel 提供的函数 CHIDIST 和 CHIINV，在已知自由度情况下，计算某分布的概率或者计算与某概率相对应的界值；提供的函数 CHITEST，可以进行简单的 χ^2 检验。先简单介绍一下这三个函数参数的意义：

CHIDIST（x，deg_freedom）和 CHIINV（probability，deg_freedom）中的 X 是用来计算分布的数值，probability 为与 χ^2 分布相关的概率，deg_freedom 为自由度的数值。

CHITEST（actual_range，expected_range）中的参数的意义是：

（1）Actual_range 为包含实际观察值（实际频数）的数据区域；

（2）Expected_range 为与实际频数对应的理论频数的数据区域。

1. χ^2 分布界值与概率的计算

例 10 - 6 举一个在学习 χ^2 分布时经常遇到的问题：（1）试求自由度为 1 时 $\chi^2 \geq 3.84$ 对应的右侧尾部的面积（概率）。（2）试求自由度为 1，χ^2 分布右侧尾部面积（概率）为 0.05 时对应的 χ^2 值。具体计算步骤如下：

（1）首先把光标放在任一空白的单元格内，点击【公式】/【插入函数】/【选择类别】/【全部】，选择 CHIDIST，单击【确定】在跳出的对话框中：X 中填入 3.84，Deg_freedom 中填入 1。计算结果 = 0.05。见图 10 - 13。

（2）首先把光标放在任一空白的单元格内，点击【公式】/【插入函数】/【选择类别】/【全部】，选择 CHIINV，在跳出的对话框中：Probability 中填入 0.05，Deg_freedom 中填入 1。计算结果 = 3.84。见图 10 - 14。

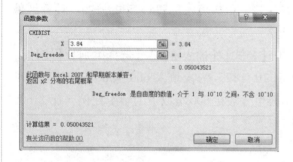

图 10 - 13　CHIDIST 函数的计算过程

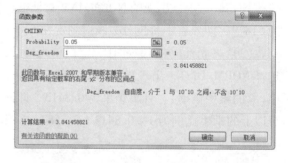

图 10 - 14　CHIINV 函数的计算过程

2. χ^2 检验

从函数 CHITEST 的参数就可以看出，Excel 提供的检验功能比较简单，而且比较单一，仅适用于独立性检验，如四格表资料、行×列表中两个或多个构成比/率的比较等。

例 10 - 7 某医师研究物理疗法、药物疗法和外用膏药三种疗法治疗周围性面神经麻痹的疗效，资料见表 10 - 3。问三种疗法的有效率有无差别。

表 10 - 3　三种疗法治疗周围性面神经麻痹的疗效

疗法	有效	无效	合计
物理疗法	199	7	206
药物疗法	164	18	182
外用膏药	118	26	144
合计	481	51	532

解　Excel 进行 χ^2 检验步骤如下：

（1）在 Excel 中将表 10 - 3 的数据录入，见图 10 - 15。计算每个格子的理论频数（行合计数×列合计数/总例数），如 B2 单元格的理论频数，把光标放在 B6 单元格，输入"= E2 * B4/E4"，回车。其他格子的理论频数依次计算。

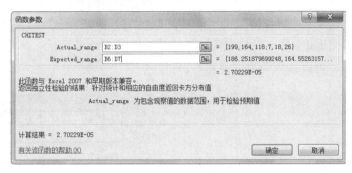

图 10 - 15　χ^2 检验的数据录入格式及过程

（2）首先把光标放在任一空白的单元格内，点击【公式】/【插入函数】/【选择类别】/【全部】，选择 CHITEST，单击【确定】在【函数参数】对话框中，"Actually_ range" 选择 B2：D3 单元格区域数据，"Expected_ range" 选择 B6：D7 单元格区域数据，点击【确定】按钮。

（3）最后的计算结果为三种疗法的有效率相同的概率为 0.000027 < 0.05，故尚不能认为三种疗法的有效率相同。

二、F 分布及 F 检验

F 分布是一种基于正态分布的抽样分布，是由英国统计学家费希尔（R・A. Fisher）最先提出的，故称为 F 分布，用于方差齐性检验、方差分析、协方差分析及回归分析等。Excel 提供了 F. DIST 和 F. INV 两个统计函数分别计算 F 分布的概率及其反函数，在宏工具中也提供了【F - 检验　双样本方差】用于双样本方差齐性检验。

在进行两样本均数比较的 t 检验前，要先进行方差齐性检验，也称为 F 检验。

例 10 - 8　测定功能失调性子宫出血中实热组与虚寒组的免疫功能，其淋巴细胞转化率如表 10 - 4。比较实热组与虚寒组淋巴细胞转化率是否方差齐？

表 10 - 4　实热组与虚寒组免疫功能淋巴细胞转化率

分组	n	编号									
		1	2	3	4	5	6	7	8	9	10
实热组	10	0.709	0.755	0.655	0.705	0.723	0.694	0.617	0.672	0.689	0.795
虚寒组	10	0.617	0.608	0.623	0.635	0.593	0.684	0.695	0.718	0.606	0.618

具体步骤如下：

（1）首先，新建一个工作表 sheet1，输入表 10 - 4 中的数据，建立 3 列 11 行的数据表，第一行为变量名，分别是 code、实热组、虚寒组，见图 10 – 16。

（2）单击【数据】/【数据分析】，出现【数据分析】对话框，选择【F – 检验，双样本方差】，单击【确定】，出现【F – 检验，双样本方差】对话框，如图 10 – 16 所示。

（3）在"变量 1 的区域"选择 B1：B11 单元格区域数据，"变量 2 的区域"选择 C1：C11单元格区域数据，选中"标志"，在"输出选项"中，可以选择其一，这里选新工作表组，即在同一个 Excel 文件中的 sheet。单击【确定】。

（4）最终结果见图 10 – 17。结果给出两个变量的均数、方差、观测值、自由度 df、F 值、P（F 值的右侧尾部概率，等价于用统计函数 F. DIST（x，Deg＿freedom1，Deg＿freedom2，cumulative）计算出的概率值，此处的 x 就是 F 检验计算出的统计量 F 值）、F 单尾临界［即单尾 $F_{0.05}$（9，9）界值，等价于用统计函数 F. INV（probability，Deg＿freedom1，Deg＿freedom2）计算出的界值，此处的 probability 是实现规定的检验水准 0.05］。结果显示，两组数据总体方差齐的概率为 0.3335＞0.05，可以认为两组方差相等。

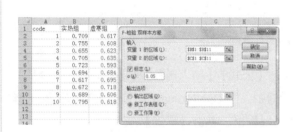

图 10 – 16　F – 检验的数据录入格式及过程

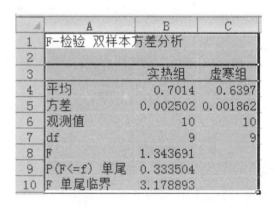

图 10 – 17　F – 检验的结果

第四节　假设检验

假设检验主要分为两种类型：双侧尾检验和单侧尾检验。

当需要检验 $H_0: \sigma = \sigma_0$，$H_1: \sigma \neq \sigma_0$，就必须使用双侧检验，双侧检验的目的是观察在给定的显著水平下所抽取的样本统计量是否显著异于总体参数。而单侧检验又可分为单侧左尾检验和单侧右尾检验两种，单侧左尾检验用于检测样本统计量是否显著低于总体参数，

$$H_0: \sigma = \sigma_0, \quad H_1: \sigma < \sigma_0$$

单侧右尾检验用于检测样本统计量是否显著高于总体参数，

$$H_0: \sigma = \sigma_0, \quad H_1: \sigma > \sigma_0$$

下面将详细介绍如何在 Excel 中实现不同参数类型的假设检验。

一、两正态总体方差的假设检验

对于来自两个正态总体的样本，其总体方差分别为 σ_1^2 和 σ_2^2，从两个总体中独立地抽取容量为 n_1 和 n_2 的样本，对应的样本方差分别为 S_1 和 S_2；若需要检验 $\sigma_1^2 = \sigma_2^2$，则可利用 Excel 分析工具的 F 检验。

例 10 – 9　合成车间某中间体生产的工艺条件改革后，收率似有提高，但工人师傅反映新工艺的条件不易控制，收率波动较大。为此，对新老工艺分别抽取若干批，结果如表 10 – 5。试检

验推断老师傅反映得问题是否属实。

表 10 - 5　新老工艺中间体得率数据（%）

老工艺得率	84.0	83.3	82.5	82.0	84.5	83.1	84.1	82.1	83.4	
新工艺得率	86.5	87.7	88.0	87.5	85.6	84.2	86.0	83.2	87.0	86.1

这是一个右侧单尾检验，$H_0: \sigma_1^2 = \sigma_2^2$ 和 $H_1: \sigma_1^2 > \sigma_2^2$。具体操作步骤如下：

（1）新建工作表，录入表 10 - 5 "新工艺" 和 "老工艺" 的数据，如图 10 - 18：

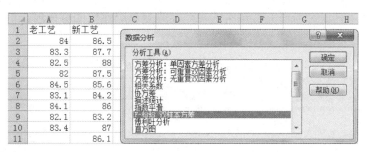

图 10 - 18　F 检验的数据录入与功能菜单

（2）单击【数据】/【数据分析】，出现【数据分析】对话框，选择【F 检验　双样本方差】，单击【确定】按钮。

（3）在出现的【F 检验　双样本方差】对话框中，"变量 1 的区域" 选择 A1：A10 单元格区域数据，"变量 2 的区域" 选择 B1：B11 单元格区域数据，选中 "标志"，"输出区域" 选中 D2 单元格，如图 10 - 19 所示，单击【确定】按钮。

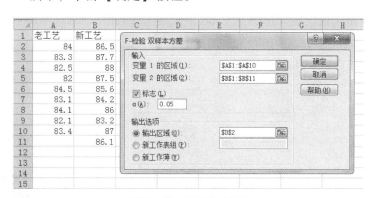

图 10 - 19　F 检验对话框

	A	B	C	D	E	F
1	老工艺	新工艺				
2	84	86.5		F-检验　双样本方差分析		
3	83.3	87.7				
4	82.5	88			老工艺	新工艺
5	82	87.5		平均	83.22222	86.18
6	84.5	85.6		方差	0.791944	2.368444
7	83.1	84.2		观测值	9	10
8	84.1	86		df	8	9
9	82.1	83.2		F	0.334373	
10	83.4	87		P(F<=f) 单尾	0.068848	
11		86.1		F 单尾临界	0.295148	
12						
13						
14						
15						

图 10 - 20　F 检验显示结果示意图

（4）最终结果如图 10-20 所示。

由图 10-20 显示的统计数据知道，样本统计量 $F = 0.334373$，其对应的概率 $P = 0.068848 > 0.05$，说明抽样的结果不是小概率事件，所以接受 $H_0: \sigma_1^2 = \sigma_2^2$，拒绝 $H_1: \sigma_1^2 > \sigma_2^2$ 说明工人师傅反映的问题显著是有误的。

二、两正态总体均数的假设检验

1. 配对比较

例 10-10 某中药研究所研究试用中药青兰在改变兔脑血流图方面所起的作用，测得用药前后的数据如表 10-6：

表 10-6 用中药青兰前后的数据

编号	1	2	3	4	5
给药前	2.0	5.0	4.0	5.0	6.0
给药后	3.0	6.0	4.5	5.5	8.0

说明青兰究竟有没有改变兔脑血流图的作用。

具体操作如下：

（1）新建工作表，录入表 10-6"给药前"和"给药后"的数据。

（2）单击【数据】/【数据分析】，出现【数据分析】对话框，选择【t-检验 平均值的成对二样本分析】，单击【确定】按钮。

（3）在【t-检验 平均值的成对二样本分析】对话框中，"变量 1 的区域"选中 A1：A6 单元格区域数据，"变量 2 的区域"选中 B1：B6 单元格区域数据，"假设平均差"为 0，选中"标志"选项，"输出区域"选中 D2 单元格，单击【确定】按钮。

（4）最终结果如图 10-21 所示。

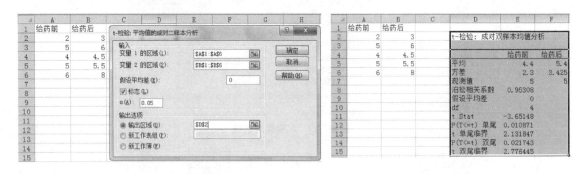

图 10-21 配对比较 t 检验显示结果

由图 10-21 显示的统计数据知道，样本统计量 $t = -3.65148$，其对应的概率 $P = 0.021473 < 0.05$，说明抽样的结果是小概率事件，所以拒绝 $H_0: \mu_1 - \mu_2 = 0$，接受 $H_1: \mu_1 - \mu_2 \neq 0$，说明该中药青兰究竟对改变兔脑血流有极显著效果。

2. 成组比较

（1）已知 $\sigma_1^2 = \sigma_2^2$

例 10-11 合成车间某中间体生产的工艺条件改革后，收率似有提高，为此，对新老工艺分别抽取若干批，结果如表 10-7。

表 10 - 7　新老工艺中间体得率情况

老工艺得率	84.0	83.3	82.5	82.0	84.5	83.1	84.1	82.1	83.4	
新工艺得率	86.5	87.7	88.0	87.5	85.6	84.2	86.0	83.2	87.0	86.1

试检验推断新、老工艺的收率是否有显著差异？

由例 10 - 9 知道 $\sigma_1^2 = \sigma_2^2$，说明新、老工艺收率的波动性（方差）是显著相等，下一步检验 $H_0: \mu_1 = \mu_2$

具体操作如下：

①新建工作表，录入表 10 - 7 "新工艺" 和 "老工艺" 的数据。

②单击【数据】/【数据分析】，出现【数据分析】对话框，选择【t - 检验　双样本等方差假设】，单击【确定】按钮。

③在【t - 检验　双样本等方差假设】对话框中，"变量 1 的区域" 选择 A1：A10 单元格区域数据，"变量 2 的区域" 选择 B1：B11 单元格区域数据，"假设平均差" 为 0，选中 "标志" 选项，"输出区域" 选中 D2 单元格，单击【确定】按钮。

④最终结果如图 10 - 22 所示。

图 10 - 22　成组比较 t 检验显示结果

由图 10 - 22 显示的统计数据知道，样本统计量 $t = -5.04748$，其对应的概率双尾 $P = 9.22E - 05 = 0.0000992 < 0.01$，说明抽样的结果是小概率事件，所以拒绝 $H_0: \mu_1 = \mu_2$，接受 $H_1: \mu_1 \neq \mu_2$，说明新、老工艺的收率有极显著差异。

（2）已知 $\sigma_1^2 \neq \sigma_2^2$

例 10 - 12　为了检验某一新镇痛药有效性，采用两组大鼠进行比较，对第一组动物给予生理盐水，而对第二组动物给予新的镇痛药，镇痛的测试指标为每一动物耐受一定疼痛刺激时间（秒），两组动物的结果数据见表 10 - 8，试推断新镇痛药有无镇痛效果？

表 10 - 8　动物耐受一定疼痛刺激时间（秒）

生理盐水组	18	14	16	13	21	24	19	20	24	20
药物组	22	18	31	38	26	28	29	40		

首先检验 $H_0: \sigma_1^2 = \sigma_2^2$

仿例 10 - 9 操作方法，最终结果如图 10 - 23 所示

	A	B	C	D	E	F
1	生理盐水组	药物组				
2	18	22		F-检验 双样本方差分析		
3	14	18				
4	16	31			药物组	生理盐水组
5	13	38		平均	29	18.9
6	21	26		方差	55.1428571	14.1
7	24	28		观测值	8	10
8	19	29		df	7	9
9	20	40		F	3.91084093	
10	24			P(F<=f) 单尾	0.03080721	
11	20			F 单尾临界	3.29274584	
12						

图 10 – 23 F 检验方差齐性显示结果

说明生理盐水组、药物组镇痛时间的波动性（方差）是显著不相等，下一步检验H_0：$\mu_1 = \mu_2$。

具体操作如下：

①新建工作表，录入表 10 – 8 "生理盐水组" 和 "药物组" 的数据。

②单击【数据】/【数据分析】，出现【数据分析】对话框，选择【t 检验 双样本异方差假设】，单击【确定】按钮。

③在出现【t 检验 双样本异方差假设】对话框中，"变量 1 的区域" 选择 A1：A11 单元格区域数据，"变量 2 的区域" 选择 B1：B9 单元格区域数据，选中 "标志" 选项，默认显著水平为 0.05，"输出区域" 选中 D2 单元格，单击【确定】按钮。

④最终结果如图 10 – 24 所示

	A	B	C	D	E	F
1	生理盐水组	药物组				
2	18	22		t-检验：双样本异方差假设		
3	14	18				
4	16	31			生理盐水组	药物组
5	13	38		平均	18.9	29
6	21	26		方差	14.1	55.142857
7	24	28		观测值	10	8
8	19	29		假设平均差	0	
9	20	40		df	10	
10	24			t Stat	-3.5051579	
11	20			P(T<=t) 单尾	0.00283869	
12				t 单尾临界	1.81246112	
13				P(T<=t) 双尾	0.00567738	
14				t 双尾临界	2.22813885	
15						

图 10 – 24 异方差互相比较检验显示结果

由图 10 – 24 显示的统计数据知道，样本统计量 $t = -3.5051579$，其对应的概率 $P = 0.00567738 < 0.01$，说明抽样的结果是小概率事件，所以拒绝 H_0：$\mu_1 = \mu_2$，接受 H_1：$\mu_1 \neq \mu_2$，说明新镇痛药有极显著镇痛效果。

三、单个正态总体的假设检验

例 10 – 13 某药厂用一台包装机包装硼酸粉，额定标准为每袋净重 0.5kg，设每袋硼酸粉重服从正态分布，且根据长期的经验知其标准差 $\sigma = 0.014$（kg）。某天开工后，为检验包装机的工作是否正常，随机抽取它所包装的硼酸粉 10 袋，称得净重为 0.496、0.510、0.515、0.506、0.518、0.512、0.524、0.497、0.488、0.511。

问这天包装机的工作是否正常？

解　我们假设包装机工作正常，即 $H_0 : \mu = 0.05\text{kg}$

选择统计量 $u = \dfrac{\bar{x} - \mu}{\sigma / \sqrt{n}}$，计算一次抽样的统计值，操作如下：

（1）新建工作表，录入"净重"的数据。确定一个单元格，例如，单元格 A12。

（2）单击【公式】/【插入函数】，出现【插入函数】对话框，打开"选择类别"项，点击【统计】，在"选择函数"项单击【AVERAGE】（计算平均值），单击【确定】按钮。

（3）在出现【函数参数】对话框中，单击【Number1】的折叠按钮，选择"净重"对应的单元格区域，返回【函数参数】对话框，完成后单击【确定】按钮。如图 10 – 25 所示，类似操作可计算标准差值，存储于单元格，例如，单元格 A13。

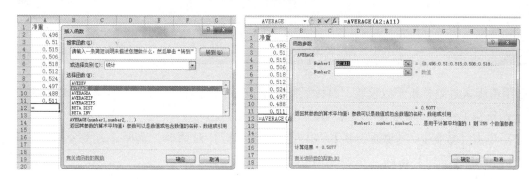

图 10 – 25　单个总体 t 检验统计过程

（4）选定一个单元格，例如，单元格 A15，利用计算公式算出一次抽样的统计量 u 值，如图 10 – 26 所示：

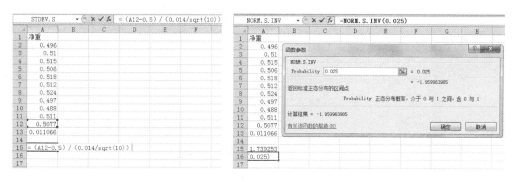

图 10 – 26　单个总体 t 检验统计推断过程

（5）确定小概率临界值，单击【公式】/【插入函数】，出现【插入函数】对话框，打开"选择类别"项，点击【统计】，在"选择函数"项单击【NORM. S. INV】（计算标准正态分布指定概率的临界值），单击【确定】按钮。在【函数参数】对话框中，"Probability"输入 0.025，单击【确定】按钮，计算结果的绝对值即为临界值 $U_{0.05/2}$ 的大小。

（6）比较一次抽样的统计量 u 值与小概率临界值的大小，做出结论。这里，$u = 1.739253 < 1.959963985$，不能拒绝 H_0，说明这天包装机的工作是正常的。

第五节　方差分析

方差分析按照总体的均值仅受一个因素影响还是两个因素影响，可分为单因素方差分析和双因素方差分析，下面详细介绍如何在 Excel 中实现这两种方差分析。

一、单因素方差分析

例 10 - 14 为考察中药葛根对心脏功能的影响，配制 100mL 含葛根素 1g、1.5g、3g、5g 的药液，用来测定大鼠离体心脏在药液中 7 ~ 8 分钟时间内心脏冠脉血流量，数据如表 10 - 9 所示。试考察不同剂量葛根素对心脏冠脉血流量是否存在显著差异。

表 10 - 9 四种剂量的心脏冠脉血流量

编号	1	2	3	4	5	6	7
1g	6.2	6.0	6.8	1.0	6.0	6.4	12.0
1.5g	6.4	5.4	0.8	0.8	1.1	0.3	1.0
3g	2.0	1.2	1.7	3.2	0.5	1.1	0.5
5g	0.2	0.2	0.5	0.5	0.4	0.3	

采用单因素方差分析予以检验，具体操作如下：

（1）新建工作表，录入表 10 - 9 "1g" 至 "5g" 的数据。

（2）单击【数据】/【数据分析】，出现【数据分析】对话框，选择【方差分析　单因素方差分析】，单击【确定】按钮。

（3）在【方差分析　单因素方差分析】对话框中，"输入区域" 选中 A1：D8 单元格区域数据，"分组方式" 选中 "列"，选中 "标志位于第一行" 选项，默认显著水平为 0.05，"输出区域" 选中 A10 单元格，单击【确定】按钮。最终结果如图 10 - 27 所示。

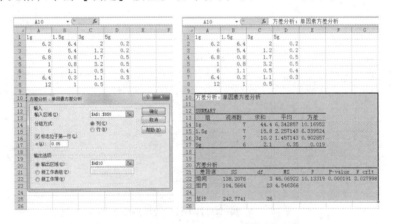

图 10 - 27 单因素方差分析对话框及显示结果

（4）根据方差分析表显示，做出结论。这里，$F = 10.13319 > 3.027998$，拒绝 H_0，说明四种剂量的葛根对心脏冠脉血流量存在显著差异。

二、双因素方差分析

根据双因素分析中两因素之间是否存在交互作用可分为无重复双因素方差分析和有重复的双因素方差分析。下面分别讨论如何在 Excel 中实现这两种类型的双因素方差分析。

1. 无重复双因素方差分析

若两因素的交互作用可以忽略不计，实验的结果主要受两个因素的影响，可利用无重复的双因素方差分析判断两因素对实验结果影响的显著性。

例 10 – 15　某农科所实验在水溶液中种植西红柿，采用了三种施肥方法和四种不同的水温，三种施肥方式是 A_1 为一开始就给以全部可溶性肥料；A_2 为每两月给以 1/2 的溶液；A_3 为每月给以 1/4 的溶液，水温是 4℃、10℃、16℃、20℃，实验结果的亩产量见表 10 – 10，说明施肥方式和水温各自对产量是否有显著影响。

表 10 – 10　西红柿的亩产量

水温（℃）	施肥方式		
	A_1	A_2	A_3
4	20	19	21
10	16	15	14
16	9	10	11
20	8	7	6

具体操作步骤如下：

（1）新建工作表，录入表 10 – 10 的数据。

（2）单击【数据】/【数据分析】，出现【数据分析】对话框，选择【方差分析　无重复双因素分析】，单击【确定】按钮。

（3）在出现【方差分析　无重复双因素分析】对话框中，"输入区域"选择 B2：E6 单元格区域数据，选中"标志"选项，默认显著水平为 0.05，"输出区域"选中 A8 单元格，单击【确定】按钮。最终结果如图 10 – 28 所示。

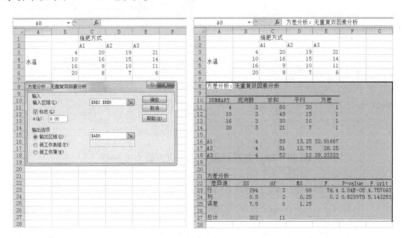

图 10 – 28　双因素方差分析的对话框及显示结果

（4）根据方差分析表显示，做出结论。这里，行因素（水温）$F = 78.4 > 4.757063$，拒绝 H_0，说明水温差异对产量有显著差异；列因素（施肥方法）$F = 0.2 < 5.143253$，不能拒绝 H_0，说明施肥方法对产量无显著差异。

2. 有重复双因素方差分析

如果影响实验结果的除了两个因素以外，两个因素之间的交互作用也对实验结果有重要影响，则这类问题为有重复的双因素方差分析。

例 10 – 16　为了探讨某化学反应中温度和催化剂对收率的影响，选了 4 种温度和三种不同催化剂对所有可能的组合在相同条件下都重复 2 次试验，得数据见表 10 – 11。试判断温度催化剂的作用及他们之间的交互作用对收率是否有显著影响？

表 10 – 11 不同温度不同催化剂作用对收率的实验数据

催化剂种类	温度（℃）			
	70	80	90	100
甲	61，63	64，66	65，66	69，68
乙	63，64	66，67	67，69	68，71
丙	75，67	67，67	69，70	72，74

具体操作步骤如下：

（1）新建工作表，录入表 10 – 11 的数据。

（2）单击【数据】/【数据分析】，出现【数据分析】对话框，选择【方差分析　可重复双因素分析】，单击【确定】按钮。

（3）在出现【方差分析　可重复双因素分析】对话框中，"输入区域"选择 B2：F8 单元格区域数据，"每一样本的行数"为 2，默认显著水平为 0.05，"输出区域"选择新工作表组，单击【确定】按钮。最终结果如图 10 – 29 所示。

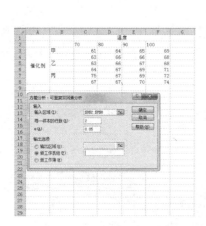
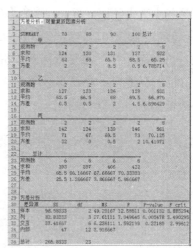

图 10 – 29 交互作用存在的双因素方差分析

（4）根据方差分析表显示，做出结论。这里，样本因素（催化剂）$F = 12.58511 > 3.885294$，拒绝 H_0，说明催化剂的种类不同对得率的影响有显著差异；列因素（温度）$F = 7.049645 > 3.490295$，拒绝 H_0，说明温度的变化对得率的影响有显著差异，两因素之间的交互作用 $F = 1.592199 < 2.99612$，不能拒绝 H_0，说明交互作用对得率的影响无显著差异。

第六节　相关与回归分析

相关分析按照讨论的相关变量多少可分为简单相关和多元相关（又称复相关），简单相关是指一个因变量与一个自变量得相关关系，而多元相关则是一个因变量与两个或两个以上自变量的相关关系。

这里着重讨论如何应用 Excel 确定和度量变量间的相关与回归分析。

一、散点图

对于两变量相关关系的确定，可以采用散点图法，通过在 Excel 重绘出两变量的散点图，根据散点的分布确定两变量的相关关系，当然散点图仅能定性地确定出相关关系，不能给出定量的度量。

例 10 – 17　用光电比色计检验尿汞，得尿汞含量 x（mg/L）与消光系数读数 y 的数据见表 10 – 12，试做出尿汞含量 x 与消光系数读数 y 的散点图。

表 10 – 12　尿汞含量与消光系数读数测定数据

含量 x（mg/L）	2	4	6	8	10
读数 y	64	138	205	285	320

具体操作步骤如下：

（1）新建工作表，录入表 10 – 12 的数据。

（2）单击【插入】/【散点图】，选择第一个【仅带数据标记的散点图】。如图 10 – 30 所示。

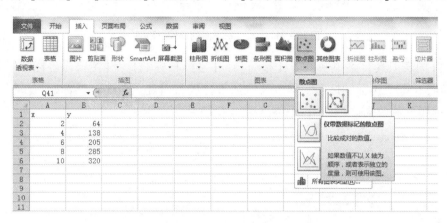

图 10 – 30　散点图选项

（3）出现【图表工具】菜单，点击【设计】/【选择数据】按钮，出现【选择数据源】对话框，在"图表数据区域"中选择 A2：B6 单元格区域数据，单击【确定】按钮。即做出散点图。如图 10 – 31（a）所示。

（4）在【图表工具】菜单中点击【布局】/【网格线】/【主要横风格线】，选择"无（不显示横风格线）"。如图 10 – 31（b）所示。

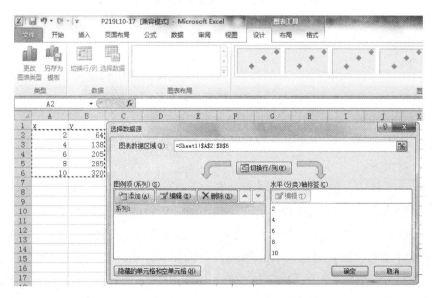

图 10 – 31（a）　散点图的操作过程图

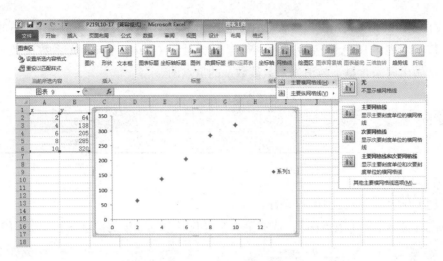

图 10 – 31（b） 散点图的操作过程图

（5）在【图表工具】菜单中点击【布局】/【坐标轴标题】/【主要横坐标轴标题】/【坐标轴下方标题】，将"坐标轴标题"修改为"尿汞含量"；【主要纵坐标轴标题】/【竖排标题】，将"坐标轴标题"修改为"读数"。最终结果如图 10 – 32 所示。

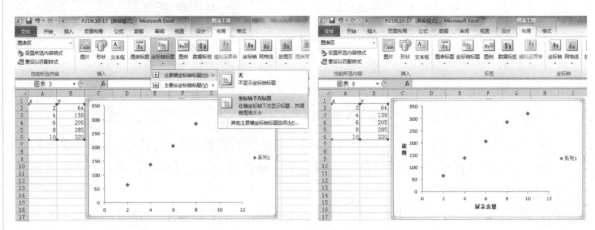

图 10 – 32　散点图的操作过程及显示结果

二、相关系数

采用散点图法仅给出了两变量大致的相关关系，无法准确测出两变量相关程度的大小，也不便于对不同变量间的相关程度进行比较。而此时便函可以采用相关系数法来度量变量间的相关关系。Excel 给出了 CORREL 函数来计算两变量的相关系数。

例 10 – 18　利用例 10 – 17 光电比色计检验尿汞测定的数据计算相关系数。

具体操作步骤如下：

（1）新建一个工作表，输入表 10 – 12 中的数据。选取任一空白单元格，如 A8。

（2）单击【公式】/【插入函数】，出现【插入函数】对话框，在"选择类别"项选择【统计】，在"选择函数"项选择【CORREL】（计算两组数据的相关系数），单击【确定】按钮。

（3）在出现【函数参数】对话框中，"Array1"选择 A2：A6 单元格区域数据，"Array2"选择 B2：B6 单元格区域数据，单击【确定】按钮。如图 10 – 33 所示。

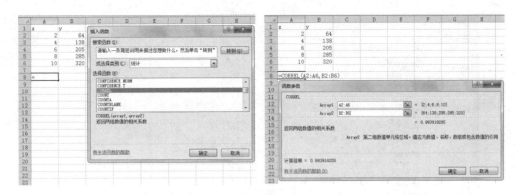

图 10 – 33　相关系数计算菜单及对话框

（4）最终结果如图 10 – 34 所示。

	A	B	C	D	E	F
1	x	y				
2	2	64				
3	4	138				
4	6	205				
5	8	285				
6	10	320				
7						
8	0.993918					
9						
10						
11						
12						

（A8 单元格公式：fx =CORREL(A2:A6,B2:B6)）

图 10 – 34　相关系数计算显示结果

三、回归方程

在 Excel 中，实现回归分析主要有三种方法：应用散点图和趋势线实现回归分析，应用回归函数实现回归分析，应用回归分析工具实现回归分析。这里主要介绍应用散点图和回归分析工具实现回归分析。

例 10 – 19　利用例 10 – 17 光电比色计检验尿汞测定的数据，应用散点图计算尿汞含量 x 与读数 y 的回归方程。

具体操作步骤如下：

（1）新建工作表，录入表 10 – 12 的数据，得到散点图。

（2）点击散点图中散点，单击鼠标右键，在出现菜单中选择【添加趋势线】，在出现【设置趋势线格式】对话框中，"趋势预测/回归分析类型"中选择【线性】，选取"显示公式"和"显示 R 平方值"选项，单击【确定】按钮。

（3）最终结果如图 10 – 35 所示。

例 10 – 20　利用例 10 – 17 光电比色计检验尿汞测定的数据，应用回归分析工具计算尿汞含量 x 与读数 y 的回归方程。

具体操作步骤如下；

（1）新建工作表，录入表 10 – 12 的数据。

（2）单击【数据】/【数据分析】，出现【数据分析】对话框，选择【回归】，单击【确定】按钮。

（3）在出现【回归】对话框中，"Y 值输入区域"选择 B1：B6 单元格区域数据，"X 值输入

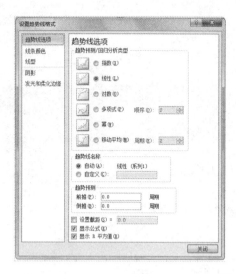
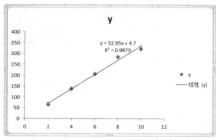

图 10 - 35　散点图建立回归方程示意图

区域"选择 A1：A6 单元格区域数据，选中"标志"选项，"输出区域"选择 D1 单元格，单击【确定】按钮。如图 10 - 36（a）所示。

（4）最终结果如图 10 - 36（b）所示。

第一个表格"回归统计"是对两个相关变量的描述性统计表；

第二个表格"方差分析"是回归方程的 F 检验；

第三个表格是回归系数表，"Intercept"是常数项，代表回归方程的截距"a"，"X"或"X Variable"是变量 x 的系数，代表回归方程的斜率"b"。

所以本例中，求得回归方程是 $y = 32.95x + 4.7$。

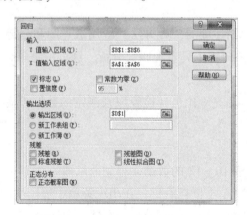

图 10 - 36（a）　　回归分析对话框

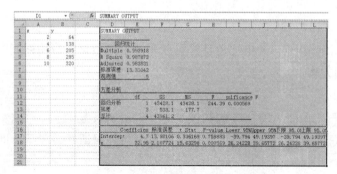

图 10 - 36（b）　　回归分析显示结果

思考与练习十

1. 某市对 102 名 7 岁女孩的身高数据测定见表 10 – 13，试用 Excel 统计软件绘出表 10 – 13 的直方图。

表 10 – 13

分组编号 No.	身高分组范围（cm）	频数 f
1	100 –	1
2	104 –	4
3	108 –	10
4	112 –	20
5	116 –	22
6	120 –	20
7	124 –	14
8	128 –	6
9	132 –	4
10	136 – 140	1

2. 18 ~ 24 岁非心脏病疾患死亡的 20 个男子心脏重量（g）如下：

350　320　260　380　270　235　285　300　300　200　275　280　290　310　300　280　300　310　310　320

使用的 Excel 统计软件计算 20 个男子心脏的算术平均重量及绝对偏差。

3. 求下表（表 10 – 14）中麻疹病毒特异性 IgG 荧光抗体的平均滴度。

表 10 – 14　麻疹病毒特异性 IgG 荧光抗体的平均滴度例数

IgG 滴度倒数	例数	IgG 滴度倒数	例数
40	3	320	9
80	22	640	3
180	17	1280	1

使用 Excel 统计软件计算 IgG 滴度倒数的几何平均数。

4. 测定功能失调性子宫出血中实热组与虚寒组的免疫功能，其淋巴细胞转化比率见表 10 – 15，试比较两组的差别（$\alpha = 0.05$）

表 10 – 15　淋巴细胞转化比率

实热组	0.709	0.755	0.655	0.705	0.723					
虚寒组	0.617	0.608	0.623	0.635	0.593	0.684	0.695	0.718	0.606	0.618

5. 用某一方案治疗婴幼儿贫血 5 例，测得治疗前后血红蛋白含量（g/L）的数据见表 10 – 16，试用 Excel 统计软件推断该方案是否有效？

表 10 – 16　血红蛋白含量（g/L）

治疗后含量（g/L）	10.3	10.5	10.8	10.5	10.4
治疗前含量（g/L）	9.1	9.2	9.3	9.4	9.0

6. 为考察三棱莪术液有无抑癌作用，某药物研究院做了如下的药理试验，将 35 只小白鼠随机分成四组，分别为 8 只、9 只、9 只、9 只，接种活肿瘤后，注射不同剂量的三棱莪术注射液，半个月后称量瘤重，其数据见表 10 - 17，表中 I 组为接种后不加任何处理（空白对照组），II 组、III 组、IV 组分别为接种后注射 0.5mL、10mL 和 1.5mL 三棱莪术液，试比较各组瘤之间有无差别？如有，进行两两间的多重比较。

表 10 - 17 不同剂量注射厉瘤重量（g/kg）

瘤重 $x(g)_{ij}$	I 组	II 组	III 组	IV 组
	3.6	3.0	0.4	3.3
	4.5	2.3	1.7	1.2
	4.2	2.4	2.3	0.0
	4.4	1.1	4.5	2.7
	3.7	4.0	3.6	3.0
	5.6	3.7	1.3	3.2
	7.0	2.7	3.2	0.6
	5.0	1.9	3.0	1.4
		2.6	2.1	1.2

7. 为了解不同工艺和不同原料对某药得率的影响，对四种不同原料 A1，A2，A3，A4，三种不同工艺 B1，B2，B3 安排试验如下，见表 10 - 18：

表 10 - 18 不同工艺及原料对某药的得率（%）

	A1	A2	A3	A4
B1	78	84	87	85
B2	81	89	93	89
B3	78	90	89	79

利用 Excel 统计软件说明不同原料和工艺对该药得率是否有显著影响？

8. 用比色法测定 SiO_2 含量，其数据如下，见表 10 - 19：

表 10 - 19 比色法 SiO_2 的含量

SiO_2 含量 X（mg/mL）	0.00	0.02	0.04	0.06	0.08	0.10	0.12
吸收值 Y	0.032	0.135	0.187	0.268	0.359	0.435	0.511

（1）试用 Excel 统计软件求 X 与 Y 的相关系数 r，并绘出 X 与 Y 的散点图。
（2）试用 Excel 统计软件求 X 与 Y 的回归方程。

统计用表

1. 标准正态密度函数 $\varphi(x)$ 值表

x	0	0.01	0.02	0.03	0.04	0.05	0.06	0.07	0.08	0.09
0	0.3989	0.3989	0.3989	0.3988	0.3986	0.3984	0.3982	0.3980	0.3977	0.3973
0.1	0.3970	0.3965	0.3961	0.3956	0.3951	0.3945	0.3939	0.3932	0.3925	0.3918
0.2	0.3910	0.3902	0.3894	0.3885	0.3876	0.3867	0.3857	0.3847	0.3836	0.3825
0.3	0.3814	0.3802	0.3790	0.3778	0.3765	0.3752	0.3739	0.3725	0.3712	0.3697
0.4	0.3683	0.3668	0.3653	0.3637	0.3621	0.3605	0.3589	0.3572	0.3555	0.3538
0.5	0.3521	0.3503	0.3485	0.3467	0.3448	0.3429	0.3410	0.3391	0.3372	0.3352
0.6	0.3332	0.3312	0.3292	0.3271	0.3251	0.3230	0.3209	0.3187	0.3166	0.3144
0.7	0.3123	0.3101	0.3079	0.3056	0.3034	0.3011	0.2989	0.2966	0.2943	0.2920
0.8	0.2897	0.2874	0.2850	0.2827	0.2803	0.2780	0.2756	0.2732	0.2709	0.2685
0.9	0.2661	0.2637	0.2613	0.2589	0.2565	0.2541	0.2516	0.2492	0.2468	0.2444
1.0	0.2420	0.2396	0.2371	0.2347	0.2323	0.2299	0.2275	0.2251	0.2227	0.2203
1.1	0.2179	0.2155	0.2131	0.2107	0.2083	0.2059	0.2036	0.2012	0.1989	0.1965
1.2	0.1942	0.1919	0.1895	0.1872	0.1849	0.1826	0.1804	0.1781	0.1758	0.1736
1.3	0.1714	0.1691	0.1669	0.1647	0.1626	0.1604	0.1582	0.1561	0.1539	0.1518
1.4	0.1497	0.1476	0.1456	0.1435	0.1415	0.1394	0.1374	0.1354	0.1334	0.1315
1.5	0.1295	0.1276	0.1257	0.1238	0.1219	0.1200	0.1182	0.1163	0.1145	0.1127
1.6	0.1109	0.1092	0.1074	0.1057	0.1040	0.1023	0.1006	0.0989	0.0973	0.0957
1.7	0.0940	0.0925	0.0909	0.0893	0.0878	0.0863	0.0848	0.0833	0.0818	0.0804
1.8	0.0790	0.0775	0.0761	0.0748	0.0734	0.0721	0.0707	0.0694	0.0681	0.0669
1.9	0.0656	0.0644	0.0632	0.0620	0.0608	0.0596	0.0584	0.0573	0.0562	0.0551
2.0	0.0540	0.0529	0.0519	0.0508	0.0498	0.0488	0.0478	0.0468	0.0459	0.0449
2.1	0.0440	0.0431	0.0422	0.0413	0.0404	0.0396	0.0387	0.0379	0.0371	0.0363
2.2	0.0355	0.0347	0.0339	0.0332	0.0325	0.0317	0.0310	0.0303	0.0297	0.0290
2.3	0.0283	0.0277	0.0270	0.0264	0.0258	0.0252	0.0246	0.0241	0.0235	0.0229
2.4	0.0224	0.0219	0.0213	0.0208	0.0203	0.0198	0.0194	0.0189	0.0184	0.0180
2.5	0.0175	0.0171	0.0167	0.0163	0.0158	0.0154	0.0151	0.0147	0.0143	0.0139
2.6	0.0136	0.0132	0.0129	0.0126	0.0122	0.0119	0.0116	0.0113	0.0110	0.0107
2.7	0.0104	0.0101	0.0099	0.0096	0.0093	0.0091	0.0088	0.0086	0.0084	0.0081
2.8	0.0079	0.0077	0.0075	0.0073	0.0071	0.0069	0.0067	0.0065	0.0063	0.0061
2.9	0.0060	0.0058	0.0056	0.0055	0.0053	0.0051	0.0050	0.0048	0.0047	0.0046

续表

x	0	0.01	0.02	0.03	0.04	0.05	0.06	0.07	0.08	0.09
3.0	0.0044	0.0043	0.0042	0.0040	0.0039	0.0038	0.0037	0.0036	0.0035	0.0034
3.1	0.0033	0.0032	0.0031	0.0030	0.0029	0.0028	0.0027	0.0026	0.0025	0.0025
3.2	0.0024	0.0023	0.0022	0.0022	0.0021	0.0020	0.0020	0.0019	0.0018	0.0018
3.3	0.0017	0.0017	0.0016	0.0016	0.0015	0.0015	0.0014	0.0014	0.0013	0.0013
3.4	0.0012	0.0012	0.0012	0.0011	0.0011	0.0010	0.0010	0.0010	0.0009	0.0009
3.5	0.0009	0.0008	0.0008	0.0008	0.0008	0.0007	0.0007	0.0007	0.0007	0.0006
3.6	0.0006	0.0006	0.0006	0.0005	0.0005	0.0005	0.0005	0.0005	0.0005	0.0004
3.7	0.0004	0.0004	0.0004	0.0004	0.0004	0.0004	0.0003	0.0003	0.0003	0.0003
3.8	0.0003	0.0003	0.0003	0.0003	0.0003	0.0002	0.0002	0.0002	0.0002	0.0002
3.9	0.0002	0.0002	0.0002	0.0002	0.0002	0.0002	0.0002	0.0002	0.0001	0.0001
4.0	0.0001	0.0001	0.0001	0.0001	0.0001	0.0001	0.0001	0.0001	0.0001	0.0001
4.1	0.0001	0.0001	0.0001	0.0001	0.0001	0.0001	0.0001	0.0001	0.0001	0.0001
4.2	0.0001	0.0001	0.0001	0.0001	0.0000	0.0000	0.0000	0.0000	0.0000	0.0000
4.3	0.0000	0.0000	0.0000	0.0000	0.0000	0.0000	0.0000	0.0000	0.0000	0.0000
4.4	0.0000	0.0000	0.0000	0.0000	0.0000	0.0000	0.0000	0.0000	0.0000	0.0000
4.5	0.0000	0.0000	0.0000	0.0000	0.0000	0.0000	0.0000	0.0000	0.0000	0.0000
4.6	0.0000	0.0000	0.0000	0.0000	0.0000	0.0000	0.0000	0.0000	0.0000	0.0000
4.7	0.0000	0.0000	0.0000	0.0000	0.0000	0.0000	0.0000	0.0000	0.0000	0.0000
4.8	0.0000	0.0000	0.0000	0.0000	0.0000	0.0000	0.0000	0.0000	0.0000	0.0000
4.9	0.0000	0.0000	0.0000	0.0000	0.0000	0.0000	0.0000	0.0000	0.0000	0.0000

2. 标准正态分布函数 $\Phi(x)$ 值表

x	0	0.01	0.02	0.03	0.04	0.05	0.06	0.07	0.08	0.09
0.0	0.500000	0.503989	0.507978	0.511966	0.515953	0.519939	0.523922	0.527903	0.531881	0.535856
0.1	0.539828	0.543795	0.547758	0.551717	0.555670	0.559618	0.563559	0.567495	0.571424	0.575345
0.2	0.579260	0.583166	0.587064	0.590954	0.594835	0.598706	0.602568	0.606420	0.610261	0.614092
0.3	0.617911	0.621720	0.625516	0.629300	0.633072	0.636831	0.640576	0.644309	0.648027	0.651732
0.4	0.655422	0.659097	0.662757	0.666402	0.670031	0.673645	0.677242	0.680822	0.684386	0.687933
0.5	0.691462	0.694974	0.698468	0.701944	0.705401	0.708840	0.712260	0.715661	0.719043	0.722405
0.6	0.725747	0.729069	0.732371	0.735653	0.738914	0.742154	0.745373	0.748571	0.751748	0.754903
0.7	0.758036	0.761148	0.764238	0.767305	0.770350	0.773373	0.776373	0.779350	0.782305	0.785236
0.8	0.788145	0.791030	0.793892	0.796731	0.799546	0.802337	0.805105	0.807850	0.810570	0.813267
0.9	0.815940	0.818589	0.821214	0.823814	0.826391	0.828944	0.831472	0.833977	0.836457	0.838913
1.0	0.841345	0.843752	0.846136	0.848495	0.850830	0.853141	0.855428	0.857690	0.859929	0.862143
1.1	0.864334	0.866500	0.868643	0.870762	0.872857	0.874928	0.876976	0.879000	0.881000	0.882977
1.2	0.884930	0.886861	0.888768	0.890651	0.892512	0.894350	0.896165	0.897958	0.899727	0.901475
1.3	0.903200	0.904902	0.906582	0.908241	0.909877	0.911492	0.913085	0.914657	0.916207	0.917736
1.4	0.919243	0.920730	0.922196	0.923641	0.925066	0.926471	0.927855	0.929219	0.930563	0.931888
1.5	0.933193	0.934478	0.935745	0.936992	0.938220	0.939429	0.940620	0.941792	0.942947	0.944083
1.6	0.945201	0.946301	0.947384	0.948449	0.949497	0.950529	0.951543	0.952540	0.953521	0.954486
1.7	0.955435	0.956367	0.957284	0.958185	0.959070	0.959941	0.960796	0.961636	0.962462	0.963273
1.8	0.964070	0.964852	0.965620	0.966375	0.967116	0.967843	0.968557	0.969258	0.969946	0.970621
1.9	0.971283	0.971933	0.972571	0.973197	0.973810	0.974412	0.975002	0.975581	0.976148	0.976705

续表

x	0	0.01	0.02	0.03	0.04	0.05	0.06	0.07	0.08	0.09
2.0	0.977250	0.977784	0.978308	0.978822	0.979325	0.979818	0.980301	0.980774	0.981237	0.981691
2.1	0.982136	0.982571	0.982997	0.983414	0.983823	0.984222	0.984614	0.984997	0.985371	0.985738
2.2	0.986097	0.986447	0.986791	0.987126	0.987455	0.987776	0.988089	0.988396	0.988696	0.988989
2.3	0.989276	0.989556	0.989830	0.990097	0.990358	0.990613	0.990863	0.991106	0.991344	0.991576
2.4	0.991802	0.992024	0.992240	0.992451	0.992656	0.992857	0.993053	0.993244	0.993431	0.993613
2.6	0.995339	0.995473	0.995604	0.995731	0.995855	0.995975	0.996093	0.996207	0.996319	0.996427
2.7	0.996533	0.996636	0.996736	0.996833	0.996928	0.997020	0.997110	0.997197	0.997282	0.997365
2.8	0.997445	0.997523	0.997599	0.997673	0.997744	0.997814	0.997882	0.997948	0.998012	0.998074
2.9	0.998134	0.998193	0.998250	0.998305	0.998359	0.998411	0.998462	0.998511	0.998559	0.998605
3.0	0.998650	0.998694	0.998736	0.998777	0.998817	0.998856	0.998893	0.998930	0.998965	0.998999
3.1	0.999032	0.999065	0.999096	0.999126	0.999155	0.999184	0.999211	0.999238	0.999264	0.999289
3.2	0.999313	0.999336	0.999359	0.999381	0.999402	0.999423	0.999443	0.999462	0.999481	0.999499
3.3	0.999517	0.999534	0.999550	0.999566	0.999581	0.999596	0.999610	0.999624	0.999638	0.999651
3.4	0.999663	0.999675	0.999687	0.999698	0.999709	0.999720	0.999730	0.999740	0.999749	0.999758
3.5	0.999767	0.999776	0.999784	0.999792	0.999800	0.999807	0.999815	0.999822	0.999828	0.999835
3.6	0.999841	0.999847	0.999853	0.999858	0.999864	0.999869	0.999874	0.999879	0.999883	0.999888
3.7	0.999892	0.999896	0.999900	0.999904	0.999908	0.999912	0.999915	0.999918	0.999922	0.999925
3.8	0.999928	0.999931	0.999933	0.999936	0.999938	0.999941	0.999943	0.999946	0.999948	0.999950
3.9	0.999952	0.999954	0.999956	0.999958	0.999959	0.999961	0.999963	0.999964	0.999966	0.999967
4.0	0.999968	0.999970	0.999971	0.999972	0.999973	0.999974	0.999975	0.999976	0.999977	0.999978
4.1	0.999979	0.999980	0.999981	0.999982	0.999983	0.999983	0.999984	0.999985	0.999985	0.999986
4.2	0.999987	0.999987	0.999988	0.999988	0.999989	0.999989	0.999990	0.999990	0.999991	0.999991
4.3	0.999991	0.999992	0.999992	0.999993	0.999993	0.999993	0.999993	0.999994	0.999994	0.999994
4.4	0.999995	0.999995	0.999995	0.999995	0.999996	0.999996	0.999996	0.999996	0.999996	0.999996
4.5	0.999997	0.999997	0.999997	0.999997	0.999997	0.999997	0.999997	0.999998	0.999998	0.999998
4.6	0.999998	0.999998	0.999998	0.999998	0.999998	0.999998	0.999998	0.999999	0.999999	0.999999
4.7	0.999999	0.999999	0.999999	0.999999	0.999999	0.999999	0.999999	0.999999	0.999999	0.999999
4.8	0.999999	0.999999	0.999999	0.999999	0.999999	0.999999	0.999999	0.999999	0.999999	0.999999
4.9	1.000000	1.000000	1.000000	1.000000	1.000000	1.000000	1.000000	1.000000	1.000000	1.000000
5.0	1.000000	1.000000	1.000000	1.000000	1.000000	1.000000	1.000000	1.000000	1.000000	1.000000

3. 标准正态分布临界值表 $p(|u| \geqslant u_{\frac{\alpha}{2}}) = \alpha$

u	0	0.01	0.02	0.03	0.04	0.05	0.06	0.07	0.08	0.09
0	∞	2.5758	2.3263	2.1701	2.0537	1.9600	1.8808	1.8119	1.7507	1.6954
0.1	1.6449	1.5982	1.5548	1.5141	1.4758	1.4395	1.4051	1.3722	1.3408	1.3106
0.2	1.2816	1.2536	1.2265	1.2004	1.1750	1.1503	1.1264	1.1031	1.0803	1.0581
0.3	1.0364	1.0152	0.9945	0.9741	0.9542	0.9346	0.9154	0.8965	0.8779	0.8596
0.4	0.8416	0.8239	0.8064	0.7892	0.7722	0.7554	0.7388	0.7225	0.7063	0.6903
0.5	0.6745	0.6588	0.6433	0.6280	0.6128	0.5978	0.5828	0.5681	0.5534	0.5388
0.6	0.5244	0.5101	0.4959	0.4817	0.4677	0.4538	0.4399	0.4261	0.4125	0.3989
0.7	0.3853	0.3719	0.3585	0.3451	0.3319	0.3186	0.3055	0.2924	0.2793	0.2663
0.8	0.2533	0.2404	0.2275	0.2147	0.2019	0.1891	0.1764	0.1637	0.1510	0.1383
0.9	0.1257	0.1130	0.1004	0.0878	0.0753	0.0627	0.0502	0.0376	0.0251	0.0125

4. χ^2 分布临界值表 $P\{\chi^2(f) > \chi^2_\alpha(f)\} = \alpha$

f	\multicolumn{12}{c}{α}
	0.995	0.99	0.975	0.95	0.9	0.75	0.25	0.1	0.05	0.025	0.01	0.005
1	–	–	0.001	0.004	0.016	0.102	1.323	2.706	3.841	5.024	6.635	7.879
2	0.010	0.020	0.051	0.103	0.211	0.575	2.773	4.605	5.991	7.378	9.210	10.597
3	0.072	0.115	0.216	0.352	0.584	1.213	4.108	6.251	7.815	9.348	11.345	12.838
4	0.207	0.297	0.484	0.711	1.064	1.923	5.385	7.779	9.488	11.143	13.277	14.860
5	0.412	0.554	0.831	1.145	1.610	2.675	6.626	9.236	11.070	12.833	15.086	16.750
6	0.676	0.872	1.237	1.635	2.204	3.455	7.841	10.645	12.592	14.449	16.812	18.548
7	0.989	1.239	1.690	2.167	2.833	4.255	9.037	12.017	14.067	16.013	18.475	20.278
8	1.344	1.646	2.180	2.733	3.490	5.071	10.219	13.362	15.507	17.535	20.090	21.955
9	1.735	2.088	2.700	3.325	4.168	5.899	11.389	14.684	16.919	19.023	21.666	23.589
10	2.156	2.558	3.247	3.940	4.865	6.737	12.549	15.987	18.307	20.483	23.209	25.188
11	2.603	3.053	3.816	4.575	5.578	7.584	13.701	17.275	19.675	21.920	24.725	26.757
12	3.074	3.571	4.404	5.226	6.304	8.438	14.845	18.549	21.026	23.337	26.217	28.300
13	3.565	4.107	5.009	5.892	7.042	9.299	15.984	19.812	22.362	24.736	27.688	29.819
14	4.075	4.660	5.629	6.571	7.790	10.165	17.117	21.064	23.685	26.119	29.141	31.319
15	4.601	5.229	6.262	7.261	8.547	11.037	18.245	22.307	24.996	27.488	30.578	32.801
16	5.142	5.812	6.908	7.962	9.312	11.912	19.369	23.542	26.296	28.845	32.000	34.267
17	5.697	6.408	7.564	8.672	10.085	12.792	20.489	24.769	27.587	30.191	33.409	35.718
18	6.265	7.015	8.231	9.390	10.865	13.675	21.605	25.989	28.869	31.526	34.805	37.156
19	6.844	7.633	8.907	10.117	11.651	14.562	22.718	27.204	30.144	32.852	36.191	38.582
20	7.434	8.260	9.591	10.851	12.443	15.452	23.828	28.412	31.410	34.170	37.566	39.997
21	8.034	8.897	10.283	11.591	13.240	16.344	24.935	29.615	32.671	35.479	38.932	41.401
22	8.643	9.542	10.982	12.338	14.041	17.240	26.039	30.813	33.924	36.781	40.289	42.796
23	9.260	10.196	11.689	13.091	14.848	18.137	27.141	32.007	35.172	38.076	41.638	44.181
24	9.886	10.856	12.401	13.848	15.659	19.037	28.241	33.196	36.415	39.364	42.980	45.559
25	10.520	11.524	13.120	14.611	16.473	19.939	29.339	34.382	37.652	40.646	44.314	46.928
26	11.160	12.198	13.844	15.379	17.292	20.843	30.435	35.563	38.885	41.923	45.642	48.290
27	11.808	12.879	14.573	16.151	18.114	21.749	31.528	36.741	40.113	43.195	46.963	49.645
28	12.461	13.565	15.308	16.928	18.939	22.657	32.620	37.916	41.337	44.461	48.278	50.993
29	13.121	14.256	16.047	17.708	19.768	23.567	33.711	39.087	42.557	45.722	49.588	52.336
30	13.787	14.953	16.791	18.493	20.599	24.478	34.800	40.256	43.773	46.979	50.892	53.672
31	14.458	15.655	17.539	19.281	21.434	25.390	35.887	41.422	44.985	48.232	52.191	55.003
32	15.134	16.362	18.291	20.072	22.271	26.304	36.973	42.585	46.194	49.480	53.486	56.328
33	15.815	17.074	19.047	20.867	23.110	27.219	38.058	43.745	47.400	50.725	54.776	57.648
34	16.501	17.789	19.806	21.664	23.952	28.136	39.141	44.903	48.602	51.966	56.061	58.964
35	17.192	18.509	20.569	22.465	24.797	29.054	40.223	46.059	49.802	53.203	57.342	60.275
36	17.887	19.233	21.336	23.269	25.643	29.973	41.304	47.212	50.998	54.437	58.619	61.581
37	18.586	19.960	22.106	24.075	26.492	30.893	42.383	48.363	52.192	55.668	59.893	62.883
38	19.289	20.691	22.878	24.884	27.343	31.815	43.462	49.513	53.384	56.896	61.162	64.181
39	19.996	21.426	23.654	25.695	28.196	32.737	44.539	50.660	54.572	58.120	62.428	65.476
40	20.707	22.164	24.433	26.509	29.051	33.660	45.616	51.805	55.758	59.342	63.691	66.766
41	21.421	22.906	25.215	27.326	29.907	34.585	46.692	52.949	56.942	60.561	64.950	68.053
42	22.138	23.650	25.999	28.144	30.765	35.510	47.766	54.090	58.124	61.777	66.206	69.336
43	22.859	24.398	26.785	28.965	31.625	36.436	48.840	55.230	59.304	62.990	67.459	70.616
44	23.584	25.148	27.575	29.787	32.487	37.363	49.913	56.369	60.481	64.201	68.710	71.893

续表

f	α											
	0.995	0.99	0.975	0.95	0.9	0.75	0.25	0.1	0.05	0.025	0.01	0.005
45	24.311	25.901	28.366	30.612	33.350	38.291	50.985	57.505	61.656	65.410	69.957	73.166
46	25.041	26.657	29.160	31.439	34.215	39.220	52.056	58.641	62.830	66.617	71.201	74.437
47	25.775	27.416	29.956	32.268	35.081	40.149	53.127	59.774	64.001	67.821	72.443	75.704
48	26.511	28.177	30.755	33.098	35.949	41.079	54.196	60.907	65.171	69.023	73.683	76.969
49	27.249	28.941	31.555	33.930	36.818	42.010	55.265	62.038	66.339	70.222	74.919	78.231
50	27.991	29.707	32.357	34.764	37.689	42.942	56.334	63.167	67.505	71.420	76.154	79.490

5. t 分布临界值表 $p(|t| \geq t_{\frac{\alpha}{2}}) = \alpha$

f	α												
	0.9	0.8	0.7	0.6	0.5	0.4	0.3	0.2	0.1	0.05	0.02	0.01	0.001
1	0.158	0.325	0.510	0.727	1.000	1.376	1.963	3.078	6.314	12.706	31.821	63.657	636.619
2	0.142	0.289	0.445	0.617	0.816	1.061	1.386	1.886	2.920	4.303	6.965	9.925	31.599
3	0.137	0.277	0.424	0.584	0.765	0.978	1.250	1.638	2.353	3.182	4.541	5.841	12.924
4	0.134	0.271	0.414	0.569	0.741	0.941	1.190	1.533	2.132	2.776	3.747	4.604	8.610
5	0.132	0.267	0.408	0.559	0.727	0.920	1.156	1.476	2.015	2.571	3.365	4.032	6.869
6	0.131	0.265	0.404	0.553	0.718	0.906	1.134	1.440	1.943	2.447	3.143	3.707	5.959
7	0.130	0.263	0.402	0.549	0.711	0.896	1.119	1.415	1.895	2.365	2.998	3.499	5.408
8	0.130	0.262	0.399	0.546	0.706	0.889	1.108	1.397	1.860	2.306	2.896	3.355	5.041
9	0.129	0.261	0.398	0.543	0.703	0.883	1.100	1.383	1.833	2.262	2.821	3.250	4.781
10	0.129	0.260	0.397	0.542	0.700	0.879	1.093	1.372	1.812	2.228	2.764	3.169	4.587
11	0.129	0.260	0.396	0.540	0.697	0.876	1.088	1.363	1.796	2.201	2.718	3.106	4.437
12	0.128	0.259	0.395	0.539	0.695	0.873	1.083	1.356	1.782	2.179	2.681	3.055	4.318
13	0.128	0.259	0.394	0.538	0.694	0.870	1.079	1.350	1.771	2.160	2.650	3.012	4.221
14	0.128	0.258	0.393	0.537	0.692	0.868	1.076	1.345	1.761	2.145	2.624	2.977	4.140
15	0.128	0.258	0.393	0.536	0.691	0.866	1.074	1.341	1.753	2.131	2.602	2.947	4.073
16	0.128	0.258	0.392	0.535	0.690	0.865	1.071	1.337	1.746	2.120	2.583	2.921	4.015
17	0.128	0.257	0.392	0.534	0.689	0.863	1.069	1.333	1.740	2.110	2.567	2.898	3.965
18	0.127	0.257	0.392	0.534	0.688	0.862	1.067	1.330	1.734	2.101	2.552	2.878	3.922
19	0.127	0.257	0.391	0.533	0.688	0.861	1.066	1.328	1.729	2.093	2.539	2.861	3.883
20	0.127	0.257	0.391	0.533	0.687	0.860	1.064	1.325	1.725	2.086	2.528	2.845	3.850
21	0.127	0.257	0.391	0.532	0.686	0.859	1.063	1.323	1.721	2.080	2.518	2.831	3.819
22	0.127	0.256	0.390	0.532	0.686	0.858	1.061	1.321	1.717	2.074	2.508	2.819	3.792
23	0.127	0.256	0.390	0.532	0.685	0.858	1.060	1.319	1.714	2.069	2.500	2.807	3.768
24	0.127	0.256	0.390	0.531	0.685	0.857	1.059	1.318	1.711	2.064	2.492	2.797	3.745
25	0.127	0.256	0.390	0.531	0.684	0.856	1.058	1.316	1.708	2.060	2.485	2.787	3.725
26	0.127	0.256	0.390	0.531	0.684	0.856	1.058	1.315	1.706	2.056	2.479	2.779	3.707
27	0.127	0.256	0.389	0.531	0.684	0.855	1.057	1.314	1.703	2.052	2.473	2.771	3.690
28	0.127	0.256	0.389	0.530	0.683	0.855	1.056	1.313	1.701	2.048	2.467	2.763	3.674
29	0.127	0.256	0.389	0.530	0.683	0.854	1.055	1.311	1.699	2.045	2.462	2.756	3.659
30	0.127	0.256	0.389	0.530	0.683	0.854	1.055	1.310	1.697	2.042	2.457	2.750	3.646
31	0.127	0.256	0.389	0.530	0.682	0.853	1.054	1.309	1.696	2.040	2.453	2.744	3.633
32	0.127	0.255	0.389	0.530	0.682	0.853	1.054	1.309	1.694	2.037	2.449	2.738	3.622
33	0.127	0.255	0.389	0.530	0.682	0.853	1.053	1.308	1.692	2.035	2.445	2.733	3.611
34	0.127	0.255	0.389	0.529	0.682	0.852	1.052	1.307	1.691	2.032	2.441	2.728	3.601

续表

f	α												
	0.9	0.8	0.7	0.6	0.5	0.4	0.3	0.2	0.1	0.05	0.02	0.01	0.001
35	0.127	0.255	0.388	0.529	0.682	0.852	1.052	1.306	1.690	2.030	2.438	2.724	3.591
36	0.127	0.255	0.388	0.529	0.681	0.852	1.052	1.306	1.688	2.028	2.434	2.719	3.582
37	0.127	0.255	0.388	0.529	0.681	0.851	1.051	1.305	1.687	2.026	2.431	2.715	3.574
38	0.127	0.255	0.388	0.529	0.681	0.851	1.051	1.304	1.686	2.024	2.429	2.712	3.566
39	0.126	0.255	0.388	0.529	0.681	0.851	1.050	1.304	1.685	2.023	2.426	2.708	3.558
40	0.126	0.255	0.388	0.529	0.681	0.851	1.050	1.303	1.684	2.021	2.423	2.704	3.551
41	0.126	0.255	0.388	0.529	0.681	0.850	1.050	1.303	1.683	2.020	2.421	2.701	3.544
42	0.126	0.255	0.388	0.528	0.680	0.850	1.049	1.302	1.682	2.018	2.418	2.698	3.538
43	0.126	0.255	0.388	0.528	0.680	0.850	1.049	1.302	1.681	2.017	2.416	2.695	3.532
44	0.126	0.255	0.388	0.528	0.680	0.850	1.049	1.301	1.680	2.015	2.414	2.692	3.526
45	0.126	0.255	0.388	0.528	0.680	0.850	1.049	1.301	1.679	2.014	2.412	2.690	3.520
46	0.126	0.255	0.388	0.528	0.680	0.850	1.048	1.300	1.679	2.013	2.410	2.687	3.515
47	0.126	0.255	0.388	0.528	0.680	0.849	1.048	1.300	1.678	2.012	2.408	2.685	3.510
48	0.126	0.255	0.388	0.528	0.680	0.849	1.048	1.299	1.677	2.011	2.407	2.682	3.505
49	0.126	0.255	0.388	0.528	0.680	0.849	1.048	1.299	1.677	2.010	2.405	2.680	3.500
∞	0.126	0.253	0.385	0.524	0.674	0.842	1.036	1.282	1.645	1.960	2.326	2.576	3.291

6. F 分布临界值表 $P\{F(f_1, f_2) > F_\alpha(f_1, f_2)\} = \alpha$

$\alpha = 0.05$

f_2	f_1																		
	1	2	3	4	5	6	7	8	9	10	12	15	20	24	30	40	60	120
1	161.5	199.5	215.7	224.6	230.2	234.0	236.8	238.9	240.5	241.9	243.9	246.0	248.0	249.1	250.1	251.1	252.2	253.3
2	18.51	19.00	19.16	19.25	19.30	19.33	19.35	19.37	19.38	19.40	19.41	19.43	19.45	19.45	19.46	19.47	19.48	19.49
3	10.13	9.55	9.28	9.12	9.01	8.94	8.89	8.85	8.81	8.79	8.74	8.70	8.66	8.64	8.62	8.59	8.57	8.55
4	7.71	6.94	6.59	6.39	6.26	6.16	6.09	6.04	6.00	5.96	5.91	5.86	5.80	5.77	5.75	5.72	5.69	5.66
5	6.61	5.79	5.41	5.19	5.05	4.95	4.88	4.82	4.77	4.74	4.68	4.62	4.56	4.53	4.50	4.46	4.43	4.40
6	5.99	5.14	4.76	4.53	4.39	4.28	4.21	4.15	4.10	4.06	4.00	3.94	3.87	3.84	3.81	3.77	3.74	3.70
7	5.59	4.74	4.35	4.12	3.97	3.87	3.79	3.73	3.68	3.64	3.57	3.51	3.44	3.41	3.38	3.34	3.30	3.27
8	5.32	4.46	4.07	3.84	3.69	3.58	3.50	3.44	3.39	3.35	3.28	3.22	3.15	3.12	3.08	3.04	3.01	2.97
9	5.12	4.26	3.86	3.63	3.48	3.37	3.29	3.23	3.18	3.14	3.07	3.01	2.94	2.90	2.86	2.83	2.79	2.75
10	4.96	4.10	3.71	3.48	3.33	3.22	3.14	3.07	3.02	2.98	2.91	2.85	2.77	2.74	2.70	2.66	2.62	2.58
11	4.84	3.98	3.59	3.36	3.20	3.09	3.01	2.95	2.90	2.85	2.79	2.72	2.65	2.61	2.57	2.53	2.49	2.45
12	4.75	3.89	3.49	3.26	3.11	3.00	2.91	2.85	2.80	2.75	2.69	2.62	2.54	2.51	2.47	2.43	2.38	2.34
13	4.67	3.81	3.41	3.18	3.03	2.92	2.83	2.77	2.71	2.67	2.60	2.53	2.46	2.42	2.38	2.34	2.30	2.25
14	4.60	3.74	3.34	3.11	2.96	2.85	2.76	2.70	2.65	2.60	2.53	2.46	2.39	2.35	2.31	2.27	2.22	2.18
15	4.54	3.68	3.29	3.06	2.90	2.79	2.71	2.64	2.59	2.54	2.48	2.40	2.33	2.29	2.25	2.20	2.16	2.11
16	4.49	3.63	3.24	3.01	2.85	2.74	2.66	2.59	2.54	2.49	2.42	2.35	2.28	2.24	2.19	2.15	2.11	2.06
17	4.45	3.59	3.20	2.96	2.81	2.70	2.61	2.55	2.49	2.45	2.38	2.31	2.23	2.19	2.15	2.10	2.06	2.01
18	4.41	3.55	3.16	2.93	2.77	2.66	2.58	2.51	2.46	2.41	2.34	2.27	2.19	2.15	2.11	2.06	2.02	1.97
19	4.38	3.52	3.13	2.90	2.74	2.63	2.54	2.48	2.42	2.38	2.31	2.23	2.16	2.11	2.07	2.03	1.98	1.93
20	4.35	3.49	3.10	2.87	2.71	2.60	2.51	2.45	2.39	2.35	2.28	2.20	2.12	2.08	2.04	1.99	1.95	1.90

续表

f_2	f_1																	
	1	2	3	4	5	6	7	8	9	10	12	15	20	24	30	40	60	120
21	4.32	3.47	3.07	2.84	2.68	2.57	2.49	2.42	2.37	2.32	2.25	2.18	2.10	2.05	2.01	1.96	1.92	1.87
22	4.30	3.44	3.05	2.82	2.66	2.55	2.46	2.40	2.34	2.30	2.23	2.15	2.07	2.03	1.98	1.94	1.89	1.84
23	4.28	3.42	3.03	2.80	2.64	2.53	2.44	2.37	2.32	2.27	2.20	2.13	2.05	2.01	1.96	1.91	1.86	1.81
24	4.26	3.40	3.01	2.78	2.62	2.51	2.42	2.36	2.30	2.25	2.18	2.11	2.03	1.98	1.94	1.89	1.84	1.79
25	4.24	3.39	2.99	2.76	2.60	2.49	2.40	2.34	2.28	2.24	2.16	2.09	2.01	1.96	1.92	1.87	1.82	1.77
26	4.23	3.37	2.98	2.74	2.59	2.47	2.39	2.32	2.27	2.22	2.15	2.07	1.99	1.95	1.90	1.85	1.80	1.75
27	4.21	3.35	2.96	2.73	2.57	2.46	2.37	2.31	2.25	2.20	2.13	2.06	1.97	1.93	1.88	1.84	1.79	1.73
28	4.20	3.34	2.95	2.71	2.56	2.45	2.36	2.29	2.24	2.19	2.12	2.04	1.96	1.91	1.87	1.82	1.77	1.71
29	4.18	3.33	2.93	2.70	2.55	2.43	2.35	2.28	2.22	2.18	2.10	2.03	1.94	1.90	1.85	1.81	1.75	1.70
30	4.17	3.32	2.92	2.69	2.53	2.42	2.33	2.27	2.21	2.16	2.09	2.01	1.93	1.89	1.84	1.79	1.74	1.68
31	4.16	3.30	2.91	2.68	2.52	2.41	2.32	2.25	2.20	2.15	2.08	2.00	1.92	1.88	1.83	1.78	1.73	1.67
32	4.15	3.29	2.90	2.67	2.51	2.40	2.31	2.24	2.19	2.14	2.07	1.99	1.91	1.86	1.82	1.77	1.71	1.66
33	4.14	3.28	2.89	2.66	2.50	2.39	2.30	2.23	2.18	2.13	2.06	1.98	1.90	1.85	1.81	1.76	1.70	1.64
34	4.13	3.28	2.88	2.65	2.49	2.38	2.29	2.23	2.17	2.12	2.05	1.97	1.89	1.84	1.80	1.75	1.69	1.63
35	4.12	3.27	2.87	2.64	2.49	2.37	2.29	2.22	2.16	2.11	2.04	1.96	1.88	1.83	1.79	1.74	1.68	1.62
36	4.11	3.26	2.87	2.63	2.48	2.36	2.28	2.21	2.15	2.11	2.03	1.95	1.87	1.82	1.78	1.73	1.67	1.61
37	4.11	3.25	2.86	2.63	2.47	2.36	2.27	2.20	2.14	2.10	2.02	1.95	1.86	1.82	1.77	1.72	1.66	1.60
38	4.10	3.24	2.85	2.62	2.46	2.35	2.26	2.19	2.14	2.09	2.02	1.94	1.85	1.81	1.76	1.71	1.65	1.59
39	4.09	3.24	2.85	2.61	2.46	2.34	2.26	2.19	2.13	2.08	2.01	1.93	1.85	1.80	1.75	1.70	1.65	1.58
40	4.08	3.23	2.84	2.61	2.45	2.34	2.25	2.18	2.12	2.08	2.00	1.92	1.84	1.79	1.74	1.69	1.64	1.58
41	4.08	3.23	2.83	2.60	2.44	2.33	2.24	2.17	2.12	2.07	2.00	1.92	1.83	1.79	1.74	1.69	1.63	1.57
42	4.07	3.22	2.83	2.59	2.44	2.32	2.24	2.17	2.11	2.06	1.99	1.91	1.83	1.78	1.73	1.68	1.62	1.56
43	4.07	3.21	2.82	2.59	2.43	2.32	2.23	2.16	2.11	2.06	1.99	1.91	1.82	1.77	1.72	1.67	1.62	1.55
44	4.06	3.21	2.82	2.58	2.43	2.31	2.23	2.16	2.10	2.05	1.98	1.90	1.81	1.77	1.72	1.67	1.61	1.55
45	4.06	3.20	2.81	2.58	2.42	2.31	2.22	2.15	2.10	2.05	1.97	1.89	1.81	1.76	1.71	1.66	1.60	1.54
46	4.05	3.20	2.81	2.57	2.42	2.30	2.22	2.15	2.09	2.04	1.97	1.89	1.80	1.76	1.71	1.65	1.60	1.53
47	4.05	3.20	2.80	2.57	2.41	2.30	2.21	2.14	2.09	2.04	1.96	1.88	1.80	1.75	1.70	1.65	1.59	1.53
48	4.04	3.19	2.80	2.57	2.41	2.29	2.21	2.14	2.08	2.03	1.96	1.88	1.79	1.75	1.70	1.64	1.59	1.52
49	4.04	3.19	2.79	2.56	2.40	2.29	2.20	2.13	2.08	2.03	1.96	1.88	1.79	1.74	1.69	1.64	1.58	1.52
50	4.03	3.18	2.79	2.56	2.40	2.29	2.20	2.13	2.07	2.03	1.95	1.87	1.78	1.74	1.69	1.63	1.58	1.51

$$\alpha = 0.01$$

f_2	f_1																	
	1	2	3	4	5	6	7	8	9	10	12	15	20	24	30	40	60	120
2	98.50	99.00	99.17	99.25	99.30	99.33	99.36	99.37	99.39	99.46	99.42	99.43	99.45	99.46	99.47	99.47	99.48	99.49
3	34.12	30.82	29.46	28.71	28.24	27.91	27.67	27.49	27.35	27.23	27.05	26.87	26.69	26.60	26.50	26.41	26.32	26.22
4	21.20	18.00	16.69	15.98	15.52	15.21	14.98	14.80	14.66	14.55	14.37	14.20	14.02	13.93	13.84	13.75	13.65	13.56
5	16.26	13.27	12.06	11.39	10.97	10.67	10.46	10.29	10.16	10.05	9.89	9.72	9.55	9.47	9.38	9.29	9.20	9.11
6	13.75	10.92	9.78	9.15	8.75	8.47	8.26	8.10	7.98	7.87	7.72	7.56	7.40	7.31	7.23	7.14	7.06	6.97
7	12.25	9.55	8.45	7.85	7.46	7.19	6.99	6.84	6.72	6.62	6.47	6.31	6.16	6.07	5.99	5.91	5.82	5.74
8	11.26	8.65	7.59	7.01	6.63	6.37	6.18	6.03	5.91	5.81	5.67	5.52	5.36	5.28	5.20	5.12	5.03	4.95
9	10.56	8.02	6.99	6.42	6.06	5.80	5.61	5.47	5.35	5.26	5.11	4.96	4.81	4.73	4.65	4.57	4.48	4.40
10	10.04	7.56	6.55	5.99	5.64	5.39	5.20	5.06	4.94	4.85	4.71	4.56	4.41	4.33	4.25	4.17	4.08	4.00
11	9.65	7.21	6.22	5.67	5.32	5.07	4.89	4.74	4.63	4.54	4.40	4.25	4.10	4.02	3.94	3.86	3.78	3.69
12	9.33	6.93	5.95	5.41	5.06	4.82	4.64	4.50	4.39	4.30	4.16	4.01	3.86	3.78	3.70	3.62	3.54	3.45

f_2	f_1																		
	1	2	3	4	5	6	7	8	9	10	12	15	20	24	30	40	60	120
13	9.07	6.70	5.74	5.21	4.86	4.62	4.44	4.30	4.19	4.10	3.96	3.82	3.66	3.59	3.51	3.43	3.34	3.25
14	8.86	6.51	5.56	5.04	4.69	4.46	4.28	4.14	4.03	3.94	3.80	3.66	3.51	3.43	3.35	3.27	3.18	3.09
15	8.68	6.36	5.42	4.89	4.56	4.32	4.14	4.00	3.89	3.80	3.67	3.52	3.37	3.29	3.21	3.13	3.05	2.96
16	8.53	6.23	5.29	4.77	4.44	4.20	4.03	3.89	3.78	3.69	3.55	3.41	3.26	3.18	3.10	3.02	2.93	2.84
17	8.40	6.11	5.18	4.67	4.34	4.10	3.93	3.79	3.68	3.59	3.46	3.31	3.16	3.08	3.00	2.92	2.83	2.75
18	8.29	6.01	5.09	4.58	4.25	4.01	3.84	3.71	3.60	3.51	3.37	3.23	3.08	3.00	2.92	2.84	2.75	2.66
19	8.18	5.93	5.01	4.50	4.17	3.94	3.77	3.63	3.52	3.43	3.30	3.15	3.00	2.92	2.84	2.76	2.67	2.58
20	8.10	5.85	4.94	4.43	4.10	3.87	3.70	3.56	3.46	3.37	3.23	3.09	2.94	2.86	2.78	2.69	2.61	2.52
21	8.02	5.78	4.87	4.37	4.04	3.81	3.64	3.51	3.40	3.31	3.17	3.03	2.88	2.80	2.72	2.64	2.55	2.46
22	7.95	5.72	4.82	4.31	3.99	3.76	3.59	3.45	3.35	3.26	3.12	2.98	2.83	2.75	2.67	2.58	2.50	2.40
23	7.88	5.66	4.76	4.26	3.94	3.71	3.54	3.41	3.30	3.21	3.07	2.93	2.78	2.70	2.62	2.54	2.45	2.35
24	7.82	5.61	4.72	4.22	3.90	3.67	3.50	3.36	3.26	3.17	3.03	2.89	2.74	2.66	2.58	2.49	2.40	2.31
25	7.77	5.57	4.68	4.18	3.85	3.63	3.46	3.32	3.22	3.13	2.99	2.85	2.70	2.62	2.54	2.45	2.36	2.27
26	7.72	5.53	4.64	4.14	3.82	3.59	3.42	3.29	3.18	3.09	2.96	2.81	2.66	2.58	2.50	2.42	2.33	2.23
27	7.68	5.49	4.60	4.11	3.78	3.56	3.39	3.26	3.15	3.06	2.93	2.78	2.63	2.55	2.47	2.38	2.29	2.20
28	7.64	5.45	4.57	4.07	3.75	3.53	3.36	3.23	3.12	3.03	2.90	2.75	2.60	2.52	2.44	2.35	2.26	2.17
29	7.60	5.42	4.54	4.04	3.73	3.50	3.33	3.20	3.09	3.00	2.87	2.73	2.57	2.49	2.41	2.33	2.23	2.14
30	7.56	5.39	4.51	4.02	3.70	3.47	3.30	3.17	3.07	2.98	2.84	2.70	2.55	2.47	2.39	2.30	2.21	2.11
31	7.53	5.36	4.48	3.99	3.67	3.45	3.28	3.15	3.04	2.96	2.82	2.68	2.52	2.45	2.36	2.27	2.18	2.09
32	7.50	5.34	4.46	3.97	3.65	3.43	3.26	3.13	3.02	2.93	2.80	2.65	2.50	2.42	2.34	2.25	2.16	2.06
33	7.47	5.31	4.44	3.95	3.63	3.41	3.24	3.11	3.00	2.91	2.78	2.63	2.48	2.40	2.32	2.23	2.14	2.04
34	7.44	5.29	4.42	3.93	3.61	3.39	3.22	3.09	2.98	2.89	2.76	2.61	2.46	2.38	2.30	2.21	2.12	2.02
35	7.42	5.27	4.40	3.91	3.59	3.37	3.20	3.07	2.96	2.88	2.74	2.60	2.44	2.36	2.28	2.19	2.10	2.00
36	7.40	5.25	4.38	3.89	3.57	3.35	3.18	3.05	2.95	2.86	2.72	2.58	2.43	2.35	2.26	2.18	2.08	1.98
37	7.37	5.23	4.36	3.87	3.56	3.33	3.17	3.04	2.93	2.84	2.71	2.56	2.41	2.33	2.25	2.16	2.06	1.96
38	7.35	5.21	4.34	3.86	3.54	3.32	3.15	3.02	2.92	2.83	2.69	2.55	2.40	2.32	2.23	2.14	2.05	1.95
39	7.33	5.19	4.33	3.84	3.53	3.30	3.14	3.01	2.90	2.81	2.68	2.54	2.38	2.30	2.22	2.13	2.03	1.93
40	7.31	5.18	4.31	3.83	3.51	3.29	3.12	2.99	2.89	2.80	2.66	2.52	2.37	2.29	2.20	2.11	2.02	1.92
41	7.30	5.16	4.30	3.81	3.50	3.28	3.11	2.98	2.87	2.79	2.65	2.51	2.36	2.28	2.19	2.10	2.01	1.90
42	7.28	5.15	4.29	3.80	3.49	3.27	3.10	2.97	2.86	2.78	2.64	2.50	2.34	2.26	2.18	2.09	1.99	1.89
43	7.26	5.14	4.27	3.79	3.48	3.25	3.09	2.96	2.85	2.76	2.63	2.49	2.33	2.25	2.17	2.08	1.98	1.88
44	7.25	5.12	4.26	3.78	3.47	3.24	3.08	2.95	2.84	2.75	2.62	2.47	2.32	2.24	2.15	2.07	1.97	1.87
45	7.23	5.11	4.25	3.77	3.45	3.23	3.07	2.94	2.83	2.74	2.61	2.46	2.31	2.23	2.14	2.05	1.96	1.85
46	7.22	5.10	4.24	3.76	3.44	3.22	3.06	2.93	2.82	2.73	2.60	2.45	2.30	2.22	2.13	2.04	1.95	1.84
47	7.21	5.09	4.23	3.75	3.43	3.21	3.05	2.92	2.81	2.72	2.59	2.44	2.29	2.21	2.12	2.03	1.94	1.83
48	7.19	5.08	4.22	3.74	3.43	3.20	3.04	2.91	2.80	2.71	2.58	2.44	2.28	2.20	2.12	2.02	1.93	1.82
49	7.18	5.07	4.21	3.73	3.42	3.19	3.03	2.90	2.79	2.71	2.57	2.43	2.27	2.19	2.11	2.02	1.92	1.81
50	7.17	5.06	4.20	3.72	3.41	3.19	3.02	2.89	2.78	2.70	2.56	2.42	2.27	2.18	2.10	2.01	1.91	1.80

7. 多重比较的 q 分布临界值表 $P\{q(k,f_e) > q_\alpha(k,f_e)\} = \alpha$

$\alpha = 0.05$

f_e	k																		
	2	3	4	5	6	7	8	9	10	11	12	13	14	15	16	17	18	19	20
1	17.97	26.98	32.82	37.08	40.41	43.12	45.40	47.36	49.07	50.59	51.96	51.96	54.33	55.34	56.30	57.22	58.04	58.83	59.56
2	6.08	8.33	9.80	10.88	11.74	12.44	13.03	13.54	13.99	14.39	14.75	15.08	15.38	15.65	15.91	16.14	16.37	16.57	16.77
3	4.50	5.91	6.82	7.50	8.04	8.46	8.85	9.18	9.46	9.72	9.95	10.15	10.35	10.52	10.69	10.84	10.98	11.11	11.24
4	3.93	5.04	5.76	6.29	6.71	7.05	7.35	7.60	7.83	8.03	8.21	8.37	8.52	8.66	8.79	8.91	9.03	9.13	9.23
5	3.64	4.60	5.22	5.67	6.03	6.33	6.58	6.80	6.99	7.17	7.32	7.47	7.60	7.72	7.83	7.93	8.03	8.12	8.21
6	3.46	4.34	4.90	5.30	5.63	5.90	6.12	6.32	6.49	6.65	6.79	6.92	7.03	7.14	7.24	7.34	7.43	7.10	7.59
7	3.34	4.16	4.68	5.06	5.36	5.61	5.82	6.00	6.16	6.3	6.43	6.55	6.66	6.76	6.85	6.94	7.02	7.09	7.17
8	3.26	4.04	4.53	4.89	5.17	5.40	5.60	5.77	5.92	6.05	6.18	6.29	6.39	6.48	6.57	6.65	6.73	6.80	6.87
9	3.20	3.95	4.41	4.76	5.02	5.24	5.43	5.59	5.74	5.87	5.98	6.09	6.19	6.28	6.36	6.44	6.51	6.58	6.64
10	3.15	3.88	4.33	4.65	4.91	5.12	5.30	5.46	5.60	5.72	5.83	5.93	6.03	6.11	6.19	6.27	6.34	6.4	6.47
11	3.11	3.82	4.26	4.57	4.82	5.03	5.20	5.35	5.49	5.61	5.71	5.81	5.90	5.98	6.06	6.13	6.20	6.27	6.33
12	3.08	3.77	4.20	4.51	4.75	4.95	5.12	5.27	5.39	5.51	5.61	5.71	5.80	5.88	5.95	6.02	6.09	6.15	6.21
13	3.06	3.73	4.15	4.45	4.69	4.88	5.05	5.19	5.32	5.43	5.53	5.63	5.71	5.79	5.86	5.93	5.99	6.05	6.11
14	3.03	3.70	4.11	4.41	4.64	4.83	4.99	5.13	5.25	5.36	5.46	5.55	5.64	5.71	5.79	5.85	5.91	5.97	6.03
15	3.01	3.67	4.08	4.37	4.59	4.78	4.94	5.08	5.2	5.31	5.40	5.49	5.57	5.65	5.72	5.78	5.85	5.90	5.96
16	3.00	3.65	4.05	4.33	4.56	4.74	4.90	5.03	5.15	5.26	5.35	5.44	5.52	5.59	5.66	5.73	5.79	5.84	5.90
17	2.98	3.63	4.02	4.30	4.52	4.70	4.86	4.99	5.11	5.21	5.31	5.39	5.47	5.54	5.61	5.67	5.73	5.79	5.84
18	2.97	3.61	4.00	4.28	4.49	4.67	4.82	4.96	5.07	5.17	5.27	5.35	5.43	5.50	5.57	5.63	5.69	5.74	5.79
19	2.96	3.59	3.98	4.25	4.47	4.65	4.79	4.92	5.04	5.14	5.23	5.31	5.39	5.46	5.53	5.59	5.65	5.7	5.76
20	2.95	3.58	3.96	4.23	4.45	4.62	4.77	4.90	5.01	5.11	5.20	5.28	5.36	5.45	5.49	5.55	5.61	5.66	5.71
24	2.92	3.53	3.90	4.17	4.37	4.54	4.68	4.81	4.92	5.01	5.10	5.18	5.25	5.32	5.38	5.44	5.49	5.55	5.59
30	2.89	3.49	3.85	4.10	4.30	4.46	4.6	4.72	4.83	4.92	5.00	5.08	5.15	5.21	5.27	5.33	5.38	5.43	5.47
40	2.88	3.44	3.79	4.04	4.23	4.39	4.52	4.63	4.74	4.82	4.90	4.98	5.04	5.11	5.16	5.22	5.27	5.31	5.36
60	2.83	3.4	3.74	3.98	4.16	4.31	4.44	4.55	4.65	4.73	4.81	4.88	4.94	5.0	5.06	5.11	5.15	5.2	5.24
120	2.80	3.36	3.68	3.92	4.10	4.24	4.36	4.47	4.56	4.64	4.71	4.78	4.84	4.90	4.95	5.00	5.04	5.09	5.13
∞	2.77	3.31	3.63	3.86	4.03	4.17	4.29	4.39	4.47	4.55	4.62	4.68	4.74	4.80	4.85	4.89	4.93	4.97	5.01

$\alpha = 0.01$

f_e	k																		
	2	3	4	5	6	7	8	9	10	11	12	13	14	15	16	17	18	19	20
1	90.03	13.05	164.3	185.6	202.2	215.8	227.2	237.0	245.6	253.2	260.0	266.2	271.8	277.0	281.8	286.3	290.4	294.3	298.0
2	14.04	19.02	− 22.29	24.72	26.63	28.2.0	29.53	30.68	31.69	32.59	33.40	34.13	34.81	35.43	36.00	36.53	37.03	37.50	37.95
3	8.26	10.62	12.17	13.33	14.24	15.00	15.64	16.20	16.69	17.13	17.53	17.89	18.22	18.52	18.81	19.07	19.32	19.55	19.77
4	6.51	8.12	9.17	9.96	10.58	11.10	11.55	11.93	12.27	10.48	12.84	13.09	13.32	13.53	13.73	13.91	14.08	14.24	14.40
5	5.70	6.98	7.80	8.42	8.91	9.32	9.67	9.97	10.24	10.48	10.70	10.89	11.08	11.24	11.40	11.55	11.68	11.81	11.93
6	5.24	6.33	7.03	7.56	7.97	8.32	8.61	8.87	9.1	9.30	9.48	9.65	9.81	9.95	10.08	10.21	10.32	10.43	10.54
7	4.95	5.92	6.54	7.01	7.37	7.68	7.94	8.17	8.37	8.55	8.71	8.86	9.00	9.12	9.24	9.35	9.46	9.55	9.65
8	4.75	5.64	6.20	6.62	6.96	7.24	7.47	7.68	7.86	8.03	8.18	8.31	8.44	8.55	8.66	8.76	8.85	8.94	9.03
9	4.60	5.43	5.96	6.35	6.66	6.91	7.13	7.33	7.49	7.65	7.78	7.91	8.03	8.13	8.23	8.33	8.41	8.49	8.57
10	4.48	5.27	5.77	6.14	6.43	6.67	6.87	7.05	7.21	7.36	7.49	7.60	7.71	7.81	7.91	7.99	8.08	8.15	8.23
11	4.39	5.15	5.62	5.97	6.25	6.48	6.67	6.84	6.99	7.13	7.25	7.36	7.46	7.56	7.65	7.73	7.81	7.88	7.95

续表

f_e	k																		
	2	3	4	5	6	7	8	9	10	11	12	13	14	15	16	17	18	19	20
12	4.32	5.05	5.50	5.84	6.10	6.32	6.51	6.67	6.81	6.94	7.06	7.17	7.26	7.36	7.44	7.52	7.59	7.66	7.73
13	4.26	4.96	5.40	5.73	5.98	6.19	6.37	6.53	6.67	6.79	6.90	7.01	7.10	7.19	7.27	7.35	7.42	7.48	7.55
14	4.21	4.89	5.32	5.63	5.88	6.08	6.26	6.41	6.54	6.66	6.77	6.87	6.96	7.05	7.13	7.20	7.27	7.33	7.39
15	4.17	4.84	5.25	5.56	5.80	5.99	6.16	6.31	6.44	6.55	6.66	6.76	6.84	6.93	7.00	7.07	7.14	7.20	7.26
16	4.13	4.79	5.19	5.49	5.72	5.92	6.08	6.22	6.35	6.46	6.56	6.66	6.74	6.82	6.90	6.97	7.03	7.09	7.15
17	4.10	4.74	5.14	5.43	5.66	5.85	6.01	6.15	6.27	6.38	6.48	6.57	6.66	6.73	6.81	6.87	6.94	7.00	7.05
18	4.07	4.70	5.09	5.38	5.60	5.79	5.94	6.08	6.20	6.31	6.41	6.50	6.58	6.65	6.73	6.79	6.85	6.91	6.97
19	4.05	4.67	5.05	5.33	5.55	5.73	5.89	6.02	6.14	6.25	6.34	6.43	6.51	6.58	6.65	6.72	6.78	6.84	6.89
20	4.02	4.64	5.02	5.29	5.51	5.69	5.84	5.97	6.09	6.19	6.28	6.37	6.45	6.52	6.59	6.65	6.71	6.77	6.82
24	3.96	4.55	4.91	5.17	5.37	5.54	5.69	5.81	5.92	6.02	6.11	6.19	6.26	6.33	6.39	6.45	6.51	6.56	6.61
30	3.89	4.45	4.8	5.05	5.24	5.40	5.54	5.65	5.76	5.85	5.93	6.01	6.08	6.14	6.20	6.26	6.31	6.36	6.41
40	3.82	4.37	4.70	4.93	5.11	5.27	5.39	5.50	5.60	5.69	5.76	5.83	5.90	5.96	6.02	6.07	6.12	6.16	6.21
60	3.76	4.28	4.59	4.82	4.99	5.13	5.25	5.36	5.45	5.53	5.60	5.67	5.73	5.78	5.84	5.89	5.93	5.97	6.01
120	3.70	4.20	4.50	4.71	4.87	5.01	5.12	5.21	5.30	5.37	5.44	5.50	5.56	5.61	5.66	5.71	5.75	5.79	5.83
∞	3.64	4.12	4.40	4.60	4.76	4.88	4.99	5.08	5.16	5.23	5.29	5.35	5.40	5.45	5.49	5.54	5.57	5.61	5.65

8. 多重比较的 S 分布临界值表 $P\{S(k-1, f_e) > S_\alpha(k-1, f_e)\} = \alpha$

$$\alpha = 0.05$$

f_e	k-1													
	2	3	4	5	6	7	8	9	10	12	15	20	24	30
1	19.97	25.44	29.97	33.92	37.47	40.71	43.72	46.53	49.18	54.10	60.74	70.43	77.31	86.62
2	6.16	7.58	8.77	9.82	10.77	11.64	12.45	13.21	13.93	15.26	17.07	19.72	21.61	24.16
3	4.37	5.28	6.04	6.71	7.32	7.89	8.41	8.91	9.37	10.24	11.43	13.16	14.40	16.08
4	3.73	4.45	5.06	5.59	6.08	6.53	6.95	7.35	7.72	8.42	9.37	10.77	11.77	13.13
5	3.40	4.03	4.56	5.03	5.45	5.84	6.21	6.55	6.88	7.49	8.32	9.55	10.43	11.61
6	3.21	3.78	4.26	4.68	5.07	5.43	5.76	6.07	6.37	6.93	7.69	8.80	9.60	10.69
7	3.08	3.61	4.06	4.46	4.82	5.15	5.46	5.75	6.03	6.55	7.26	8.30	9.05	10.06
8	2.99	3.49	3.92	4.29	4.64	4.95	5.24	5.52	5.79	6.28	6.95	7.94	8.65	9.61
9	2.92	3.40	3.81	4.17	4.50	4.80	5.08	5.35	5.60	6.07	6.72	7.66	8.34	9.27
10	2.86	3.34	3.73	4.08	4.39	4.68	4.96	5.21	5.46	5.91	6.53	7.45	8.10	9.00
11	2.82	3.28	3.66	4.00	4.31	4.59	4.86	5.11	5.34	5.78	6.39	7.28	7.91	8.78
12	2.79	3.24	3.61	3.94	4.24	4.52	4.77	5.02	5.25	5.68	6.27	7.13	7.75	8.60
13	2.76	3.20	3.57	3.89	4.18	4.45	4.70	4.94	5.17	5.59	6.16	7.01	7.62	8.45
14	2.73	3.17	3.53	3.85	4.13	4.40	4.65	4.88	5.10	5.51	6.08	6.91	7.51	8.32
15	2.71	3.14	3.50	3.81	4.09	4.35	4.60	4.83	5.04	5.45	6.00	6.82	7.41	8.21
16	2.70	3.12	3.47	3.76	4.06	4.31	4.55	4.78	4.99	5.39	5.94	6.75	7.33	8.11
17	2.68	3.10	3.44	3.75	4.02	4.28	4.51	4.74	4.95	5.34	5.88	6.68	7.25	8.03
18	2.67	3.08	3.42	3.72	4.00	4.25	4.48	4.70	4.91	5.30	5.83	6.62	7.18	7.95
19	2.65	3.06	3.40	3.70	3.97	4.22	4.45	4.67	4.88	5.26	5.79	6.57	7.12	7.88
20	2.64	3.05	3.39	3.68	3.95	4.20	4.42	4.64	4.85	5.23	5.75	6.52	7.07	7.82

续表

f_e	k-1													
	2	3	4	5	6	7	8	9	10	12	15	20	24	30
24	2.61	3.00	3.33	3.62	3.88	4.12	4.34	4.55	4.75	5.12	5.62	6.37	6.90	7.63
30	2.58	2.96	3.28	3.56	3.81	4.04	4.26	4.46	4.65	5.01	5.50	6.22	6.73	7.43
40	2.54	2.92	3.23	3.50	3.74	3.97	4.18	4.37	4.56	4.90	5.37	6.06	6.56	7.23
60	2.51	2.88	3.18	3.44	3.68	3.89	4.10	4.28	4.46	4.80	5.25	5.91	6.39	7.03
120	2.48	2.84	3.13	3.38	3.61	3.82	4.02	4.20	4.37	4.69	5.12	5.76	6.21	6.83

$$\alpha = 0.05$$

f_e	k-1													
	2	3	4	5	6	7	8	9	10	12	15	20	24	30
1	100.0	127.3	150.0	169.8	187.5	203.7	218.78	232.8	246.1	270.7	303.9	352.4	386.8	433.4
2	14.07	17.25	19.92	22.28	24.41	26.37	28.20	29.91	31.53	34.54	38.62	44.60	48.86	54.63
3	7.85	9.40	10.72	11.88	12.94	13.92	14.83	15.69	16.50	18.02	20.08	23.10	25.27	28.20
4	6.00	7.08	7.99	8.81	9.55	10.24	10.88	11.49	12.06	13.13	14.59	16.74	18.28	20.37
5	5.15	6.02	6.75	7.41	8.00	8.56	9.07	9.56	10.03	10.89	12.08	13.82	15.07	16.77
6	4.67	5.42	6.05	6.61	7.13	7.60	8.05	8.47	8.87	9.62	10.65	12.16	13.25	14.73
7	4.37	5.04	5.60	6.11	6.57	7.00	7.40	7.78	8.14	8.81	9.73	11.10	12.08	13.41
8	4.16	4.77	5.29	5.76	6.18	6.58	6.94	7.29	7.63	8.25	9.10	10.35	11.26	12.49
9	4.01	4.58	5.07	5.50	5.90	6.27	6.61	6.94	7.25	7.83	8.63	9.81	10.65	11.81
10	3.89	4.43	4.90	5.31	5.68	6.03	6.36	6.67	6.96	7.51	8.27	9.39	10.19	11.29
11	3.80	4.32	4.76	5.16	5.52	5.85	6.16	6.46	6.74	7.26	7.99	9.05	9.82	10.87
12	3.72	4.23	4.65	5.03	5.38	5.70	6.00	6.28	6.55	7.06	7.76	8.78	9.53	10.54
13	3.66	4.15	4.56	4.93	5.27	5.58	5.87	6.14	6.40	6.89	7.57	8.56	9.28	10.26
14	3.61	4.09	4.49	4.85	5.17	5.47	5.76	6.02	6.28	6.75	7.41	8.37	9.07	10.02
15	3.57	4.03	4.42	4.77	5.09	5.38	5.66	5.92	6.17	6.63	7.27	8.21	8.89	9.82
16	3.53	3.98	4.37	4.71	5.02	5.31	5.58	5.83	6.08	6.53	7.15	8.07	8.74	9.64
17	3.50	3.94	4.32	4.66	4.96	5.24	5.51	5.76	5.99	6.44	7.05	7.95	8.60	9.49
18	3.47	3.91	4.28	4.61	4.91	5.18	5.44	5.69	5.92	6.36	6.96	7.84	8.48	9.36
19	3.44	3.88	4.24	4.57	4.86	5.13	5.39	5.63	5.86	6.29	6.88	7.75	8.38	9.24
20	3.42	3.85	4.21	4.53	4.82	5.09	5.34	5.58	5.80	6.23	6.81	7.67	8.28	9.13
24	3.35	3.76	4.11	4.41	4.69	4.95	5.19	5.41	5.63	6.03	6.58	7.40	7.99	8.79
30	3.28	3.68	4.01	4.30	4.57	4.81	5.04	5.25	5.46	5.84	6.36	7.14	7.70	8.46
40	3.22	3.60	3.91	4.19	4.44	4.68	4.89	5.10	5.29	5.65	6.15	6.88	7.41	8.13
60	3.16	3.52	3.82	4.09	4.33	4.55	4.75	4.95	5.13	5.47	5.94	6.63	7.13	7.80
120	3.09	3.44	3.73	3.98	4.21	4.42	4.62	4.80	4.97	5.29	5.73	6.38	6.84	7.47

9. 总体率 p 置信区间(上一行 $P = 0.05$, 下一行 $P = 0.01$)

m	n-m														$1-\alpha$
	1	2	3	4	5	6	7	8	9	10	12	14	16	18	20	
1	0.013	0.008	0.006	0.005	0.004	0.004	0.003	0.003	0.003	0.002	0.002	0.002	0.001	0.001	0.001	0.95
	0.987	0.906	0.806	0.716	0.641	0.579	0.527	0.483	0.445	0.413	0.360	0.319	0.287	0.260	0.238	
	0.003	0.002	0.001	0.001	0.001	0.001	0.001	0.001	0.001	0.000	0.000	0.000	0.000	0.000	0.000	0.99
	0.997	0.959	0.889	0.815	0.746	0.685	0.632	0.585	0.544	0.509	0.449	0.402	0.363	0.331	0.304	

续表

m	n − m															1 − α
	1	2	3	4	5	6	7	8	9	10	12	14	16	18	20	
2	0.094	0.068	0.053	0.043	0.037	0.032	0.028	0.025	0.023	0.021	0.018	0.016	0.014	0.012	0.011	0.95
	0.992	0.932	0.853	0.777	0.710	0.651	0.600	0.556	0.518	0.484	0.428	0.383	0.347	0.317	0.292	
	0.041	0.029	0.023	0.019	0.016	0.014	0.012	0.011	0.010	0.009	0.008	0.007	0.006	0.005	0.005	0.99
	0.998	0.971	0.917	0.856	0.797	0.742	0.693	0.648	0.608	0.573	0.512	0.463	0.422	0.387	0.358	
3	0.194	0.147	0.118	0.099	0.085	0.075	0.067	0.060	0.055	0.050	0.043	0.038	0.034	0.030	0.028	0.95
	0.994	0.947	0.882	0.816	0.755	0.701	0.652	0.610	0.572	0.538	0.481	0.434	0.396	0.363	0.336	
	0.111	0.088	0.066	0.055	0.047	0.042	0.037	0.033	0.030	0.028	0.024	0.021	0.019	0.017	0.015	0.99
	0.999	0.977	0.934	0.882	0.830	0.781	0.735	0.693	0.655	0.621	0.561	0.510	0.468	0.432	0.401	
4	0.284	0.223	0.184	0.157	0.137	0.122	0.109	0.099	0.091	0.084	0.073	0.064	0.057	0.052	0.047	0.95
	0.995	0.957	0.901	0.843	0.788	0.738	0.692	0.651	0.614	0.581	0.524	0.476	0.437	0.403	0.374	
	0.185	0.144	0.118	0.100	0.087	0.077	0.069	0.062	0.057	0.053	0.045	0.040	0.036	0.032	0.029	0.99
	0.999	0.981	0.945	0.900	0.854	0.809	0.767	0.728	0.691	0.658	0.599	0.549	0.507	0.470	0.438	
5	0.359	0.290	0.245	0.212	0.187	0.167	0.151	0.139	0.128	0.118	0.103	0.091	0.082	0.075	0.068	0.95
	0.996	0.963	0.915	0.863	0.813	0.766	0.723	0.684	0.649	0.616	0.560	0.512	0.471	0.436	0.407	
	0.254	0.203	0.170	0.146	0.128	0.114	0.103	0.094	0.087	0.080	0.070	0.062	0.055	0.050	0.046	0.99
	0.999	0.984	0.953	0.913	0.872	0.831	0.791	0.755	0.720	0.688	0.631	0.582	0.539	0.502	0.470	
6	0.421	0.349	0.299	0.262	0.234	0.211	0.192	0.177	0.163	0.152	0.133	0.119	0.107	0.098	0.090	0.95
	0.996	0.968	0.925	0.878	0.833	0.789	0.749	0.711	0.677	0.646	0.590	0.543	0.502	0.467	0.436	
	0.315	0.258	0.219	0.191	0.169	0.152	0.138	0.127	0.117	0.109	0.095	0.085	0.076	0.069	0.064	0.99
	0.999	0.986	0.958	0.923	0.886	0.848	0.811	0.777	0.744	0.714	0.658	0.610	0.567	0.531	0.498	
7	0.473	0.400	0.348	0.308	0.277	0.251	0.230	0.213	0.198	0.184	0.163	0.146	0.132	0.121	0.111	0.95
	0.997	0.972	0.933	0.891	0.849	0.808	0.770	0.734	0.701	0.671	0.616	0.570	0.529	0.494	0.463	
	0.368	0.307	0.265	0.233	0.209	0.189	0.172	0.159	0.147	0.137	0.121	0.108	0.097	0.089	0.082	0.99
	0.999	0.988	0.963	0.931	0.897	0.862	0.828	0.795	0.764	0.735	0.681	0.634	0.592	0.555	0.522	
8	0.517	0.444	0.390	0.349	0.316	0.289	0.266	0.247	0.230	0.215	0.191	0.172	0.155	0.143	0.132	0.95
	0.997	0.975	0.940	0.901	0.861	0.823	0.787	0.753	0.722	0.692	0.639	0.593	0.553	0.518	0.487	
	0.415	0.352	0.307	0.272	0.245	0.223	0.205	0.189	0.176	0.165	0.146	0.131	0.119	0.109	0.100	0.99
	0.999	0.989	0.967	0.938	0.906	0.873	0.841	0.811	0.781	0.752	0.701	0.655	0.614	0.578	0.545	

10. 总体均数 λ 置信区间

c	1 − α				c	1 − α				c	1 − α			
	0.95		0.99			0.95		0.99			0.95		0.99	
1	0.025	5.570	0.005	7.430	11	5.490	19.68	4.320	22.78	21	13.79	33.31	11.79	37.22
2	0.242	7.220	0.103	9.270	12	6.200	20.96	4.940	24.14	22	12.22	30.89	10.35	34.67
3	0.619	8.770	0.338	10.98	13	6.920	22.23	5.580	25.00	23	14.58	34.51	12.52	38.48
4	1.090	10.24	0.672	12.59	14	7.650	23.49	6.230	26.84	24	15.38	35.71	13.25	39.74
5	1.620	11.67	1.080	14.15	15	8.400	24.74	6.890	28.16	25	16.18	36.90	14.00	41.00
6	2.200	13.06	1.540	15.66	16	9.150	25.98	7.570	29.48	26	16.98	38.10	14.74	42.25
7	2.810	14.42	2.040	17.13	17	9.900	27.22	8.250	30.79	27	17.79	39.28	15.49	43.50
8	3.450	15.76	2.570	18.58	18	10.67	28.45	8.940	32.00	28	18.61	40.47	16.24	44.74
9	4.120	17.08	3.130	20.00	19	11.44	29.67	9.640	33.38	29	19.42	41.65	17.00	45.98
10	4.800	18.39	3.720	21.40	20	13.00	32.10	11.07	35.95	30	20.24	42.83	17.77	47.21

11. 游程个数检验 r 界值表

n_1	n_2=5	6	7	8	9	10	11	12	13	14	15	16	P
5	3～9	3～10	3～10	3～11	4～11	4～11	4	4	4	5	5	5	单0.05
	2～10	3～10	3～11	3～11	3	3	4	4	4	4	4	4	双0.05
6		3～11	4～11	4～12	4～12	5～12	5～13	5～13	5～13	5～13	6	6	单0.05
		3～11	3～12	3～12	4～13	4～13	4～13	4～13	5	5	5	5	双0.05
7			4～12	4～13	5～13	5～13	5～14	6～14	6～14	6～14	6～15	6～15	单0.05
			3～13	4～13	4～14	5～14	5～14	5～14	5～15	5～15	5～15	6	双0.05
8				5～13	5～14	6～14	6～15	6～15	6～15	7～16	7～16	7～16	单0.05
				4～14	5～14	5～15	5～15	6～16	6～16	6～16	6～16	6～17	双0.05
9					6～14	6～15	6～15	7～16	7～16	7～17	8～17	8～17	单0.05
					5～15	5～16	6～16	6～16	6～17	7～17	7～18	7～18	双0.05
10						6～16	7～16	7～17	8～17	8～17	8～18	8～18	单0.05
						6～16	6～17	7～17	7～18	7～18	7～18	8～19	双0.05

12. 配对秩和检验 T 界值表

n	单0.05	双0.05	单0.01	双0.01	n	单0.05	双0.05	单0.01	双0.01	n	单0.05	双0.05	单0.01	双0.01
5	0～15	～	～	～	13	21～70	17～74	12～79	9～82	21	67～164	58～173	49～182	42～189
6	2～19	0～21	～	～	14	25～80	21～84	15～90	12～93	22	75～178	65～188	55～198	48～205
7	3～25	2～26	0～28	～	15	30～90	25～95	19～101	15～105	23	83～193	73～203	62～214	54～222
8	5～31	3～33	1～35	0～36	16	35～101	29～107	23～113	19～117	24	91～209	81～219	69～231	61～239
9	8～37	5～40	3～42	1～44	17	41～112	34～119	27～126	23～130	25	100～225	89～236	76～249	68～257
10	10～45	8～47	5～50	3～52	18	47～124	40～131	32～139	27～144	26	110～241	98～253	84～267	75～276
11	13～53	10～56	7～59	5～61	19	53～137	46～144	37～153	32～158	27	119～259	107～271	92～286	83～295
12	17～61	13～65	9～69	7～71	20	60～150	52～158	43～167	37～173	28	130～276	116～290	101～305	91～315

13. 成组秩和检验 T 界值表

n_1	n_2-n_1=0	1	2	3	4	5	6	7	8	9	10	双侧 P
3	5－16	6－18	6－21	7－23	7－26	8－28	8－31	9－33	10－35	10－38	11－40	0.05
	5－16	5－19	5－22	5－25	6－27	6－30	6－33	6－36	7－38	7－41	7－44	0.01
4	11－25	12－28	12－32	13－35	14－38	15－41	16－64	17－47	17－51	18－54	19－57	0.05
	9－27	10－30	10－34	11－37	11－41	12－45	12－48	13－51	13－55	14－58	15－61	0.01
5	18－37	19－41	20－45	21－49	22－53	24－56	25－60	26－64	27－68	29－71	30－75	0.05
	15－40	16－44	17－48	18－52	19－56	19－61	20－65	21－69	22－73	23－77	24－81	0.01
6	26－52	28－56	29－61	31－65	32－70	34－74	36－78	37－83	39－87	41－91	42－96	0.05
	23－55	24－60	25－65	27－69	28－74	29－79	30－84	31－89	32－94	34－98	35－103	0.01
7	37－68	39－73	41－78	43－83	45－88	46－94	48－99	50－104	52－109	54－114	56－119	0.05
	33－72	34－78	36－83	37－89	39－94	40－100	42－105	43－111	45－116	46－122	48－127	0.01
8	49－87	51－93	54－98	56－104	58－110	61－115	63－121	65－127	68－132	70－138	72－144	0.05
	44－92	46－98	47－105	49－111	51－117	53－123	55－129	57－135	59－141	61－147	62－154	0.01
9	63－108	66－114	68－121	71－127	74－133	77－139	79－146	82－152	85－158	88－164	90－171	0.05
	57－114	59－121	61－128	63－135	65－142	68－148	70－155	72－162	74－169	77－175	79－182	0.01
10	79－131	82－138	85－145	88－152	91－159	94－166	97－173	101－179	104－186	107－193	110－200	0.05
	71－139	74－146	76－154	79－161	81－168	84－176	87－183	89－191	92－198	95－205	97－213	0.01

14. 三样本秩和检验 H 界值表

N	n_1	n_2	n_3	单侧0.05	单侧0.01	N	n_1	n_2	n_3	单侧0.05	单侧0.01
9	3	3	3	5.60	7.20	11	4	4	3	5.60	7.14
	4	3	2	5.44	6.44		5	3	3	5.65	7.08
	4	4	1	4.97	6.67		5	4	2	5.27	7.12
	5	2	2	5.16	6.53		5	5	1	5.13	7.31
10	4	3	3	5.73	6.75	12	4	4	4	5.69	7.65
	4	4	2	5.45	7.04		5	4	3	5.63	7.44
	5	3	2	5.25	6.82		5	5	2	5.34	7.27
	5	4	1	4.99	6.95	15	5	5	5	5.78	7.98

15. 配伍秩和检验 M 界值表 $(P = 0.05)$

配伍 b	处理 k													
	2	3	4	5	6	7	8	9	10	11	12	13	14	15
2	–	–	20	38	64	96	138	192	258	336	429	538	664	808
3	–	18	37	64	104	158	225	311	416	542	691	865	1063	1292
4	–	26	52	89	144	217	311	429	574	747	950	1189	1460	1770
5	–	32	65	113	183	277	396	547	731	960	1210	1512	1859	2254
6	18	42	76	137	222	336	482	664	887	1155	1469	1831	2253	2738
7	24.5	50	92	167	272	412	591	815	1086	1410	1791	2233	2740	3316
8	32	50	105	190	310	471	676	931	1241	1612	2047	2552	3131	3790
9	24.5	56	118	214	349	529	760	1047	1396	1813	2302	2871	3523	4264
10	32	62	131	238	388	588	845	1164	1551	2014	2558	3189	3914	4737
11	40.5	66	144	261	427	647	929	1280	1706	2216	2814	3508	4305	5211
12	32	72	157	285	465	706	1013	1396	1862	2417	3070	3827	4697	5685
13	40.5	78	170	309	504	764	1098	1512	2017	2618	3326	4146	5088	6150
14	50	84	183	333	543	823	1182	1629	2172	2820	3581	4465	5479	6632
15	40.5	90	196	356	582	882	1267	1745	2327	3021	3837	4784	5871	7106

16. 相关系数 $P(|r| > r_{\frac{\alpha}{2}}) = \alpha$ 临界值表

f	α		f	α		f	α		f	α	
$n-2$	5%	1%	$n-2$	5%	1%	$n-2$	5%	1%	$n-2$	5%	1%
1	0.9969	0.9999	21	0.4132	0.5256	41	0.3008	0.3887	61	0.2480	0.3223
2	0.9500	0.9900	22	0.4044	0.5151	42	0.2973	0.3843	62	0.2461	0.3198
3	0.8783	0.9587	23	0.3961	0.5052	43	0.2940	0.3801	63	0.2441	0.3173
4	0.8114	0.9172	24	0.3882	0.4958	44	0.2907	0.3761	64	0.2423	0.3150
5	0.7545	0.8745	25	0.3809	0.4869	45	0.2876	0.3721	65	0.2404	0.3126
6	0.7067	0.8343	26	0.3739	0.4785	46	0.2845	0.3683	66	0.2387	0.3104
7	0.6664	0.7977	27	0.3673	0.4705	47	0.2816	0.3646	67	0.2369	0.3081
8	0.6319	0.7646	28	0.3610	0.4629	48	0.2787	0.3610	68	0.2352	0.3060
9	0.6021	0.7348	29	0.3550	0.4556	49	0.2759	0.3575	69	0.2335	0.3038
10	0.5760	0.7079	30	0.3494	0.4487	50	0.2732	0.3542	70	0.2319	0.3017
11	0.5529	0.6835	31	0.3440	0.4421	51	0.2706	0.3509	71	0.2303	0.2997
12	0.5324	0.6614	32	0.3388	0.4357	52	0.2681	0.3477	72	0.2287	0.2977
13	0.5140	0.6411	33	0.3338	0.4296	53	0.2656	0.3445	73	0.2272	0.2957
14	0.4973	0.6226	34	0.3291	0.4238	54	0.2632	0.3415	74	0.2257	0.2938
15	0.4821	0.6055	35	0.3246	0.4182	55	0.2609	0.3385	75	0.2242	0.2919
16	0.4683	0.5897	36	0.3202	0.4128	56	0.2586	0.3357	76	0.2227	0.2900
17	0.4555	0.5751	37	0.3160	0.4076	57	0.2564	0.3328	77	0.2213	0.2882
18	0.4438	0.5614	38	0.3120	0.4026	58	0.2542	0.3301	78	0.2199	0.2864
19	0.4329	0.5487	39	0.3081	0.3978	59	0.2521	0.3274	79	0.2185	0.2847
20	0.4227	0.5368	40	0.3044	0.3932	60	0.2500	0.3248	80	0.2172	0.2830

17. 常用正交表

(1) 2 水平表

$L_4(2^3)$

试验	列号		
	1	2	3
1	1	1	1
2	1	2	2
3	2	1	2
4	2	2	1

任二列间交互作用出现于另一列

$L_8(2^7)$

试验	列号						
	1	2	3	4	5	6	7
1	1	1	1	1	1	1	1
2	1	1	1	2	2	2	2
3	1	2	2	1	1	2	2
4	1	2	2	2	2	1	1
5	2	1	2	1	2	1	2
6	2	1	2	2	1	2	1
7	2	2	1	1	2	2	1
8	2	2	1	2	1	1	2

$L_8(2^7)$ 交互作用表

列号	列号					
	2	3	4	5	6	7
1	3	2	5	4	7	6
2		1	6	7	4	5
3			7	6	5	4
4				1	2	3
5					3	2
6						1

$L_{12}(2^{11})$

试验	列号										
	1	2	3	4	5	6	7	8	9	10	11
1	1	1	1	1	1	1	1	1	1	1	1
2	1	1	1	1	1	2	2	2	2	2	2
3	1	1	2	2	2	1	1	1	2	2	2
4	1	2	1	2	2	1	2	2	1	1	2
5	1	2	2	1	2	2	1	2	1	2	1
6	1	2	2	2	1	2	2	1	2	1	1
7	2	1	2	2	1	1	2	2	1	2	1
8	2	1	2	1	2	2	2	1	1	1	2
9	2	1	1	2	2	2	1	2	2	1	1
10	2	2	2	1	1	1	1	2	2	1	2
11	2	2	1	2	1	2	1	1	1	2	2
12	2	2	1	1	2	1	2	1	2	2	1

$L_{16}(2^{15})$

试验	列号														
	1	2	3	4	5	6	7	8	9	10	11	12	13	14	15
1	1	1	1	1	1	1	1	1	1	1	1	1	1	1	1
2	1	1	1	1	1	1	1	2	2	2	2	2	2	2	2
3	1	1	1	2	2	2	2	1	1	1	1	2	2	2	2
4	1	1	1	2	2	2	2	2	2	2	2	1	1	1	1
5	1	2	2	1	1	2	2	1	1	2	2	1	1	2	2
6	1	2	2	1	1	2	2	2	2	1	1	2	2	1	1
7	1	2	2	2	2	1	1	1	1	2	2	2	2	1	1
8	1	2	2	2	2	1	1	2	2	1	1	1	1	2	2
9	2	1	2	1	2	1	2	1	2	1	2	1	2	1	2
10	2	1	2	1	2	1	2	2	1	2	1	2	1	2	1
11	2	1	2	2	1	2	1	1	2	1	2	2	1	2	1
12	2	1	2	2	1	2	1	2	1	2	1	1	2	1	2
13	2	2	1	1	2	2	1	1	2	2	1	1	2	2	1
14	2	2	1	1	2	2	1	2	1	1	2	2	1	1	2
15	2	2	1	2	1	1	2	1	2	2	1	2	1	1	2
16	2	2	1	2	1	1	2	2	1	1	2	1	2	2	1

$L_{16}(2^{15})$ 交互作用表

列号	列号													
	2	3	4	5	6	7	8	9	10	11	12	13	14	15
1	3	2	5	4	7	6	9	8	11	10	13	12	15	14
2		1	6	7	4	5	10	11	8	9	14	15	12	13
3			7	6	5	4	11	10	9	8	15	14	13	12
4				1	2	3	12	13	14	15	8	9	10	11
5					3	2	13	12	15	14	9	8	11	10
6						1	14	15	12	13	10	11	8	9
7							15	14	13	12	11	10	9	8
8								1	2	3	4	5	6	7
9									3	2	5	4	7	6
10										1	6	7	4	5
11											7	6	5	4
12												1	2	3
13													3	2
14														1

（2）3 水平表

$L_9(3^4)$

试验	列号			
	1	2	3	4
1	1	1	1	1
2	1	2	2	2
3	1	3	3	3
4	2	1	2	3
5	2	2	3	1
6	2	3	1	2
7	3	1	3	2
8	3	2	1	3
9	3	3	2	1

任意两列的交互作用出现于另外二列

$L_{18}(3^7)$

试验	列号						
	1	2	3	4	5	6	7
1	1	1	1	1	1	1	1
2	1	2	2	2	2	2	2
3	1	3	3	3	3	3	3
4	2	1	1	2	2	3	3
5	2	2	2	3	3	1	1
6	2	3	3	1	1	2	2
7	3	1	2	1	3	2	3
8	3	2	3	2	1	3	1
9	3	3	1	3	2	1	2
10	1	1	3	3	2	2	1
11	1	2	1	1	3	3	2
12	1	3	2	2	1	1	3
13	2	1	2	3	1	3	2
14	2	2	3	1	2	1	3
15	2	3	1	2	3	2	1
16	3	1	3	2	3	1	2
17	3	2	1	3	1	2	3
18	3	3	2	1	2	3	1

$L_{27}(3^{13})$

试验	列号												
	1	2	3	4	5	6	7	8	9	10	11	12	13
1	1	1	1	1	1	1	1	1	1	1	1	1	1
2	1	1	1	1	2	2	2	2	2	2	2	2	2
3	1	1	1	1	3	3	3	3	3	3	3	3	3
4	1	2	2	2	1	1	1	2	2	2	3	3	3
5	1	2	2	2	2	2	2	3	3	3	1	1	1
6	1	2	2	2	3	3	3	1	1	1	2	2	2
7	1	3	3	3	1	1	1	3	3	3	2	2	2
8	1	3	3	3	2	2	2	1	1	1	3	3	3
9	1	3	3	3	3	3	3	2	2	2	1	1	1
10	2	1	2	3	1	2	3	1	2	3	1	2	3
11	2	1	2	3	2	3	1	2	3	1	2	3	1
12	2	1	2	3	3	1	2	3	1	2	3	1	2
13	2	2	3	1	1	2	3	2	3	1	3	1	2
14	2	2	3	1	2	3	1	3	1	2	1	2	3
15	2	2	3	1	3	1	2	1	2	3	2	3	1
16	2	3	1	2	1	2	3	3	1	2	2	3	1
17	2	3	1	2	2	3	1	1	2	3	3	1	2
18	2	3	1	2	3	1	2	2	3	1	1	2	3
19	3	1	3	2	1	3	2	1	3	2	1	3	2
20	3	1	3	2	2	1	3	2	1	3	2	1	3
21	3	1	3	2	3	2	1	3	2	1	3	2	1
22	3	2	1	3	1	3	2	2	1	3	3	2	1
23	3	2	1	3	2	1	3	3	2	1	1	3	2
24	3	2	1	3	3	2	1	1	3	2	2	1	3
25	3	3	2	1	1	3	2	3	2	1	2	1	3
26	3	3	2	1	2	1	3	1	3	2	3	2	1
27	3	3	2	1	3	2	1	2	1	3	1	3	2

$L_{27}(3^{13})$ 交互作用表

列号	列号											
	2	3	4	5	6	7	8	9	10	11	12	13
1	3	2	2	6	5	5	9	8	8	12	11	11
	4	4	3	7	7	6	10	10	9	13	13	12
2		1	1	8	9	10	5	6	7	5	6	7
		4	3	11	12	13	11	12	13	8	9	10
3			1	9	10	8	7	5	6	6	7	5
			2	13	11	12	12	13	11	10	8	9
4				10	8	9	6	7	5	7	5	6
				12	13	11	13	11	12	9	10	8
5					1	1	2	3	4	2	4	3
					7	6	11	13	12	8	10	9
6						1	4	2	3	3	2	4
						5	13	12	11	10	9	8
7							3	4	2	4	3	2
							12	11	13	9	8	10
8								1	1	2	3	4
								10	9	5	7	6
9									1	4	2	3
									8	7	6	5
10										3	4	2
										6	5	7
11											1	1
											13	12
12												1
												11

(3) 混合水平表

$L_8(4 \times 2^4)$

试验	列号				
	1	2	3	4	5
1	1	1	1	1	1
2	1	2	2	2	2
3	2	1	1	2	2
4	2	2	2	1	1
5	3	1	2	1	2
6	3	2	1	2	1
7	4	1	2	2	1
8	4	2	1	1	2

$L_{12}(3 \times 2^4)$

试验	列号				
	1	2	3	4	5
1	1	1	1	1	1
2	1	1	1	2	2
3	1	2	2	1	2
4	1	2	2	2	1
5	2	1	2	1	1
6	2	1	2	2	2
7	2	2	1	1	2
8	2	2	1	2	2
9	3	1	2	1	2
10	3	1	1	2	1
11	3	2	1	1	2
12	3	2	2	2	1

$L_{16}(4 \times 2^{13})$

试验	列号												
	1	2	3	4	5	6	7	8	9	10	11	12	13
	(1,2,3	2	3	4	7	8	9	10	11	12	13	14	15)
1	1	1	1	1	1	1	1	1	1	1	1	1	1
2	1	1	1	1	1	2	2	2	2	2	2	2	2
3	1	2	2	2	2	1	1	1	1	2	2	2	2
4	1	2	2	2	2	2	2	2	1	1	1	1	1
5	2	1	1	2	2	1	1	2	2	1	1	2	2
6	2	1	1	2	2	2	2	1	1	2	2	1	1
7	2	2	2	1	1	1	1	2	2	2	2	1	1
8	2	2	2	1	1	2	2	1	1	1	1	2	2
9	3	1	2	1	2	1	2	1	2	1	2	1	2
10	3	1	2	1	2	2	1	2	1	2	1	2	1
11	3	2	1	2	1	1	2	1	2	2	1	2	1
12	3	2	1	2	1	2	1	2	1	1	2	1	2
13	4	1	2	2	1	1	2	2	1	1	2	2	1
14	4	1	2	2	1	2	1	1	2	2	1	1	2
15	4	2	1	1	2	1	2	2	1	2	1	1	2
16	4	2	1	1	2	2	1	1	2	1	2	2	1

括号内的数字表示 $L_{16}(2^{15})$ 的列号

$L_{16}(4^2 \times 2^9)$

试验	列号										
	1	2	3	4	5	6	7	8	9	10	11
	(1,2,3	4,8,12	5	6	7	9	10	11	13	14	15)
1	1	1	1	1	1	1	1	1	1	1	1
2	1	2	1	1	1	2	2	2	2	2	2
3	1	3	2	2	2	1	1	1	2	2	2
4	1	4	2	2	2	2	2	2	1	1	1
5	2	1	1	2	2	1	1	2	1	1	2
6	2	2	1	2	2	2	2	1	2	2	1
7	2	3	2	1	1	1	1	2	2	2	1
8	2	4	2	1	1	2	2	1	1	1	2
9	3	1	2	1	2	1	2	1	1	2	1
10	3	2	2	1	2	2	1	2	2	1	2
11	3	3	1	2	1	1	2	1	2	1	2
12	3	4	1	2	1	2	1	2	1	2	1
13	4	1	2	2	1	1	2	2	1	2	1
14	4	2	2	2	1	2	1	1	2	1	2
15	4	3	1	1	2	1	2	2	2	1	2
16	4	4	1	1	2	2	1	1	1	2	1

括号内的数字表示 $L_{16}(2^{15})$ 的列号

$L_{18}(2 \times 3^7)$

试验	列号							
	1	2	3	4	5	6	7	8
1	1	1	1	1	1	1	1	1
2	1	1	2	2	2	2	2	2
3	1	1	3	3	3	3	3	3
4	1	2	1	1	2	2	3	3
5	1	2	2	2	3	3	1	1
6	1	2	3	3	1	1	2	2
7	1	3	1	2	1	3	2	3
8	1	3	2	3	2	1	3	1
9	1	3	3	1	3	2	1	2
10	2	1	1	3	3	2	2	1
11	2	1	2	1	1	3	3	2
12	2	1	3	2	2	1	1	3
13	2	2	1	2	3	1	3	2
14	2	2	2	3	1	2	1	3
15	2	2	3	1	2	3	2	1
16	2	3	1	3	2	3	1	2
17	2	3	2	1	3	1	2	3
18	2	3	3	2	1	2	3	1

18. 常用均匀表

$U_5(5^4)$

试验	列号			
	1	2	3	4
1	3	3	1	5
2	4	5	3	1
3	1	4	4	4
4	5	2	5	3
5	2	1	2	2

$U_5(5^4)$ 的使用表

s	列号			D
2	1	2		0.3100
3	1	2	3	0.4570

$U_7(7^6)$

试验	列号					
	1	2	3	4	5	6
1	7	5	4	7	5	6
2	1	1	3	6	3	4
3	3	3	6	1	4	7
4	6	2	2	2	6	2
5	4	6	1	3	1	5
6	2	7	5	4	7	3
7	5	4	7	5	2	1

$U_7(7^6)$ 的使用表

s	列号				D
2	1	3			0.2398
3	1	2	3		0.3721
4	1	2	3	4	0.4760

$U_9(9^5)$

试验	列号				
	1	2	3	4	5
1	1	2	4	7	8
2	2	4	8	5	7
3	3	6	3	3	6
4	4	8	7	1	5
5	5	1	6	8	4
6	6	3	6	6	3
7	7	5	1	4	2
8	8	7	5	2	1
9	9	9	9	9	9

$U_9(9^5)$ 的使用表

s	列号			D
2	1	3		0.1944
3	1	3	4	0.3102

$U_{11}(11^6)$

试验	列号					
	1	2	3	4	5	6
1	1	2	3	5	7	10
2	2	4	6	10	3	9
3	3	6	9	4	10	8
4	4	8	1	9	6	7
5	5	10	4	3	2	6
6	6	1	7	8	9	5
7	7	3	10	2	5	4
8	8	5	2	7	1	3
9	9	7	5	1	8	2
10	10	9	8	6	4	1
11	11	11	11	11	11	11

$U_{11}(11^6)$ 的使用表

s	列号				D
2	1	5			0.16328
3	1	4	5		0.2649
4	1	3	4	5	0.3528

$U_{13}(13^8)$

试验	列号							
	1	2	3	4	5	6	7	8
1	1	2	5	6	8	9	10	12
2	2	4	10	12	3	5	7	11
3	3	6	2	5	11	1	4	10
4	4	8	7	11	6	10	1	9
5	5	10	12	4	1	6	11	8
6	6	12	4	10	9	2	8	7
7	7	1	9	3	4	11	5	6
8	8	3	1	9	12	7	2	5
9	9	5	6	2	7	3	12	4
10	10	7	11	8	2	12	9	3
11	11	9	3	1	10	8	6	2
12	12	11	8	7	5	4	3	1
13	13	13	13	13	13	13	13	13

$U_{13}(13^8)$ 的使用表

s	列					D
2	1	3				0.1405
3	1	4	7			0.2308
4	1	4	5	7	5	0.3107
5	1	4	5	6	7	0.3814

19. 百分率与概率单位换算表

%	0.0	0.1	0.2	0.3	0.4	0.5	0.6	0.7	0.8	0.9	%	0.0	0.1	0.2	0.3	0.4	0.5	0.6	0.7	0.8	0.9
0	–	1.91	2.12	2.25	2.35	2.42	2.49	2.54	2.59	2.63	50	5.00	5.00	5.00	5.01	5.01	5.01	5.01	5.02	5.02	5.02
1	2.67	2.71	2.74	2.77	2.80	2.83	2.86	2.88	2.90	2.93	51	5.03	5.03	5.03	5.03	5.04	5.04	5.04	5.04	5.05	5.05
2	2.95	2.97	2.99	3.00	3.02	3.04	3.06	3.07	3.09	3.10	52	5.05	5.05	5.06	5.06	5.06	5.06	5.07	5.07	5.07	5.07
3	3.12	3.13	3.15	3.16	3.17	3.19	3.20	3.21	3.23	3.24	53	5.08	5.08	5.08	5.08	5.09	5.09	5.09	5.09	5.10	5.10
4	3.25	3.26	3.27	3.28	3.29	3.30	3.32	3.33	3.34	3.35	54	5.10	5.10	5.11	5.11	5.11	5.11	5.12	5.12	5.12	5.12
5	3.36	3.36	3.37	3.38	3.39	3.40	3.41	3.42	3.43	3.44	55	5.13	5.13	5.13	5.13	5.14	5.14	5.14	5.14	5.15	5.15
6	3.45	3.45	3.46	3.47	3.48	3.49	3.49	3.50	3.51	3.52	56	5.15	5.15	5.16	5.16	5.16	5.16	5.17	5.17	5.17	5.17
7	3.52	3.53	3.54	3.55	3.55	3.56	3.57	3.57	3.58	3.59	57	5.18	5.18	5.18	5.18	5.19	5.19	5.19	5.19	5.20	5.20
8	3.59	3.60	3.61	3.61	3.62	3.63	3.63	3.64	3.65	3.65	58	5.20	5.20	5.21	5.21	5.21	5.21	5.22	5.22	5.22	5.22
9	3.66	3.67	3.67	3.68	3.68	3.69	3.70	3.70	3.71	3.71	59	5.23	5.23	5.23	5.24	5.24	5.24	5.24	5.25	5.25	5.25
10	3.72	3.72	3.73	3.74	3.74	3.75	3.75	3.76	3.76	3.77	60	5.25	5.26	5.26	5.26	5.26	5.27	5.27	5.27	5.27	5.28
11	3.77	3.78	3.78	3.79	3.79	3.80	3.80	3.81	3.81	3.82	61	5.28	5.28	5.28	5.29	5.29	5.29	5.29	5.30	5.30	5.30
12	3.83	3.83	3.84	3.84	3.84	3.85	3.85	3.86	3.86	3.87	62	5.31	5.31	5.31	5.31	5.32	5.32	5.32	5.32	5.33	5.33
13	3.87	3.88	3.88	3.89	3.89	3.90	3.90	3.91	3.91	3.92	63	5.33	5.33	5.34	5.34	5.34	5.35	5.35	5.35	5.35	5.36
14	3.92	3.92	3.93	3.93	3.94	3.94	3.95	3.95	3.96	3.96	64	5.36	5.36	5.36	5.37	5.37	5.37	5.37	5.38	5.38	5.38
15	3.96	3.97	3.97	3.98	3.98	3.98	3.99	3.99	4.00	4.00	65	5.39	5.39	5.39	5.39	5.40	5.40	5.40	5.40	5.41	5.41
16	4.01	4.01	4.01	4.02	4.02	4.03	4.03	4.03	4.04	4.04	66	5.41	5.42	5.42	5.42	5.42	5.43	5.43	5.43	5.43	5.44
17	4.05	4.05	4.05	4.06	4.06	4.07	4.07	4.07	4.08	4.08	67	5.44	5.44	5.45	5.45	5.45	5.45	5.46	5.46	5.46	5.46
18	4.08	4.09	4.09	4.10	4.10	4.10	4.11	4.11	4.11	4.12	68	5.47	5.47	5.47	5.48	5.48	5.48	5.48	5.49	5.49	5.49
19	4.12	4.13	4.13	4.13	4.14	4.14	4.14	4.15	4.15	4.15	69	5.50	5.50	5.50	5.50	5.51	5.51	5.51	5.52	5.52	5.52
20	4.16	4.16	4.17	4.17	4.17	4.18	4.18	4.18	4.19	4.19	70	5.52	5.53	5.53	5.53	5.54	5.54	5.54	5.54	5.55	5.55
21	4.19	4.20	4.20	4.20	4.21	4.21	4.21	4.22	4.22	4.22	71	5.55	5.56	5.56	5.56	5.57	5.57	5.57	5.57	5.58	5.58
22	4.23	4.23	4.23	4.24	4.24	4.24	4.25	4.25	4.25	4.26	72	5.58	5.59	5.59	5.59	5.59	5.60	5.60	5.60	5.61	5.61
23	4.26	4.26	4.27	4.27	4.27	4.28	4.28	4.28	4.29	4.29	73	5.61	5.62	5.62	5.62	5.63	5.63	5.63	5.63	5.64	5.64
24	4.29	4.30	4.30	4.30	4.31	4.31	4.31	4.32	4.32	4.32	74	5.64	5.65	5.65	5.65	5.66	5.66	5.66	5.67	5.67	5.67
25	4.33	4.33	4.33	4.33	4.34	4.34	4.34	4.35	4.35	4.35	75	5.67	5.68	5.68	5.68	5.69	5.69	5.69	5.70	5.70	5.70
26	4.36	4.36	4.36	4.37	4.37	4.37	4.38	4.38	4.38	4.38	76	5.71	5.71	5.71	5.72	5.72	5.72	5.73	5.73	5.73	5.74
27	4.39	4.39	4.39	4.40	4.40	4.40	4.41	4.41	4.41	4.41	77	5.74	5.74	5.75	5.75	5.75	5.76	5.76	5.76	5.77	5.77
28	4.42	4.42	4.42	4.43	4.43	4.43	4.43	4.44	4.44	4.44	78	5.77	5.78	5.78	5.78	5.79	5.79	5.79	5.80	5.80	5.80
29	4.45	4.45	4.45	4.46	4.46	4.46	4.46	4.47	4.47	4.47	79	5.81	5.81	5.81	5.82	5.82	5.82	5.83	5.83	5.83	5.84
30	4.48	4.48	4.48	4.48	4.49	4.49	4.49	4.50	4.50	4.50	80	5.84	5.85	5.85	5.85	5.86	5.86	5.86	5.87	5.87	5.87
31	4.50	4.51	4.51	4.51	4.52	4.52	4.52	4.52	4.53	4.53	81	5.88	5.88	5.89	5.89	5.89	5.90	5.90	5.90	5.91	5.91
32	4.53	4.54	4.54	4.54	4.54	4.55	4.55	4.55	4.55	4.56	82	5.92	5.92	5.92	5.93	5.93	5.93	5.94	5.94	5.95	5.95
33	4.56	4.56	4.57	4.57	4.57	4.57	4.58	4.58	4.58	4.58	83	5.95	5.96	5.96	5.97	5.97	5.97	5.98	5.98	5.99	5.99
34	4.59	4.59	4.59	4.60	4.60	4.60	4.60	4.61	4.61	4.61	84	5.99	6.00	6.00	6.01	6.01	6.02	6.02	6.02	6.03	6.03
35	4.61	4.62	4.62	4.62	4.63	4.63	4.63	4.63	4.64	4.64	85	6.04	6.04	6.04	6.05	6.05	6.06	6.06	6.07	6.07	6.08
36	4.64	4.64	4.65	4.65	4.65	4.65	4.66	4.66	4.66	4.67	86	6.08	6.08	6.09	6.09	6.10	6.10	6.11	6.11	6.12	6.12
37	4.67	4.67	4.67	4.68	4.68	4.68	4.68	4.69	4.69	4.69	87	6.13	6.13	6.14	6.14	6.15	6.15	6.16	6.16	6.17	6.17
38	4.69	4.70	4.70	4.70	4.71	4.71	4.71	4.71	4.72	4.72	88	6.17	6.18	6.18	6.19	6.20	6.20	6.21	6.21	6.22	6.22
39	4.72	4.72	4.73	4.73	4.73	4.73	4.74	4.74	4.74	4.74	89	6.23	6.23	6.24	6.24	6.25	6.25	6.26	6.26	6.27	6.28
40	4.75	4.75	4.75	4.75	4.76	4.76	4.76	4.76	4.77	4.77	90	6.28	6.29	6.29	6.30	6.30	6.31	6.32	6.32	6.33	6.33
41	4.77	4.78	4.78	4.78	4.78	4.79	4.79	4.79	4.79	4.80	91	6.34	6.35	6.35	6.36	6.37	6.37	6.38	6.39	6.39	6.40
42	4.80	4.80	4.80	4.81	4.81	4.81	4.81	4.82	4.82	4.82	92	6.41	6.41	6.42	6.43	6.43	6.44	6.45	6.45	6.46	6.47
43	4.82	4.83	4.83	4.83	4.83	4.84	4.84	4.84	4.84	4.85	93	6.48	6.48	6.49	6.50	6.51	6.51	6.52	6.53	6.54	6.55
44	4.85	4.85	4.85	4.86	4.86	4.86	4.86	4.87	4.87	4.87	94	6.55	6.56	6.57	6.58	6.59	6.60	6.61	6.62	6.63	6.64
45	4.87	4.88	4.88	4.88	4.88	4.89	4.89	4.89	4.89	4.90	95	6.64	6.65	6.66	6.67	6.68	6.70	6.71	6.72	6.73	6.74
46	4.90	4.90	4.90	4.91	4.91	4.91	4.91	4.92	4.92	4.92	96	6.75	6.76	6.77	6.79	6.80	6.81	6.83	6.84	6.85	6.87
47	4.92	4.93	4.93	4.93	4.93	4.94	4.94	4.94	4.94	4.95	97	6.88	6.90	6.91	6.93	6.94	6.96	6.98	7.00	7.01	7.03
48	4.95	4.95	4.95	4.96	4.96	4.96	4.96	4.97	4.97	4.97	98	7.05	7.07	7.10	7.12	7.14	7.17	7.20	7.23	7.26	7.29
49	4.97	4.98	4.98	4.98	4.99	4.99	4.99	4.99	5.00	5.00	99	7.33	7.37	7.41	7.46	7.51	7.58	7.65	7.75	7.88	8.09

20. Spearman 等级相关 r_s 界值表

n	单0.1 双0.2	0.05 0.1	0.025 0.05	0.01 0.02	0.005 0.01	0.0025 0.005	n	单0.1 双0.2	0.05 0.1	0.025 0.05	0.01 0.02	0.005 0.01	0.0025 0.005
4	1.000	1.000					28	0.250	0.317	0.375	0.440	0.483	0.522
5	0.800	0.900	1.000	1.000			29	0.245	0.312	0.368	0.433	0.475	0.513
6	0.657	0.829	0.886	0.943	1.000	1.000	30	0.240	0.306	0.362	0.425	0.467	0.504
7	0.571	0.714	0.786	0.893	0.929	0.964	31	0.236	0.301	0.356	0.418	0.459	0.496
8	0.524	0.643	0.738	0.833	0.881	0.905	32	0.232	0.296	0.350	0.412	0.452	0.489
9	0.483	0.600	0.700	0.783	0.833	0.867	33	0.229	0.291	0.345	0.405	0.446	0.284
10	0.455	0.564	0.648	0.745	0.794	0.830	34	0.225	0.287	0.340	0.399	0.439	0.475
11	0.427	0.536	0.618	0.709	0.755	0.800	35	0.222	0.283	0.335	0.394	0.433	0.468
12	0.406	0.503	0.587	0.678	0.727	0.769	36	0.219	0.279	0.330	0.388	0.427	0.462
13	0.385	0.484	0.560	0.648	0.703	0.747	37	0.216	0.275	0.325	0.382	0.421	0.456
14	0.367	0.464	0.538	0.626	0.679	0.723	38	0.212	0.271	0.321	0.378	0.415	0.450
15	0.354	0.446	0.521	0.604	0.654	0.700	39	0.210	0.267	0.317	0.373	0.410	0.444
16	0.341	0.429	0.503	0.582	0.635	0.679	40	0.207	0.264	0.313	0.368	0.405	0.439
17	0.328	0.414	0.485	0.566	0.615	0.662	41	0.204	0.261	0.309	0.364	0.400	0.433
18	0.317	0.401	0.472	0.550	0.600	0.643	42	0.202	0.257	0.305	0.359	0.395	0.428
19	0.309	0.391	0.460	0.535	0.584	0.628	43	0.199	0.254	0.301	0.355	0.391	0.423
20	0.299	0.380	0.447	0.520	0.570	0.612	44	0.197	0.251	0.298	0.351	0.386	0.419
21	0.292	0.370	0.435	0.508	0.556	0.599	45	0.194	0.248	0.294	0.347	0.382	0.414
22	0.284	0.361	0.425	0.496	0.544	0.586	46	0.192	0.246	0.291	0.343	0.378	0.410
23	0.276	0.353	0.415	0.486	0.532	0.573	47	0.190	0.243	0.288	0.340	0.374	0.405
24	0.271	0.344	0.406	0.476	0.521	0.562	48	0.188	0.240	0.285	0.336	0.370	0.401
25	0.265	0.337	0.398	0.466	0.511	0.551	49	0.186	0.238	0.282	0.333	0.366	0.397
26	0.259	0.331	0.390	0.457	0.501	0.541	50	0.184	0.235	0.279	0.329	0.363	0.393
27	0.255	0.324	0.382	0.448	0.491	0.531	60		0.214	0.255	0.300	0.331	

21. Kendall 等级相关 r_k 界值表

f	单侧 P 0.05	单侧 P 0.01	f	单侧 P 0.05	单侧 P 0.01	f	单侧 P 0.05	单侧 P 0.01
5	0.800	1.000	17	0.309	0.426	29	0.222	0.310
6	0.733	0.867	18	0.294	0.412	30	0.218	0.301
7	0.619	0.810	19	0.287	0.392	31	0.213	0.295
8	0.571	0.714	20	0.274	0.379	32	0.210	0.290
9	0.500	0.667	21	0.267	0.371	33	0.205	0.288
10	0.467	0.600	22	0.264	0.359	34	0.201	0.280
11	0.418	0.564	23	0.257	0.352	35	0.197	0.277
12	0.394	0.545	24	0.246	0.341	36	0.194	0.273
13	0.359	0.513	25	0.240	0.333	37	0.192	0.267
14	0.363	0.473	26	0.237	0.329	38	0.189	0.263
15	0.333	0.467	27	0.231	0.322	39	0.188	0.260
16	0.317	0.433	28	0.228	0.312	40	0.185	0.256

教材目录（第一批）

注：凡标☆号者为"核心示范教材"。

（一）中医学类专业

序号	书 名	主 编		主编所在单位	
1	中国医学史	郭宏伟	徐江雁	黑龙江中医药大学	河南中医药大学
2	医古文	王育林	李亚军	北京中医药大学	陕西中医药大学
3	大学语文	黄作阵		北京中医药大学	
4	中医基础理论☆	郑洪新	杨 柱	辽宁中医药大学	贵州中医药大学
5	中医诊断学☆	李灿东	方朝义	福建中医药大学	河北中医学院
6	中药学☆	钟赣生	杨柏灿	北京中医药大学	上海中医药大学
7	方剂学☆	李 冀	左铮云	黑龙江中医药大学	江西中医药大学
8	内经选读☆	翟双庆	黎敬波	北京中医药大学	广州中医药大学
9	伤寒论选读☆	王庆国	周春祥	北京中医药大学	南京中医药大学
10	金匮要略☆	范永升	姜德友	浙江中医药大学	黑龙江中医药大学
11	温病学☆	谷晓红	马 健	北京中医药大学	南京中医药大学
12	中医内科学☆	吴勉华	石 岩	南京中医药大学	辽宁中医药大学
13	中医外科学☆	陈红风		上海中医药大学	
14	中医妇科学☆	冯晓玲	张婷婷	黑龙江中医药大学	上海中医药大学
15	中医儿科学☆	赵 霞	李新民	南京中医药大学	天津中医药大学
16	中医骨伤科学☆	黄桂成	王拥军	南京中医药大学	上海中医药大学
17	中医眼科学	彭清华		湖南中医药大学	
18	中医耳鼻咽喉科学	刘 蓬		广州中医药大学	
19	中医急诊学☆	刘清泉	方邦江	首都医科大学	上海中医药大学
20	中医各家学说☆	尚 力	戴 铭	上海中医药大学	广西中医药大学
21	针灸学☆	梁繁荣	王 华	成都中医药大学	湖北中医药大学
22	推拿学☆	房 敏	王金贵	上海中医药大学	天津中医药大学
23	中医养生学	马烈光	章德林	成都中医药大学	江西中医药大学
24	中医药膳学	谢梦洲	朱天民	湖南中医药大学	成都中医药大学
25	中医食疗学	施洪飞	方 泓	南京中医药大学	上海中医药大学
26	中医气功学	章文春	魏玉龙	江西中医药大学	北京中医药大学
27	细胞生物学	赵宗江	高碧珍	北京中医药大学	福建中医药大学

序号	书　名	主　编		主编所在单位	
28	人体解剖学	邵水金		上海中医药大学	
29	组织学与胚胎学	周忠光	汪　涛	黑龙江中医药大学	天津中医药大学
30	生物化学	唐炳华		北京中医药大学	
31	生理学	赵铁建	朱大诚	广西中医药大学	江西中医药大学
32	病理学	刘春英	高维娟	辽宁中医药大学	河北中医学院
33	免疫学基础与病原生物学	袁嘉丽	刘永琦	云南中医药大学	甘肃中医药大学
34	预防医学	史周华		山东中医药大学	
35	药理学	张硕峰	方晓艳	北京中医药大学	河南中医药大学
36	诊断学	詹华奎		成都中医药大学	
37	医学影像学	侯　键	许茂盛	成都中医药大学	浙江中医药大学
38	内科学	潘　涛	戴爱国	南京中医药大学	湖南中医药大学
39	外科学	谢建兴		广州中医药大学	
40	中西医文献检索	林丹红	孙　玲	福建中医药大学	湖北中医药大学
41	中医疫病学	张伯礼	吕文亮	天津中医药大学	湖北中医药大学
42	中医文化学	张其成	臧守虎	北京中医药大学	山东中医药大学

（二）针灸推拿学专业

序号	书　名	主　编		主编所在单位	
43	局部解剖学	姜国华	李义凯	黑龙江中医药大学	南方医科大学
44	经络腧穴学☆	沈雪勇	刘存志	上海中医药大学	北京中医药大学
45	刺法灸法学☆	王富春	岳增辉	长春中医药大学	湖南中医药大学
46	针灸治疗学☆	高树中	冀来喜	山东中医药大学	山西中医药大学
47	各家针灸学说	高希言	王　威	河南中医药大学	辽宁中医药大学
48	针灸医籍选读	常小荣	张建斌	湖南中医药大学	南京中医药大学
49	实验针灸学	郭　义		天津中医药大学	
50	推拿手法学☆	周运峰		河南中医药大学	
51	推拿功法学☆	吕立江		浙江中医药大学	
52	推拿治疗学☆	井夫杰	杨永刚	山东中医药大学	长春中医药大学
53	小儿推拿学	刘明军	邰先桃	长春中医药大学	云南中医药大学

（三）中西医临床医学专业

序号	书　名	主　编		主编所在单位	
54	中外医学史	王振国	徐建云	山东中医药大学	南京中医药大学
55	中西医结合内科学	陈志强	杨文明	河北中医学院	安徽中医药大学
56	中西医结合外科学	何清湖		湖南中医药大学	
57	中西医结合妇产科学	杜惠兰		河北中医学院	
58	中西医结合儿科学	王雪峰	郑　健	辽宁中医药大学	福建中医药大学
59	中西医结合骨伤科学	詹红生	刘　军	上海中医药大学	广州中医药大学
60	中西医结合眼科学	段俊国	毕宏生	成都中医药大学	山东中医药大学
61	中西医结合耳鼻咽喉科学	张勤修	陈文勇	成都中医药大学	广州中医药大学
62	中西医结合口腔科学	谭　劲		湖南中医药大学	

（四）中药学类专业

序号	书名	主编		主编所在单位	
63	中医学基础	陈晶	程海波	黑龙江中医药大学	南京中医药大学
64	高等数学	李秀昌	邵建华	长春中医药大学	上海中医药大学
65	中医药统计学	何雁		江西中医药大学	
66	物理学	章新友	侯俊玲	江西中医药大学	北京中医药大学
67	无机化学	杨怀霞	吴培云	河南中医药大学	安徽中医药大学
68	有机化学	林辉		广州中医药大学	
69	分析化学（上）（化学分析）	张凌		江西中医药大学	
70	分析化学（下）（仪器分析）	王淑美		广东药科大学	
71	物理化学	刘雄	王颖莉	甘肃中医药大学	山西中医药大学
72	临床中药学☆	周祯祥	唐德才	湖北中医药大学	南京中医药大学
73	方剂学	贾波	许二平	成都中医药大学	河南中医药大学
74	中药药剂学☆	杨明		江西中医药大学	
75	中药鉴定学☆	康廷国	闫永红	辽宁中医药大学	北京中医药大学
76	中药药理学☆	彭成		成都中医药大学	
77	中药拉丁语	李峰	马琳	山东中医药大学	天津中医药大学
78	药用植物学☆	刘春生	谷巍	北京中医药大学	南京中医药大学
79	中药炮制学☆	钟凌云		江西中医药大学	
80	中药分析学☆	梁生旺	张彤	广东药科大学	上海中医药大学
81	中药化学☆	匡海学	冯卫生	黑龙江中医药大学	河南中医药大学
82	中药制药工程原理与设备	周长征		山东中医药大学	
83	药事管理学☆	刘红宁		江西中医药大学	
84	本草典籍选读	彭代银	陈仁寿	安徽中医药大学	南京中医药大学
85	中药制药分离工程	朱卫丰		江西中医药大学	
86	中药制药设备与车间设计	李正		天津中医药大学	
87	药用植物栽培学	张永清		山东中医药大学	
88	中药资源学	马云桐		成都中医药大学	
89	中药产品与开发	孟宪生		辽宁中医药大学	
90	中药加工与炮制学	王秋红		广东药科大学	
91	人体形态学	武煜明	游言文	云南中医药大学	河南中医药大学
92	生理学基础	于远望		陕西中医药大学	
93	病理学基础	王谦		北京中医药大学	

（五）护理学专业

序号	书名	主编		主编所在单位	
94	中医护理学基础	徐桂华	胡慧	南京中医药大学	湖北中医药大学
95	护理学导论	穆欣	马小琴	黑龙江中医药大学	浙江中医药大学
96	护理学基础	杨巧菊		河南中医药大学	
97	护理专业英语	刘红霞	刘娅	北京中医药大学	湖北中医药大学
98	护理美学	余雨枫		成都中医药大学	
99	健康评估	阚丽君	张玉芳	黑龙江中医药大学	山东中医药大学

序号	书 名	主 编		主编所在单位	
100	护理心理学	郝玉芳		北京中医药大学	
101	护理伦理学	崔瑞兰		山东中医药大学	
102	内科护理学	陈 燕	孙志岭	湖南中医药大学	南京中医药大学
103	外科护理学	陆静波	蔡恩丽	上海中医药大学	云南中医药大学
104	妇产科护理学	冯 进	王丽芹	湖南中医药大学	黑龙江中医药大学
105	儿科护理学	肖洪玲	陈偶英	安徽中医药大学	湖南中医药大学
106	五官科护理学	喻京生		湖南中医药大学	
107	老年护理学	王 燕	高 静	天津中医药大学	成都中医药大学
108	急救护理学	吕 静	卢根娣	长春中医药大学	上海中医药大学
109	康复护理学	陈锦秀	汤继芹	福建中医药大学	山东中医药大学
110	社区护理学	沈翠珍	王诗源	浙江中医药大学	山东中医药大学
111	中医临床护理学	裘秀月	刘建军	浙江中医药大学	江西中医药大学
112	护理管理学	全小明	柏亚妹	广州中医药大学	南京中医药大学
113	医学营养学	聂 宏	李艳玲	黑龙江中医药大学	天津中医药大学

（六）公共课

序号	书 名	主 编		主编所在单位	
114	中医学概论	储全根	胡志希	安徽中医药大学	湖南中医药大学
115	传统体育	吴志坤	邵玉萍	上海中医药大学	湖北中医药大学
116	科研思路与方法	刘 涛	商洪才	南京中医药大学	北京中医药大学

（七）中医骨伤科学专业

序号	书 名	主 编		主编所在单位	
117	中医骨伤科学基础	李 楠	李 刚	福建中医药大学	山东中医药大学
118	骨伤解剖学	侯德才	姜国华	辽宁中医药大学	黑龙江中医药大学
119	骨伤影像学	栾金红	郭会利	黑龙江中医药大学	河南中医药大学洛阳平乐正骨学院
120	中医正骨学	冷向阳	马 勇	长春中医药大学	南京中医药大学
121	中医筋伤学	周红海	于 栋	广西中医药大学	北京中医药大学
122	中医骨病学	徐展望	郑福增	山东中医药大学	河南中医药大学
123	创伤急救学	毕荣修	李无阴	山东中医药大学	河南中医药大学洛阳平乐正骨学院
124	骨伤手术学	童培建	曾意荣	浙江中医药大学	广州中医药大学

（八）中医养生学专业

序号	书 名	主 编		主编所在单位	
125	中医养生文献学	蒋力生	王 平	江西中医药大学	湖北中医药大学
126	中医治未病学概论	陈涤平		南京中医药大学	